JN238083

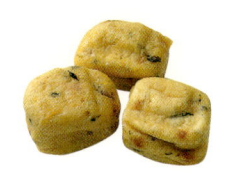

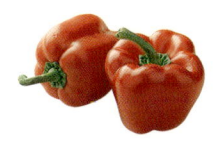

よくわかる

コレステロール・中性脂肪を下げる

最新版

基本の食事

応用がきいて すぐ効果のあがる
食事療法のコツ

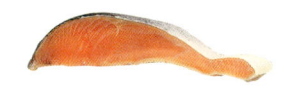

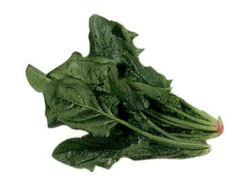

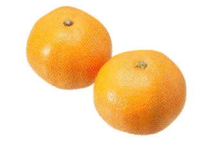

最新版 よくわかる コレステロール・中性脂肪を下げる基本の食事

目次

第1章 よくわかるコレステロール・中性脂肪の基礎知識

解説編　……5

- コレステロール値や中性脂肪値が高いと診断されたら
すぐ実行できる食生活改善のポイント …… 6
あなたはどのタイプ？
- 脂質異常症（高脂血症）には
主に4つのタイプがあります …… 8
- 脂質異常症（高脂血症）が急増します
男性は40〜50才代、女性は50〜60才代に …… 10
- どうして脂質異常症になるのでしょう？
大きく4つの原因が考えられます …… 12
- 食べすぎとそれからくる肥満が
脂質異常症を招きます …… 14
- コレステロールや、脂を多く含んだ食べ物の
とりすぎがLDLコレステロール値を上げます …… 16
- アルコールの飲みすぎは
中性脂肪をふやします …… 17
- あなたはこんな食生活を送っていませんか？
脂質異常症や中性脂肪値が高い人は要チェック！ …… 18
- 動脈硬化を放置するとどうなるの？
さまざまな病気を引き起こします …… 20
- あなたが下げなければならない目標値はこれ！
高血圧や糖尿病などがあると
厳格な目標値が必要になります …… 22
- そもそもコレステロールって何でしょう？ …… 24
- 中性脂肪って何でしょう？ …… 26
- 脂質異常症と診断されたら
どのような治療が必要になるのでしょうか …… 28

- コレステロール値・中性脂肪値を下げるための
まず食べすぎの改善から！
自分の食事の適量を知っていますか …… 30
- 食事では栄養のバランスも
大きなポイントです …… 32
- 栄養バランスのよい食事にするには
和食の基本パターンが理想的 …… 34
- 何をどれだけ食べたらよいかを
知っておきましょう …… 38
- 主食の食べすぎに注意し、自分の
適正な分量を守りましょう …… 40
- アルコールの飲みすぎは禁物、
適量にとどめます …… 42
- コレステロールを多く含む食品に注意
食品からのコレステロール摂取は
1日300mg以下にします …… 44
- 高コレステロール食品をとるときは
こんな点に注意します …… 46
- 砂糖、甘い菓子類や清涼飲料水、
果物をとりすぎないようにします …… 48
- 脂肪をとりすぎないようにします …… 50
- 脂肪の摂取量を減らすには、
肉の部位選びがポイントに …… 52
- 肉は調理法の工夫でも脂肪分を減らせます …… 54
- 油脂類は質のよいものを
バランスよくとりましょう …… 56
- 機能性食用油を賢く利用しましょう …… 60
- IPA（EPA）・DHAを豊富に含む魚は
1日に1回以上とりましょう …… 62
- IPA（EPA）・DHAはむだなく、
じょうずにとりましょう …… 64
- 食物繊維はLDLコレステロール値や
中性脂肪値を下げる心強い味方です …… 66
- 食物繊維は1日25〜30gはとるようにします …… 68
- 野菜は種類を問わず1日350g以上を
とるように心がけましょう …… 70
- 動脈硬化の予防に欠かせない
抗酸化食品を積極的にとります …… 72
- 大豆は脂質異常症を改善し、動脈硬化を
予防する特効成分の宝庫です …… 76
- 1日1回は大豆製品を使った料理を食べましょう！
動脈硬化を促進させる高血圧を予防するために
塩分のとりすぎに注意し、薄味に慣れましょう …… 80
- 果物は決められた量をとりましょう …… 82
- コレステロール値や中性脂肪値が高い人が
控えたい食品・積極的にとりたい食品 …… 84
- 運動療法も脂質異常症の改善に
欠かせません …… 86
- 薬物療法は食事療法などで
改善が見られないときに行います …… 88

囲み記事
メタボリックシンドロームの診断基準にLDLコレステロール値が入っていないのはどうしてでしょう？ …… 90

2

第2章 コレステロール・中性脂肪を下げる食事

実践編 主菜 …91

IPA（EPA）・DHAが豊富なメニュー
- いわしのイタリアン風刺し身 … 92
- さんまの香味蒸し … 93
- さばの酒蒸しあんかけ … 94
- きんきと根菜の蒸し物 … 95
- さんまと昆布のさんしょう煮 … 96
- ぶり大根 … 97
- いわしのかば焼き … 98
- うなぎと野菜の韓国風炒め … 99
- さばの韓国風焼きびたし … 100
- さわらのみそ焼き … 101

大豆・大豆製品を使ったメニュー
- 大豆とこんにゃくのおかか煮 … 102
- ポークビーンズ … 103
- くずし豆腐のきのこあんかけ … 104
- おでん … 105
- 高野豆腐の炊き合わせ … 106
- 高野豆腐のみぞれ煮 … 107
- 厚揚げのねぎみそ焼き … 108

脂肪の少ない部位を使った肉のメニュー
- 袋煮 … 109
- 牛もも肉とグリーン野菜のバルサミコ酢がけ … 110
- 牛もも肉のジョン … 111
- 牛ヒレ肉と大根の韓国風煮込み … 112
- 豚もも肉と根菜の煮物 … 113
- 鶏ささ身の豆乳あんかけ … 114
- 蒸し鶏のギリシャ風マリネ … 115

肉の脂肪分を減らしたメニュー
- 冷しゃぶの納豆ドレッシングがけ … 116
- ウーロン茶ゆで豚 … 117
- さんしょう黒酢たれ … 118
- 常夜鍋 … 119
- 豚肉の白菜巻き … 120
- 牛肉のおろしあえ … 121
- ロールキャベツ … 122
- 豚肉の南部蒸し … 123
- 豚肉の豆豉蒸し

抗酸化成分が豊富なメニュー
- 和風ハンバーグ … 124
- 豚ひき肉と納豆の炒め物 … 125
- 酢豚 … 126
- すき焼き風煮物 … 127
- いり鶏 … 128
- 厚揚げのみそ炒め … 129
- たらちり鍋 … 130
- きんめだいのエスニック煮 … 131
- いかと大豆のトマト煮 … 132
- あさりと白いんげん豆のスープ煮 … 133

食物繊維もいっしょにとれる優秀メニュー
- あじと大豆のスープ煮 … 134
- 銀だらの洋風蒸し … 135
- ぶりと野菜の煮物 … 136
- ちぎり豆腐とアボカド、まぐろの納豆あえ … 137
- チャンプルー … 138
- 鮭と野菜の蒸し焼き

低エネルギーメニュー
- 鮭のワイン蒸しヨーグルトソースがけ … 139
- あじの酢じょうゆ蒸し … 140
- あまだいのちり蒸し … 141
- いかとはるさめのエスニックサラダ … 142
- シーフードサラダ … 143
- えびの和風マリネ … 144
- きすの磯辺焼き … 145
- 白身魚のハーブ焼き … 146
- たこのスペイン風煮物 … 147
- えびの和風グラタン … 148
- ほたての和風グラタン … 149
- 鶏肉のホイル焼き

薄味でも大満足のヘルシーメニュー
- 牛肉の八幡巻き … 150
- 焼き油揚げの和風サラダ … 151
- 豆腐とえびのうま煮 … 152

実践編 副菜 …153

- 鮭と野菜の蒸し焼き
- 豚肉の豆豉蒸し
- けんちん汁 … 156
- きんぴらごぼう … 157
- ほうれんそうのソテー … 157

大豆や大豆製品を使った副菜
- グリンピースのスープ煮 … 158
- 五目豆 … 158
- 大豆とひじきの煮物

抗酸化成分が豊富な副菜
- おからのいり煮 … 159
- かぼちゃの含め煮 … 160
- ラタトゥイユ … 160
- 春菊のごまあえ … 161
- 棒棒鶏風サラダ … 161
- 青梗菜（チンゲンサイ）と鶏肉のごまあえ … 162
- パンプキンサラダ … 162
- 菜の花のからしマヨネーズあえ … 163
- カリフラワーとブロッコリーの温サラダ … 163
- さつまいものレモン煮 … 164
- さつまいもとすき昆布の煮物 … 164
- 青菜と桜えびの中華炒め

食物繊維がたっぷりとれる副菜
- 寒天ときゅうりのごまあえ … 154
- 白いんげん豆のサラダ … 154
- 若竹煮 … 155
- ブロッコリーのかにあんかけ … 155
- ブロッコリーサラダ … 156

コレステロール・中性脂肪を下げる食事　実践編

- 小松菜と厚揚げの煮物 ……… 165
- なすとピーマンのみそ炒め ……… 165
- なすのチーズ焼き ……… 166
- れんこんのきんぴら ……… 166
- 焼きアスパラの和風マリネ ……… 167
- じゃがいものカレー炒め ……… 167
- トマトと青じそのサラダ ……… 168
- オクラ納豆 ……… 168
- たたきごぼう ……… 169
- 野菜の素焼き ……… 169

1品で野菜が80g以上とれる副菜

- かぶのそぼろあんかけ ……… 170
- キャベツの甘酢炒め ……… 170
- キャベツのカレー風味ソテー ……… 171
- コールスローサラダ ……… 171
- ししとうとじゃこのいり煮 ……… 172
- ジャーマンポテト ……… 172

- ぜんまいと油揚げの煮物 ……… 173
- 大根とあさりの煮物 ……… 174
- 切り干し大根の煮物 ……… 174
- ふろふき大根 ……… 175
- 青梗菜のクリーム煮 ……… 175
- とうがんとえびのくず煮 ……… 176
- にんじんサラダ ……… 176
- 白菜とカキの煮物 ……… 177
- 白菜とベーコンのスープ煮 ……… 177
- 水菜と油揚げの煮びたし ……… 178
- 三色ナムル ……… 178
- せん切り野菜のサラダ ……… 179
- 野菜炒め ……… 179

植物油をじょうずに使った副菜

- 野菜とたらのトマト煮 ……… 180
- 炒めなます ……… 180
- うどの和風サラダ ……… 181

小鉢

淡色野菜を使った小鉢

- かぶのレモン漬け ……… 182
- キャベツときゅうりのあっさりあえ ……… 182
- きゅうりときくらげの酢の物 ……… 182
- きゅうりとわかめの酢の物 ……… 183
- セロリの酢じょうゆ漬け ……… 183
- 大根とにんじんのなます ……… 183
- なすとみょうがのあえ物 ……… 184
- ねぎのスープ煮 ……… 184
- 白菜の即席漬け ……… 184
- ピリ辛ホットレタス ……… 185
- ふきの青煮 ……… 185
- もやしのカレーマリネ ……… 185

緑黄色野菜を使った小鉢

- 小松菜と黄菊のおひたし ……… 186
- 春菊とねぎのサラダ ……… 186
- タアサイのごまむしぶ ……… 186
- トマトのアンチョビサラダ ……… 187
- にらの香味あえ ……… 187

きのこを使った小鉢

- モロヘイヤとオクラのおひたし ……… 187
- えのきだけのホイル焼き ……… 188
- きのこのワイン蒸し ……… 188
- しめじと根三つ葉のおひたし ……… 188
- なめこおろし ……… 189
- まいたけとほうれんそうのおひたし ……… 189
- 焼きしいたけ ……… 189

海藻を使った小鉢

- 切り昆布の煮物 ……… 190
- 生わかめのスープ煮 ……… 190
- もずくの二杯酢 ……… 190

こんにゃくを使った小鉢

- 糸こんにゃくのピリ辛煮 ……… 191
- こんにゃくのおかか煮 ……… 191
- こんにゃくの刺し身 ……… 191

この本の約束ごと

- ■材料の計量には、一般的な計量スプーンや計量カップを使っています。すりきりで小さじ1＝5ml、大さじ1＝15ml、1カップ＝200mlです。
- ■小さじ$\frac{1}{5}$未満の分量と、目分量で少量のものは「少々」で表示してあります。
- ■材料欄にある「だし汁」とは、昆布と削りがつおでとった和風だしです。市販のだしの素を使う場合は、だしの素そのものに塩分が含まれていることが多いので、味つけに使う塩やしょうゆ、みそなどの分量を減らして調節しましょう。
- ■健康のために油の使用量を控えてあります。フライパンは、少ない油でも焦げつきにくいフッ素樹脂加工やセラミック加工のものを利用することをおすすめします。
- ■作り方に明記した電子レンジの加熱時間は、500Wの場合の目安です。400Wなら時間を2割増、600Wなら時間を2割減にしてください。

第1章

よくわかるコレステロール・中性脂肪の基礎知識

解説編

血液検査でコレステロール値や中性脂肪値が異常値を示したら、自覚がなくてもそれは動脈硬化の注意信号です。放置しておくと、命にかかわる病気を招きかねません。そんな事態を引き起こさないためにもコレステロールや中性脂肪がどんなものか、ふえすぎると私たちの体にどのようなことが起きるのかをきちんと理解しておきましょう。すぐ実行できる生活習慣の改善ポイントとともに、わかりやすく解説していきます。

コレステロール値や中性脂肪値が高いと診断されたら
あなたの検査値を確認してみましょう

診断基準で重要なのは病名に変わりました。

健康診断などの血液検査で診断される病気のひとつが**脂質異常症**です。血清脂質（血液中にとけている脂肪）の中でもLDL（悪玉）コレステロール、HDL（善玉）コレステロール、中性脂肪（トリグリセライド）という3つの脂質量について、いずれかひとつでも診断基準を超えるものがあると、脂質異常症と診断されるのです。脂質異常症があると、狭心症や心筋梗塞、脳梗塞などの動脈硬化性疾患が起こりやすくなります。

脂質異常症とは、従来、高脂血症と呼ばれていた病気と同じものです。

高脂血症という病名は、「血液中の脂質値が高い（つまり、脂質量が多い）」という意味でつけられたものですが、HDL（善玉）コレステロールについては、その量が少ないこと、つまり数値が低いほうが問題なのです。このため、日本動脈硬化学会の新しい動脈硬化性疾患予防ガイドラインの改定

診断基準が変わりました

（2007年）に伴って、脂質異常症という病名に変わりました。

これに伴って、診断基準も変更されました。以前は、診断の基準に「総コレステロール値」も使われていましたが、2007年からは診断の基準から総コレステロール値がはずされ、動脈硬化性の病気に関連の強いLDLコレステロール値を基準にすることにしたのです。

理由は、総コレステロール値が基準値以下にもかかわらずLDL（悪玉）コレステロール値が高いケースでは、動脈硬化の危険性について必ずしも正確な判断ができないこと。また、HDL（善玉）コレステロール値だけが高いために総コレステロール値が基準値以上になるケースもあり、この場合は不必要な治療を受けることにつながりかねないからです。

血液中のコレステロール量で問題なのはLDL（悪玉）コレステロールが多い場合、そし

てHDL（善玉）コレステロールが少ない場合であって、LDLコレステロールとHDLコレステロールなどを合計した総コレステロール量が多いことではないのです。こうした基準値にまつわる誤解を避けるために、このように診断基準が改定されたのです。

ミニ知識

■LDLコレステロール
血液中にふえすぎると血管の動脈硬化を進行させることから、「悪玉コレステロール」と呼ばれます。

■HDLコレステロール
血液中に多いほうが動脈硬化を予防することから、「善玉コレステロール」と呼ばれます。数値が高いほど、動脈硬化性の心筋梗塞や脳卒中の発症率が低下することがわかっています。

■中性脂肪（トリグリセライド）
肥満や脂肪肝があると血液中にふえます。中性脂肪がふえすぎると血管の動脈硬化が進行します。

診断基準にあてはまれば脂質異常症（高脂血症）です

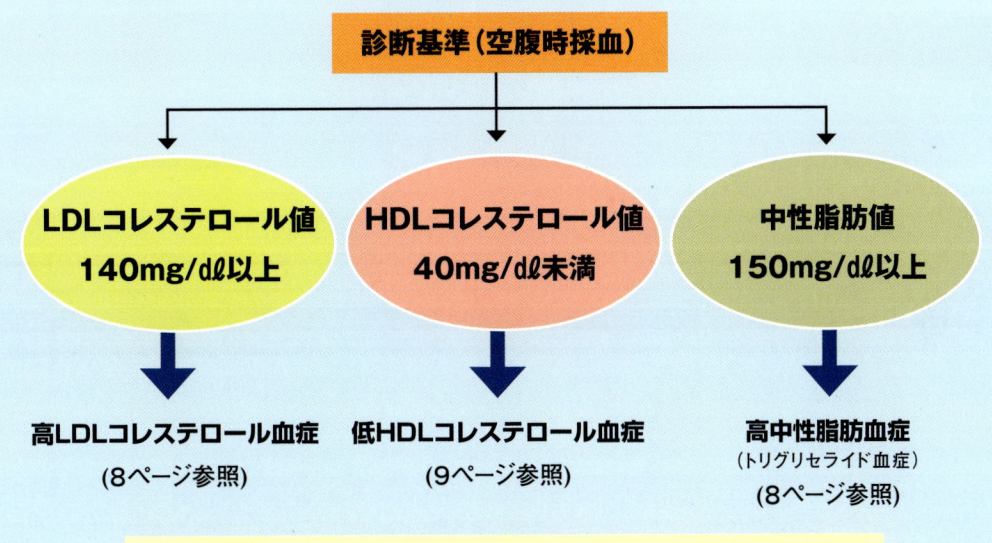

診断基準（空腹時採血）

LDLコレステロール値 140mg/dl以上	HDLコレステロール値 40mg/dl未満	中性脂肪値 150mg/dl以上
↓	↓	↓
高LDLコレステロール血症 (8ページ参照)	低HDLコレステロール血症 (9ページ参照)	高中性脂肪血症 (トリグリセライド血症) (8ページ参照)

- この診断基準は、薬を使う治療の開始基準を示すものではありません。
- 治療に薬を使うかどうかは、他の危険因子も考慮して決定されます。

検査結果に、LDLコレステロール値の記載がない場合は

検査機関によっては、総コレステロール値の記載があり、LDL（悪玉）コレステロール値がない場合があります。そのときは、以下の計算式で算出します。

$$\text{LDLコレステロール値} = \text{総コレステロール値} - \text{HDLコレステロール値} - \text{中性脂肪値} \times 0.2$$

※ただし、この計算式は空腹時に採血し、中性脂肪値が400mg/dl未満の場合に限ります。400mg/dl以上の場合は、血液から直接測定します。

日本動脈硬化学会『動脈硬化性疾患予防ガイドライン2007年版』

あなたはどのタイプ？
脂質異常症(高脂血症)には主に4つのタイプがあります

血液中のどの脂質(コレステロールと中性脂肪)の量に異常が起きるかによって、脂質異常症は主に4つのタイプに分けられます。LDL(悪玉)コレステロール値が高いタイプか中性脂肪値が高いタイプかなどで治療法も異なります。自分がどのタイプかを知って、生活習慣の改善や治療に役立てましょう。

グループ1
高LDLコレステロール血症
LDL(悪玉)コレステロール値が140mg／dl以上の場合

LDLコレステロールの正常値は70～139mg／dlとされており、140mg／dl以上になると高LDLコレステロール血症と診断されます。LDLコレステロール値が高いことは動脈硬化を進める要因のひとつになるため、治療が必要になってきます。

食生活の欧米化や生活様式の変化によって、高LDLコレステロール血症の人がふえています。その傾向はあらゆる年代でみられますが、一般には加齢とともに特に40才代から急増します。また、更年期を迎えた女性も、女性ホルモンが減少することからLDLコレステロール値が高くなってきます(10～11ページ参照)。

LDLコレステロール値が高くなる原因としては、食事全般の食べすぎ(エネルギーの過剰摂取)と、飽和脂肪酸やコレステロールを多く含む食品(46～47ページ参照)のとりすぎや遺伝的な体質などがあげられます。

グループ2
高中性脂肪(トリグリセライド)血症
中性脂肪値が150mg／dl以上の場合

中性脂肪値は成人では、50～149mg／dlが正常値とされており、150mg／dl以上ある場合は高中性脂肪血症と診断されます。内臓脂肪型肥満(特に内臓のまわりに脂肪がたまるタイプの肥満)の人に多くみられ、メタボリックシンドロームの診断基準のひとつです。

中性脂肪値は、女性よりも男性のほうに高い傾向がみられ、その理由はアルコールのとりすぎや肥満に関係があるとされています。女性の場合の原因は、肥満のほかに、お菓子や果物、ジュース類など甘いもののとりすぎがあげられます。また、男女ともに、食事全般の食べすぎ、運動不足も大きな要因となっています。

グループ3
混合型脂質異常症
LDL(悪玉)コレステロール値が140mg／dl以上であると同時に中性脂肪値が150mg／dl以上の場合

LDLコレステロール値と中性脂肪値がともに高い、いわば混合型脂質異常症で、動脈硬化の危険度が増します。

両方の数値が高くなる最大要因は、問題のある食習慣です。食事全般の食べすぎ、脂肪がついた肉やバターなど動物性脂肪の多い食品、卵やうなぎなどコレステロールを多く含む食品のとりすぎは、LDL(悪玉)コレステロール値を高くします。一方、お菓子や果物、ジュースなどのとりす

グループ4 低HDLコレステロール血症
HDL（善玉）コレステロール値が40mg/dl未満の場合

成人のHDLコレステロールの正常値は40mg/dl以上です。40mg/dl未満は、低HDLコレステロール血症と診断されます。善玉であるHDLコレステロールの量は多いほうがよいとされ、少なすぎると動脈硬化を起こす危険性が高まります。80mg/dl以上では、心筋梗塞や狭心症など動脈硬化性の病気が少ないとされています。

血液中の中性脂肪とHDLコレステロールは、血液中の中性脂肪の量が増加するとHDLコレステロール量が減少するといった、いわばシーソーのような関係にあります。中性脂肪値が高い人は、まずそれを下げることです。中性脂肪を減らす食生活を心がけ、ウォーキングなどの有酸素運動を励行しましょう。タバコを吸っている人の場合は、禁煙することもHDLコレステロールをふやす有効な方法です。

ぎ、アルコールの飲みすぎは中性脂肪値を高めます。

肥満、運動不足も数値を高くする要因になります。

メタボリックシンドロームにも中性脂肪が深くかかわっています

メタボリックシンドロームとは、内臓脂肪型肥満をベースにして、血中脂質値の異常・血圧高値・高血糖のうち、2つ以上を合併した状態をいいます。メタボリックシンドロームがあると、脳卒中や心筋梗塞を起こす危険性が著しく高まるため注意が必要です。

■メタボリックシンドロームの診断基準

腹囲が
- 女性 90cm以上 である
- 男性 85cm以上 である

→ はい →

以下の3項目に、あてはまる項目がある

血中脂質値の異常
血中脂質値について
- 中性脂肪値が 150mg/dl以上
- HDL（善玉）コレステロール値が 40mg/dl未満

この2つのどちらか一方、または両方があてはまる

血圧高値
血圧値について
- 収縮期血圧（最高血圧）が 130mmHg以上
- 拡張期血圧（最低血圧）が 85mmHg以上

この2つのどちらか一方、または両方があてはまる

高血糖
血糖値について
- 空腹時血糖値が 110mg/dl以上

→ 2項目以上あてはまる →

あなたはメタボリックシンドロームです！

男性は40～50才代、女性は50～60才代に脂質異常症（高脂血症）が急増します

日本人の3人に1人が脂質異常症！

かつて日本人のコレステロール値は低かったのですが、今では米国人のレベルにまで高くなっています。これには、食事の欧米化や運動不足など生活習慣の変化が大きく影響しています。

それに伴って脂質異常症の患者は年々増加しており、厚生労働省の調査では現在約4000万人に達すると推定され、日本人成人のおよそ3人に1人が脂質異常症ということになります。脂質異常症は加齢に伴ってふえ、特に男性では40～50才代、女性では50～60才代に多く、この年代では脂質異常症は2人に1人の割合にも上るとされています。

女性の脂質異常症にはエストロゲンの減少が関与

女性の場合は、特に更年期から閉経後にピークを迎えます。更年期とは、閉経前後の約10年間をさします。日本人女性の場合、平均的には45～55才ごろと考えられ、閉経を迎えた50～60才にLDL（悪玉）コレステロール値が急に高くなることが多いのです。その背景にはエストロゲンという女性ホルモンの減少があげられます。

エストロゲンは、悪玉のLDLコレステロールを減少させ、善玉のHDLコレステロールを増加させる働きがあることがわかっています。そのため、更年期以前の女性のLDLコレステロール値は低く抑えられています。しかし、エストロゲンは更年期を境に減少し、閉経後はさらに激減するため、この働きがなくなってしまいLDLコレステロール値が高くなってしまうのです。

実際、男女の年齢別のコレステロール値の変化をみてみると、閉経前の女性は男性よりも低いのですが、更年期を迎えた50才代からは男性を追い抜きます。それに伴って、特に閉経以後は動脈硬化が進みやすくなり、男性に多い心筋梗塞や脳梗塞などの病気を起こす危険性も高まります。閉経によるLDLコレステロール値の上昇は避けられませんが、この場合もほかの脂質異常症の治療と同じように、食生活の見直し、運動など（86～87ページ参照）生活習慣の改善に取り組む必要があります。

ミニ知識

■日本人の若年層にもふえる傾向が

日本人の10～20才代のコレステロール値、そして中性脂肪値の平均がともにアメリカ人の同世代を上回っています。動物性脂肪の多い食事や、ファストフード、お菓子やジュース類のとりすぎ、テレビゲームなど室内での遊びがふえるなど、食生活の乱れと運動不足が原因と考えられます。子どもの生活習慣にも気配りを忘れないようにしたいものです。

肥満も一因です

男女ともに、もうひとつ見落とせないのは肥満です。この年代になると基礎代謝が落ち、体を動かす時間や機会が減ってきます。このように消費エネルギーが減っているにもかかわらず、食事は若いときと同じ量をとりつづけていることが少なくありません。しかも、女性の場合は、間食に甘いものや果物をとりすぎているケースがしばしば見られます。このような食生活をつづけていると、余ったエネルギーは体脂肪として蓄えられて肥満を招き、脂質異常症を起こしてしまうのです。

コレステロール値は、男女ともに70才代あたりから低下してきます。これは、食事の量が全体に減ること、肉類や脂っぽいものをあまり食べなくなること、体内の脂質の合成が落ちてくることなどが考えられます。

■日本人とアメリカ人の平均総コレステロール値の変化をみてみると

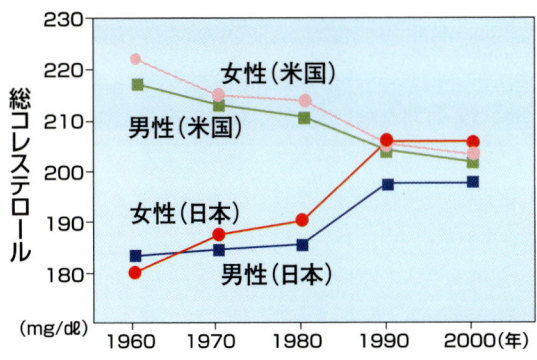

資料「米国国民健康栄養調査」(NHANES)
「第3次/第4次循環器疾患基礎調査」(厚生省)
「第5次循環器疾患基礎調査」(厚生労働省)

■男性と女性ではコレステロール値が最も高くなる時期が異なります

総コレステロール値220mg/dℓ以上の人を男女別・年代別にみてみると

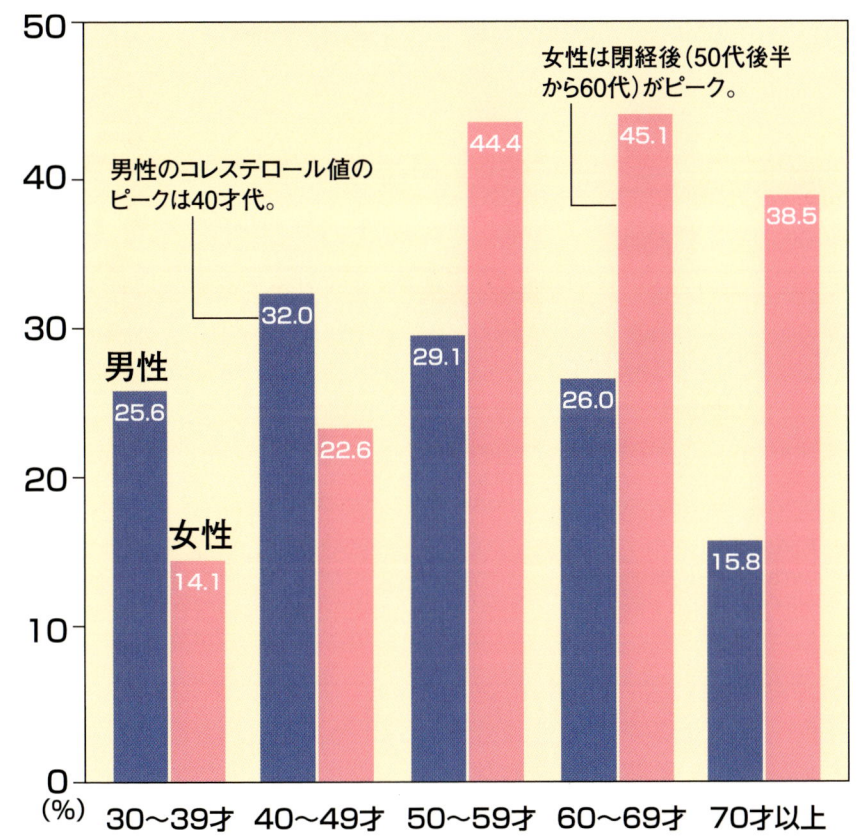

男性のコレステロール値のピークは40才代。
女性は閉経後(50代後半から60代)がピーク。

年代	男性	女性
30～39才	25.6	14.1
40～49才	32.0	22.6
50～59才	29.1	44.4
60～69才	26.0	45.1
70才以上	15.8	38.5

資料「第5次循環器疾患基礎調査」(厚生労働省)

どうして脂質異常症になるのでしょう？
大きく4つの原因が考えられます

脂質異常症を招く代表的な原因は次の4つです。

1 食生活や生活習慣の乱れ

脂質異常症の最大の原因となるのが、食生活など、以下にあげるような生活習慣の乱れによるものです。

●食べすぎとそれからくる肥満

食べすぎは、体内での中性脂肪やコレステロールの合成を促進し、中性脂肪値やコレステロール値を上げます。また、食べすぎが招く肥満自体も中性脂肪の合成を促進し、血液中の中性脂肪やコレステロールをさらにふやすという悪循環を生み出します（くわしく14～15ページ参照）。

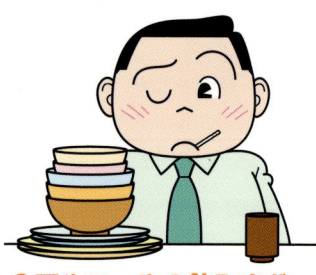

●コレステロールや、脂を多く含んだ食べ物のとりすぎ

コレステロールを多く含む食品や、バターや肉の脂身など動物性脂肪をとりすぎると、血液中のコレステロールをふやします（くわしくは16ページ参照）。

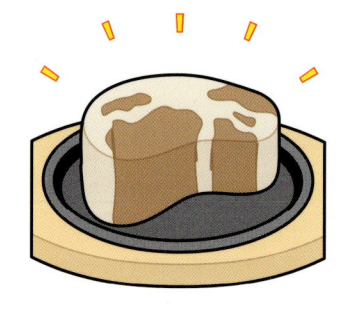

●アルコールの飲みすぎ

アルコール飲料の飲みすぎは、種類を問わず中性脂肪の合成を促進します（くわしくは17ページ参照）。

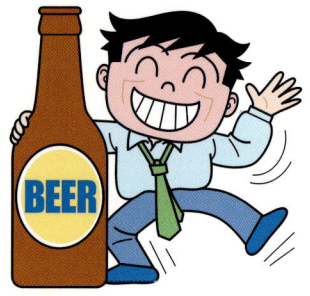

●喫煙

タバコを吸うとHDL（善玉）コレステロールを減らし、血液中の中性脂肪値を上げることがわかっています。

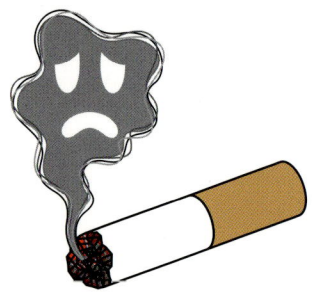

●ストレス

ストレスは脂質代謝の異常を引き起こしてLDL（悪玉）コレステロールを増加させます。また、ストレスによるドカ食いは肥満を招き、さらに危険因子をふやすことになります。

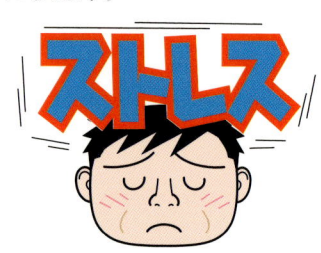

●運動不足

運動不足も、血液中の中性脂肪やコレステロールをふやし、肥満を招きます。

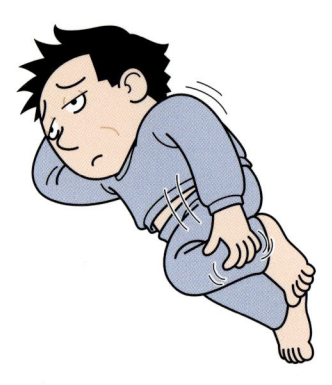

❷ 更年期

10ページで説明したように、女性は更年期を迎えるとLDLコレステロールを減らす働きをするエストロゲンという女性ホルモンの分泌が少なくなるため、コレステロールがふえて脂質異常症になりやすくなります。

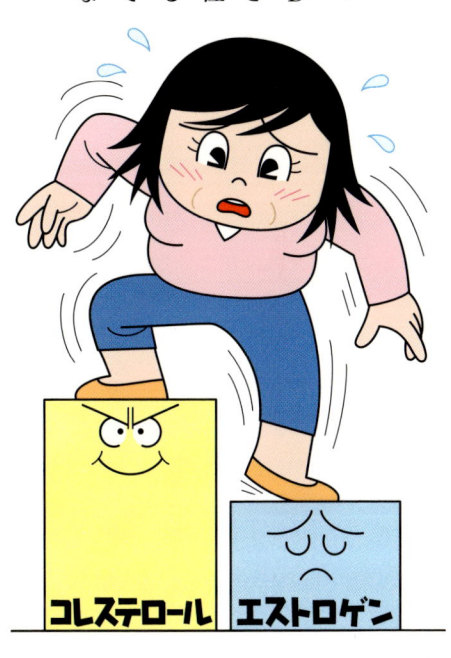

❸ ほかに脂質値を上げる病気がある

ほかの病気のせいで脂質値が高くなることがあります。
たとえば、糖尿病や肝臓病、腎臓病、甲状腺機能低下症なども脂質異常症を引き起こします。また、免疫抑制剤、降圧剤、ホルモン剤などの薬が原因で起こることもあります。

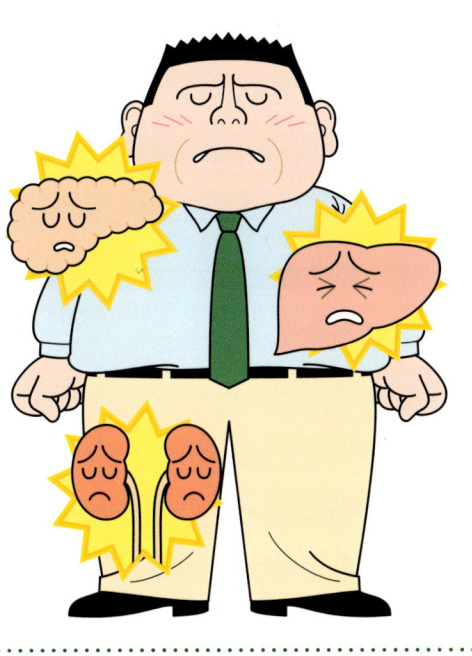

❹ 遺伝がかかわっている

脂質異常症を起こす遺伝子を持っている場合も脂質異常症が起こりやすくなります。代表的なのは、体質的にリポタンパク（24ページ参照）の一種であるLDLの処理機能に異常があるため、LDLコレステロール値が非常に高くなる家族性高LDLコレステロール血症です。血縁者に高LDLコレステロール、狭心症、心筋梗塞の人がいる場合は、検査を受けて注意する必要があります。

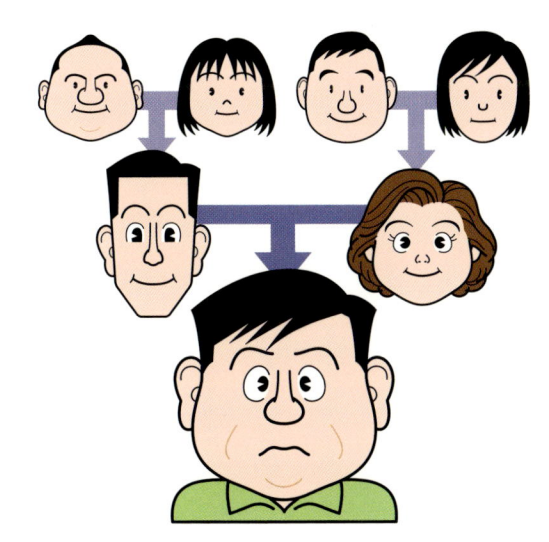

食べすぎとそれからくる肥満が脂質異常症を招きます

食べすぎると中性脂肪がどんどんつくられます

脂質異常症の最も大きな原因は、なんといっても食べすぎとそれからくる肥満です。

食べ物に含まれる炭水化物、タンパク質、脂質(これらを三大栄養素といいます)は、いずれも私たちの生命活動のエネルギー源になりますが、主なエネルギー源は炭水化物です。ご飯やパン、めん類などに多く含まれるデンプンや、砂糖などがそれで、実際にエネルギー源になるのは、これらが分解されてできるブドウ糖です。

食べすぎると、肝臓では、主に食べ物からのブドウ糖を原料にして中性脂肪がどんどんつくられます。つまり、肝臓では必要以上にVLDL(中性脂肪を多く含むリポタンパク。24ページ参照)がつくられ、血液中に放出されます。VLDLは、最終的にはLDLになります。食べすぎは、結果的に血液中のLDLコレステロールをふえやすくしてしまうのです。

■中性脂肪が多いとコレステロール値も高くなります

食べすぎでエネルギーをとりすぎると肝臓でどんどん中性脂肪がつくられ、VLDLの合成がふえます

↓

血液中のVLDLがふえます

↓

コレステロール値に与える影響

- ●LDL(悪玉)コレステロールがふえる
- ●HDL(善玉)コレステロールが減る
- ●小型の超悪玉コレステロールがふえる

食べすぎはコレステロールもふやします

体内で合成されるコレステロールの原料となるのは、食事でとった炭水化物やタンパク質、脂質などです。これら三大栄養素の分解によって生じたアセチルCoAという物質から、複雑なプロセスをへてコレステロールがつくられます。さらにたくさんの合成酵素の働きをへてコレステロールがつくられます。

食事の量が多すぎると、このアセチルCoAが体内にふえて、コレステロールの合成が促進されます。

消費するより摂取するエネルギーが多いと肥満に

食べすぎはまた、肥満を起こします。食事で体内にとり込まれたエネルギー（摂取エネルギー）が、生命の維持や日常のさまざまな生活活動に使われるエネルギー（消費エネルギー）より多いと、エネルギーは余ってしまいます。この余ったエネルギーは中性脂肪に変えられ、皮下や内臓の周囲に蓄積されます。蓄積されすぎた状態が肥満です。

通常、中性脂肪は必要なときに分解されて脂肪酸（これを「遊離脂肪酸」と呼びます）となり、すぐに使えるエネルギー源として血液中に放出されます。多すぎて余った遊離脂肪酸は脂肪細胞にとり込まれて、ここで再び中性脂肪に合成されてさらに蓄積され、肥満を促進します。

肥満すると、ふくらんで肥大した脂肪細胞から再び遊離脂肪酸が多く放出されるようになります。すると、この放出された遊離脂肪酸を材料にして、肝臓ではさらに中性脂肪とVLDLの合成が高まります。こうして、肥満すればするほど、血液中にはVLDLがふえていき、その代謝の過程でますますコレステロール値や中性脂肪値が高くなるという悪循環を生み出すのです。

■ふえた中性脂肪から、さらに多くの中性脂肪がつくられ、悪循環が生じます

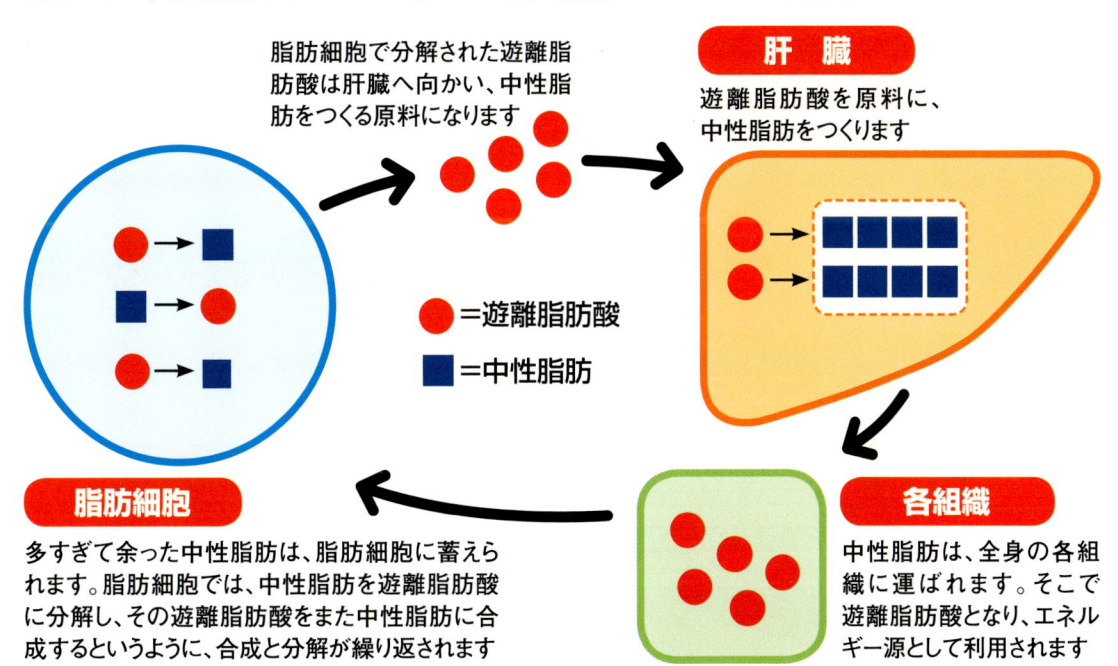

脂肪細胞で分解された遊離脂肪酸は肝臓へ向かい、中性脂肪をつくる原料になります

● ＝遊離脂肪酸
■ ＝中性脂肪

肝臓
遊離脂肪酸を原料に、中性脂肪をつくります

各組織
中性脂肪は、全身の各組織に運ばれます。そこで遊離脂肪酸となり、エネルギー源として利用されます

脂肪細胞
多すぎて余った中性脂肪は、脂肪細胞に蓄えられます。脂肪細胞では、中性脂肪を遊離脂肪酸に分解し、その遊離脂肪酸をまた中性脂肪に合成するというように、合成と分解が繰り返されます

コレステロールや、脂を多く含んだ食べ物のとりすぎがLDLコレステロール値を上げます

コレステロールを多く含む食品は人によってコレステロール値を上げます

コレステロールを多く含んだ食品（46〜47ページ参照）の食べすぎも、コレステロール値を上げる要因になります。

コレステロールは私たちの体内でも合成されますが、食事からのコレステロールの摂取量がふえると、体内での合成は減って、バランスをとる仕組みになっています。また、食べ物に含まれるコレステロールが体内に吸収される量は意外に少なく、含有量の1/3から1/2程度と考えられています。

とはいえ、こうした体の仕組みには個人差があり、十分に働かない場合もあります。特に高コレステロール血症の人は、普通の人よりコレステロールの吸収率が高いことが多く、食事からコレステロールをたくさんとると、LDL（悪玉）コレステロール値が上昇することがわかっています。

脂のとりすぎもコレステロール値を上げます

コレステロールだけでなく、脂（飽和脂肪酸）のとりすぎも、血液中のコレステロールをふやします。これは、主に肝臓の細胞のLDLのとり込み口である受容体が減って、LDLコレステロールが処理されにくくなるためです。

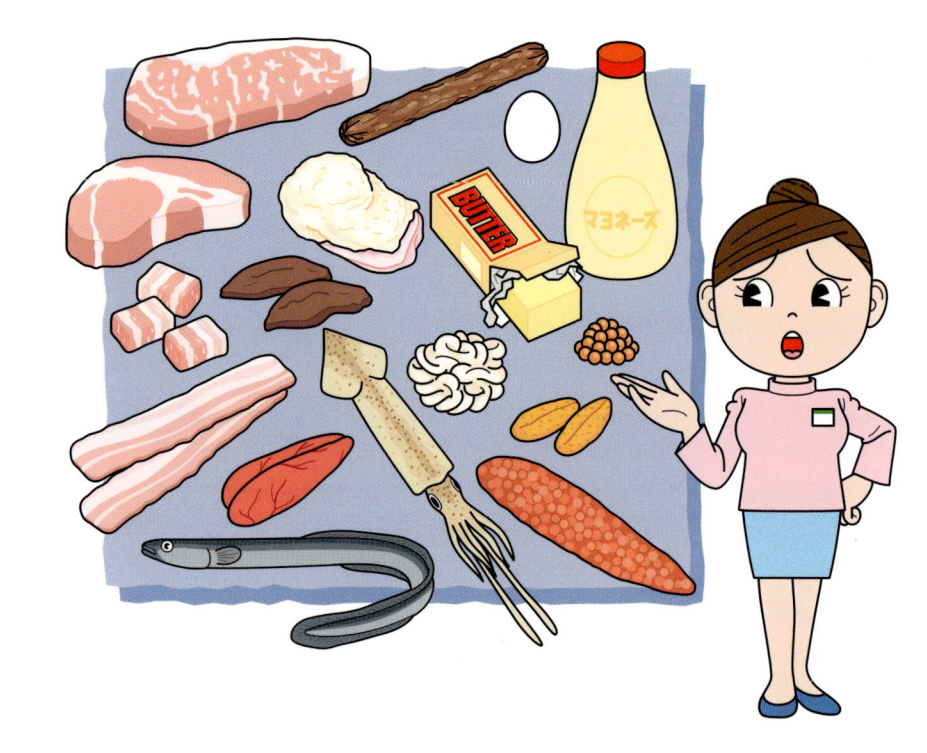

飽和脂肪酸は、肉の脂身やバターなどの動物性脂肪に多く含まれています。

一方、植物油や青背魚に多く含まれる不飽和脂肪酸は、飽和脂肪酸とは反対に血中コレステロールを減らす働きがあります。

アルコールの飲みすぎは中性脂肪をふやします

適量のアルコールはHDL（善玉）コレステロールをふやします

適量の飲酒（44ページ参照）は食欲を増し、消化能力を高めてくれます。血液の循環をよくしたり、緊張をほぐしたりしてストレスの解消にも役立ちます。さらに、善玉のHDLコレステロールをふやす働きがあることも知られています。

飲みすぎると弊害が出ます

一方、アルコールをとりすぎると、いろいろな弊害を引き起こします。特に肝臓では、中性脂肪の合成を促進してしまいます。
アルコールは肝臓で分解されますが、アルコールの摂取量が多いと、肝臓では脂肪酸が盛んに中性脂肪の合成に回るようになり、血液中の中性脂肪をふやしてしまうのです。
中性脂肪値が高くなるほどアルコールを飲みつづけると、善玉のHDLコレステロールの増加は見られなくなり、むしろ低下することもあります。
加えて、酒の肴やつまみなども、食べすぎると当然エネルギーのとりすぎになり、肥満を助長することになります。

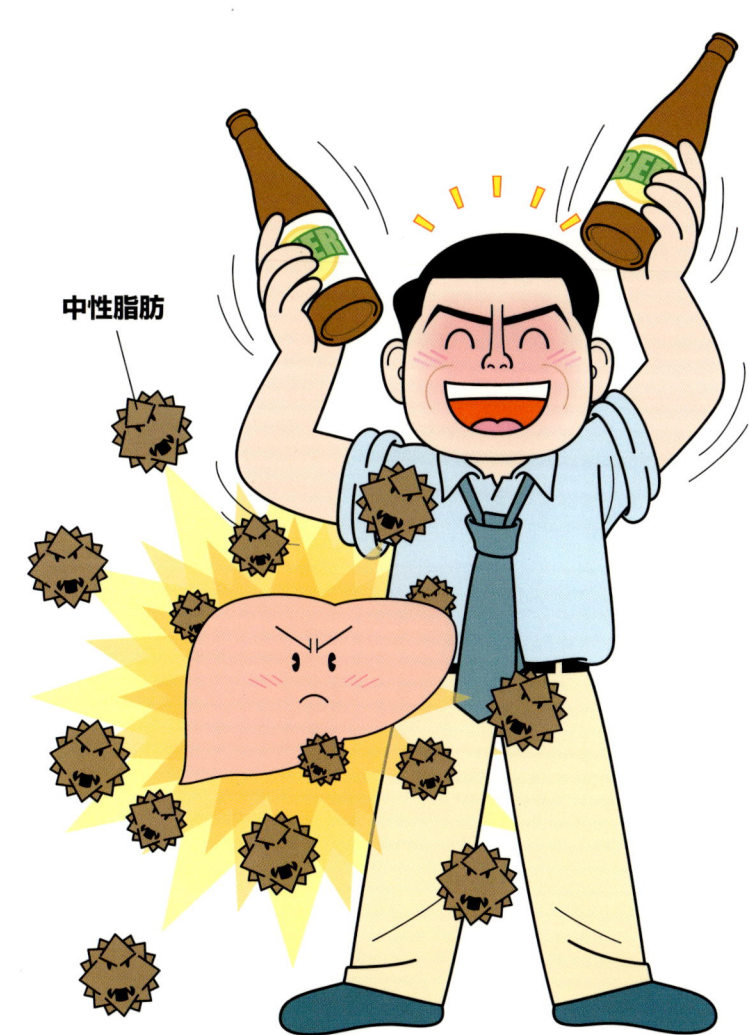

中性脂肪

コレステロール値や中性脂肪値が高い人は要チェック！
あなたはこんな食生活を送っていませんか？

脂質異常症のいちばんの原因は生活習慣の乱れ、中でも問題のある食生活にあることは説明しました。では、どんな食事や食習慣が問題なのか、まずはあなたの食生活をチェックしてみましょう。

LDL（悪玉）コレステロール値が高い人の食事の傾向

❶ いつも食事をおなかいっぱいに食べる

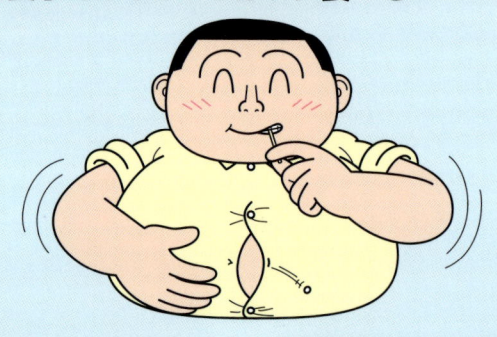

❷ 揚げ物や炒め物が好き

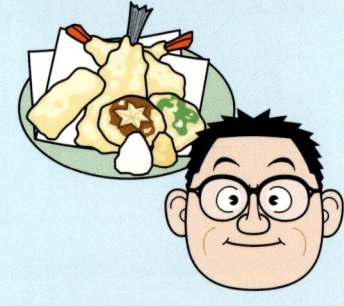

❸ 脂身のついた肉やベーコン、レバー類が好き

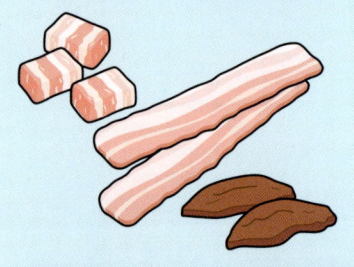

❹ たらこやかずのこなど魚卵類が好き

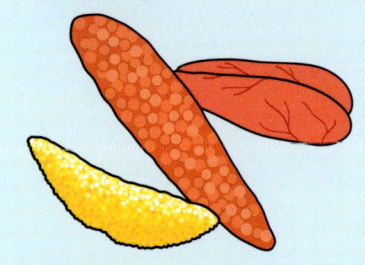

❺ 野菜やきのこ、海藻はあまり食べない

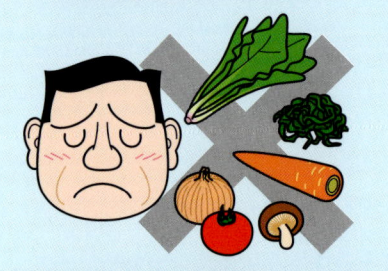

❻ バターや生クリームを使った洋食やケーキが好き

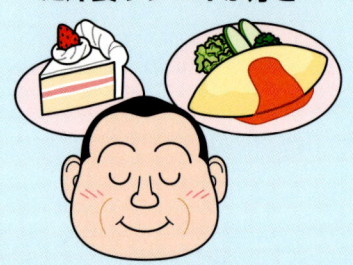

❼ お酒をよく飲み、酒の肴もたくさん食べる

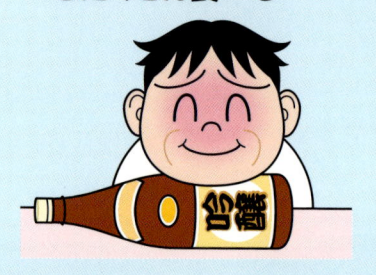

18

中性脂肪値が高い人・HDLコレステロール値が低い人の食事の傾向

❶ いつも食事をおなかいっぱいに食べる

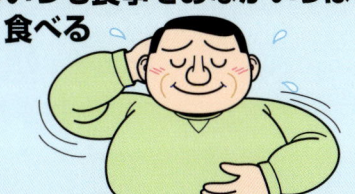

❷ ご飯（主食）は必ずおかわりする

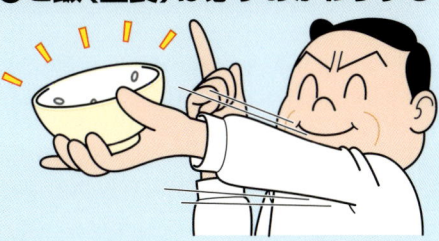

❸ 揚げ物や炒め物が好き

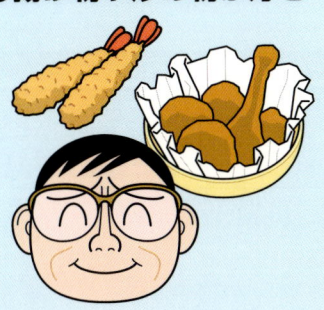

❹ お菓子や果物、清涼飲料水などの甘い飲食物をたくさんとる

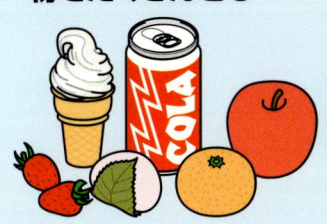

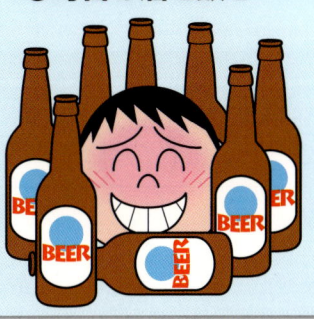

❺ 毎日お酒を飲む

コレステロール値や中性脂肪値が高い人の食習慣の特徴

❶ 朝食を抜くことが多い

❷ 夜遅くや就寝前に食べたり飲んだりする

❸ 食事の時間が不規則

❹ 早食い

❺ 偏食

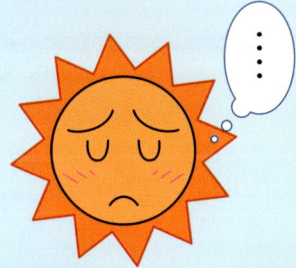

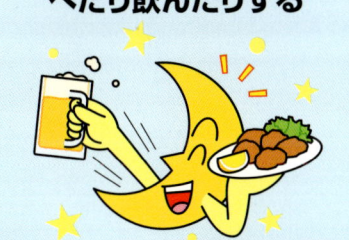

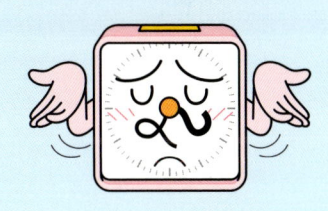

❻ 間食が多い

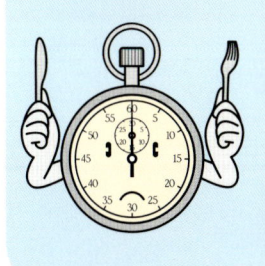

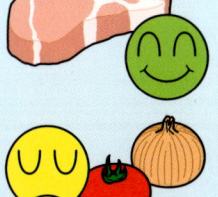

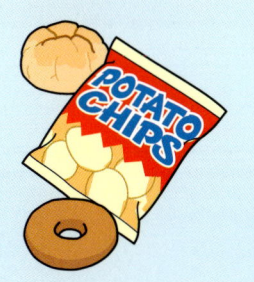

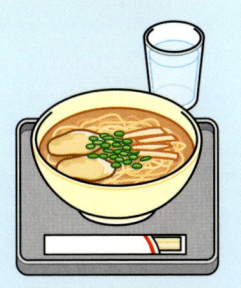

❼ 外食が多い

脂質異常症を放置するとどうなるの？
動脈硬化を早め、命にかかわるさまざまな病気を引き起こします

動脈硬化とは

動脈は、体のすみずみに酸素や栄養分を供給する血液を運ぶ役割を持った血管です。その血管も年をとるとともに弾力性が失われてかたくなり、血管の内側にコレステロールなどが沈着して、血液の流れが悪くなります。これが動脈硬化です。

動脈硬化によって血液が十分に流れないと、全身の臓器は十分な酸素や栄養が得られないため、さまざまな病気を引き起こします。動脈硬化が危険なのは、生命維持の要である脳や心臓の動脈にもトラブルを起こし、狭心症や心筋梗塞、脳梗塞のような重篤な病気を引き起こすことです。これらの病気を総称して、動脈硬化性の病気といいます。

日本人の死因の第2位が心筋梗塞などの心疾患、第3位が脳梗塞などの脳血管疾患ですが、どちらの病気も、多くの場合、その原因の背景に動脈硬化があります。

動脈硬化はこのように進行します

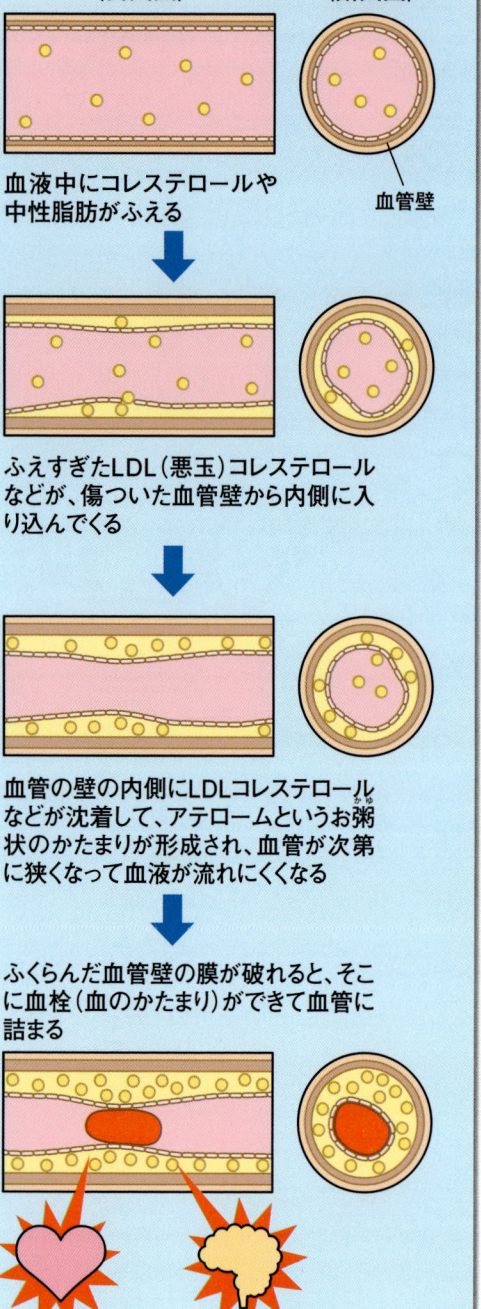

〈側面図〉　〈断面図〉

血管壁

血液中にコレステロールや中性脂肪がふえる

↓

ふえすぎたLDL（悪玉）コレステロールなどが、傷ついた血管壁から内側に入り込んでくる

↓

血管の壁の内側にLDLコレステロールなどが沈着して、アテロームというお粥状のかたまりが形成され、血管が次第に狭くなって血液が流れにくくなる

↓

ふくらんだ血管壁の膜が破れると、そこに血栓（血のかたまり）ができて血管に詰まる

心臓の血管で起これば心筋梗塞

脳の血管で起これば脳梗塞

動脈硬化によってこのような病気が引き起こされます

●脳梗塞
脳の動脈に血栓（血のかたまり）が詰まって血流が止まってしまう病気です。脳細胞が酸素不足に陥って壊死してしまい、半身のマヒや感覚障害、言語障害、視野障害などが生じます。

●心筋梗塞
心臓への血流が極端に減少したり、血栓が詰まることで血流が完全にとだえ、心臓の筋肉の一部が壊死する病気です。胸全体に激しい痛みが突然起こり、長時間つづきます。医師によるすばやい手当てが必要です。

●狭心症
心臓への血流が一時的に滞り、心臓の筋肉が酸素不足に陥って起こる病気です。急に胸に締めつけられるような痛みが出ます。このような発作は、急に走ったり、階段を上ったりしたときに起こることもあり、安静時に起こることもあります。

発作は突然起こりますが、安静にしていれば、数分から10分ほどで血流が自然に回復して痛みもおさまります。

●閉塞性動脈硬化症
太ももの動脈、あるいは太ももへつながる下腹部の動脈などに血栓が詰まって起こる病気です。初期症状として、足に冷えやしびれを感じ、やがて筋肉が痛むようになり、休み休みでないと歩けなくなります。

放置すると壊疽を起こし、足を切断せざるをえなくなることもあります。ほとんどの場合、全身的に動脈硬化を起こしているので、その他の動脈硬化性の病気の発見と治療も同時に進めなければなりません。

●大動脈瘤
大動脈とは、心臓から送り出された血液を全身へ送る太い血管のことです。ここに動脈硬化が起こると、動脈壁が瘤のようにふくらみます。これが大動脈瘤です。おなかにできることが多く、胸にできる場合もあります。

瘤がふくらみすぎて破裂すると、体内に大出血を起こして死を招きます。このため、早期発見が非常に重要です。手術で瘤をとり去り、人工血管を使って修復することもあります。

あなたが下げなければならない目標値はこれ！
高血圧や糖尿病などがあると厳格な目標値が必要になります

診断基準（6〜7ページ参照）によって脂質異常症（高脂血症）と診断されたら、動脈硬化性の病気を予防するためにLDLコレステロール値など問題になっている脂質値を下げる必要があります。その際に、目標とすべき脂質値は、あなたがどれだけ危険因子（病気を起こしやすくしたり、促進したり、悪化させたりする条件や要因）を背負っているかによって違ってきます。というのも、脂質異常症以外にも、糖尿病や高血圧などがあると、それだけ動脈硬化になる危険性が高まるからです。

まずは、あなたの危険因子をチェックし、あなたに適した管理目標値、つまり「ここまで下げましょう」という数値を知っておきましょう。危険因子が多い人ほど、目標値は厳しくなります。

あなたの危険因子と脂質管理目標値は？

ここからスタート

- LDL（悪玉）コレステロール　140mg／dℓ以上
- HDL（善玉）コレステロール　40mg／dℓ未満
- 中性脂肪（トリグリセライド）150mg／dℓ以上

のどれかにあてはまる

↓ はい

冠動脈疾患（心筋梗塞や狭心症）にかかったことがありますか？

↓ はい

より厳格な脂質管理が必要です

■管理目標値

- LDL（悪玉）コレステロール　100mg/dℓ未満
- HDL（善玉）コレステロール　40mg/dℓ以上
- 中性脂肪（トリグリセライド）150mg/dℓ未満

糖尿病または脳梗塞、閉塞性動脈硬化症ですか？

- 男性で45才以上 女性で55才以上ですか？
  ☐はい　☐いいえ
- タバコを吸いますか？
  ☐はい　☐いいえ
- HDL（善玉）コレステロール値が低い（40mg/dℓ未満）と言われたことがありますか？
  ☐はい　☐いいえ
- 家族に冠動脈疾患にかかった人がいますか？
  ☐はい　☐いいえ
- 高血圧ですか？
  （収縮期血圧が140mmHg以上かつ拡張期血圧が90mmHg以上）
  ☐はい　☐いいえ
- 糖代謝の異常がありますか？
  ☐はい　☐いいえ

→ すべて「いいえ」

脂質値を管理目標値以内に保ちましょう

■管理目標値
LDL（悪玉）コレステロール　160mg/dℓ未満
HDL（善玉）コレステロール　40mg/dℓ以上
中性脂肪（トリグリセライド）　150mg/dℓ未満

→ 「はい」の数が1つまたは2つ

脂質値を管理目標値以内に保ちましょう

■管理目標値
LDL（悪玉）コレステロール　140mg/dℓ未満
HDL（善玉）コレステロール　40mg/dℓ以上
中性脂肪（トリグリセライド）　150mg/dℓ未満

→ 「はい」の数が3つ以上

厳格な脂質管理が必要です

■管理目標値
LDL（悪玉）コレステロール　120mg/dℓ未満
HDL（善玉）コレステロール　40mg/dℓ以上
中性脂肪（トリグリセライド）　150mg/dℓ未満

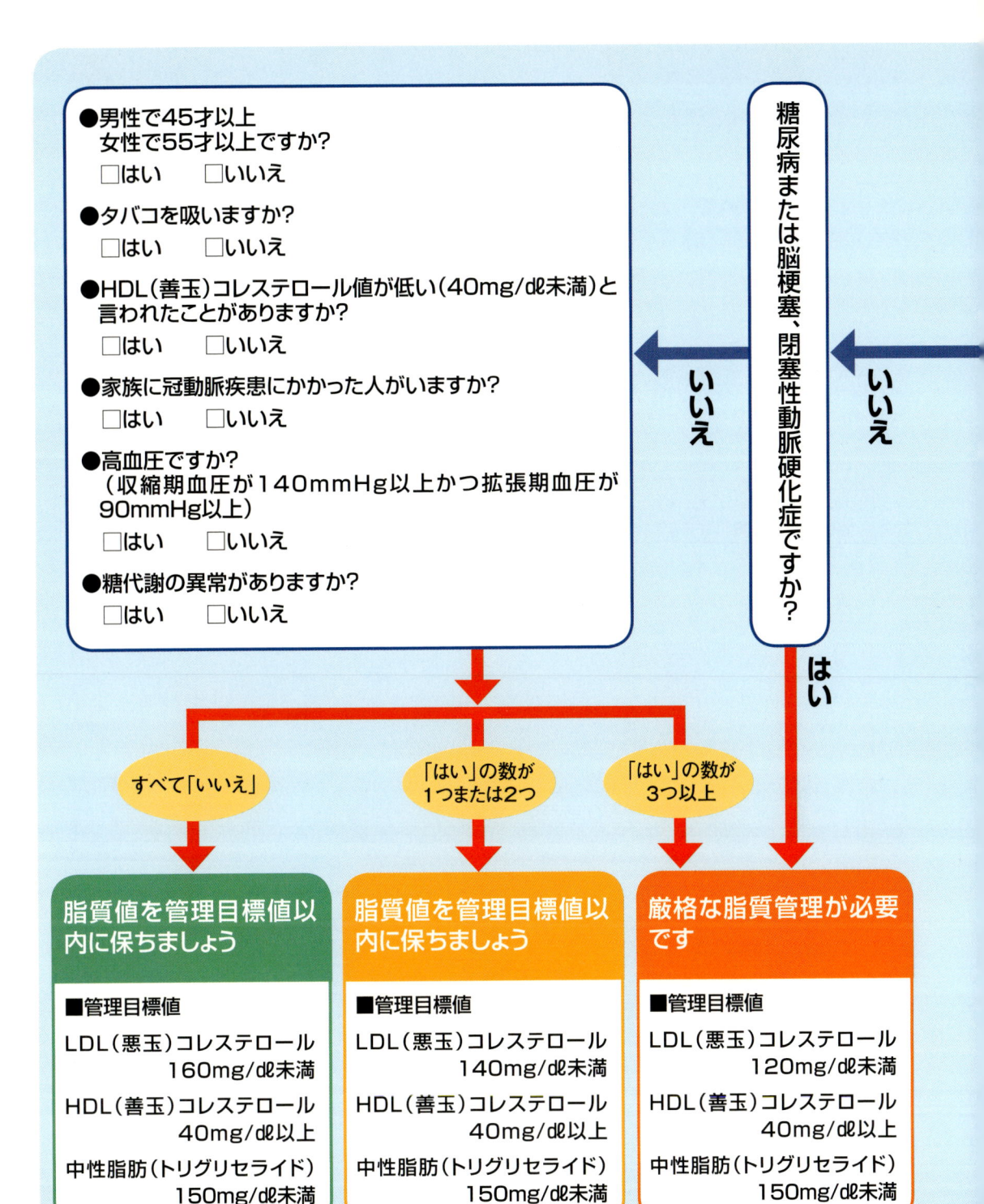

資料：日本動脈硬化学会『動脈硬化性疾患予防ガイドライン2007年版』

そもそもコレステロールって何でしょう？

コレステロールは、実は私たちが生命を維持するのになくてはならないきわめて重要な物質です。とりわけ大きな役割としてあげられるのが、

● 私たちの体を構成する約60兆個もの細胞の膜（細胞膜）をつくる
● 副腎皮質ホルモンや性ホルモンの原材料になる
● 胆汁酸の原材料になり、消化作用を助ける

などです。

コレステロールの70％は体内で合成されます

体内に存在するコレステロールの約30％は食べ物からとり入れられたもの。残りの70％は体内のさまざまな臓器で合成されたものです。合成される量は1日あたり1500～2000mgで、食事からとる量の3倍ぐらいに相当します。最も大量にコレステロールを合成している臓器は肝臓です。食べ物からとり入れたコレステロールも、いったんは肝臓に集められ貯蔵されるので、肝臓はコレステロールの合成基地であると同時に貯蔵基地でもあります。

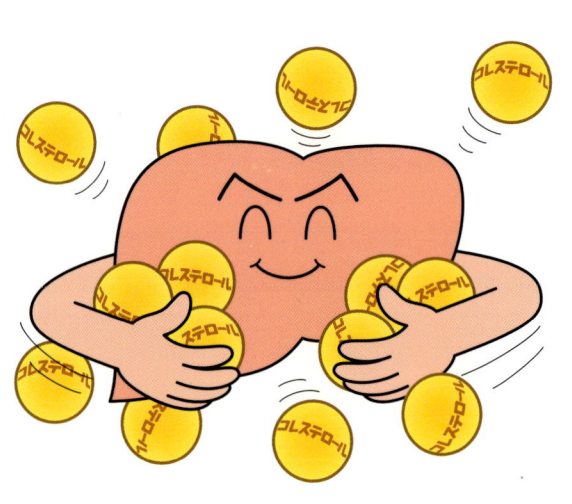

食事からとるコレステロールのおよそ半分は排泄されます

食事からとったコレステロールは、すべてが体内に吸収されるわけではありません。そのうちの約50％は排泄されてしまいます。また、体内にコレステロールが多いときは、小腸からの吸収がさらに抑えられます。

LDL（悪玉）コレステロールとHDL（善玉）コレステロールの違いは？

コレステロールや中性脂肪は「脂（あぶら）」なので、そのままでは血液にまざることができません。そこで、水にとける性質を持っているタンパク質と結合して、「リポタンパク」と呼ばれる粒子になって血液中を移動します。

リポタンパクは、構成している脂質とタンパクの割合によって比重が異なり、比重の軽い順に4種類（カイロミクロン、VLDL、LDL、HDL）に大きく分けられ、それぞれは構成だけでなく働きも異なります。たとえばVLDLというリポタンパクは、中性脂肪を多く含み、これが血液中に増加すると中性脂肪値が高くなります。また、LDLというリポタンパクは、コレステロールを多く含み、血液中にふえると、コレステロール値が上がります。

24

LDL、HDLというのは、血液中を移動するためのいわば「船」のようなもの。LDLとHDLは、両方ともコレステロールを運搬するという共通の役割を持っています。

主に肝臓で合成されるコレステロールは、LDLによって全身の組織へ運ばれます。ところが、このLDLコレステロールが血液中に多くなると、血管の壁に必要以上にコレステロールがたまってしまい、血管の動脈硬化を起こしやすくします。これが、LDLコレステロールが「悪玉」と呼ばれるゆえんです。

逆にHDLには、いろいろな臓器で使いきれずに余ったコレステロールを肝臓へ戻す役割があります。HDLは、血管壁にたまった余分なコレステロールを引き抜いて運び出します。いわば血管の掃除をして、動脈硬化を予防するように働くのです。このため、HDLコレステロールは「善玉」と呼ばれます。

■血管内のイメージ

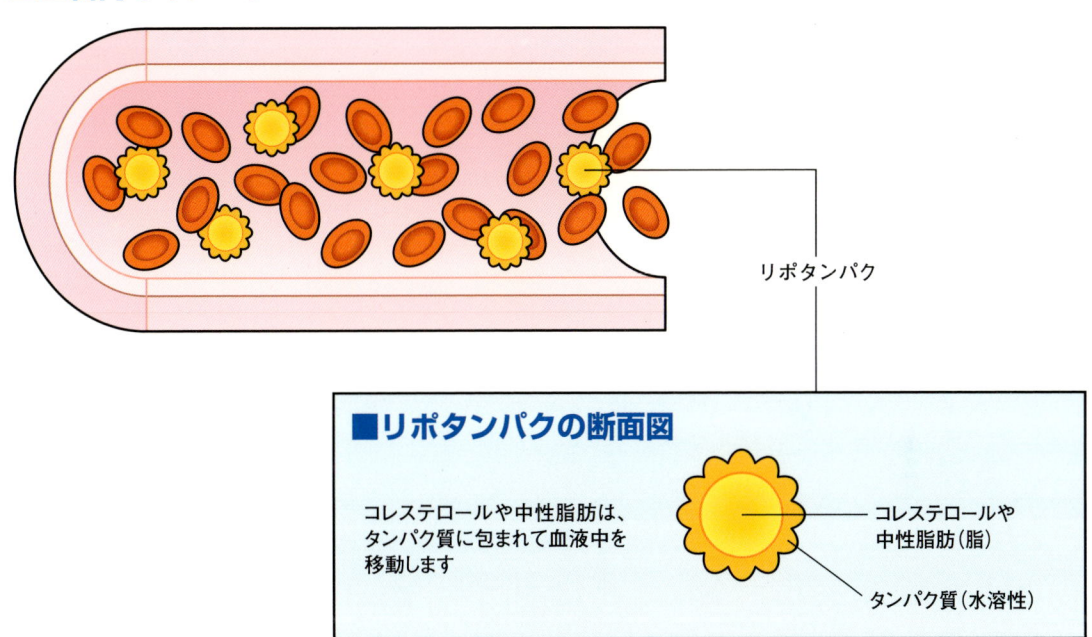

リポタンパク

■リポタンパクの断面図

コレステロールや中性脂肪は、タンパク質に包まれて血液中を移動します

コレステロールや中性脂肪(脂)

タンパク質(水溶性)

■血管内のイメージ

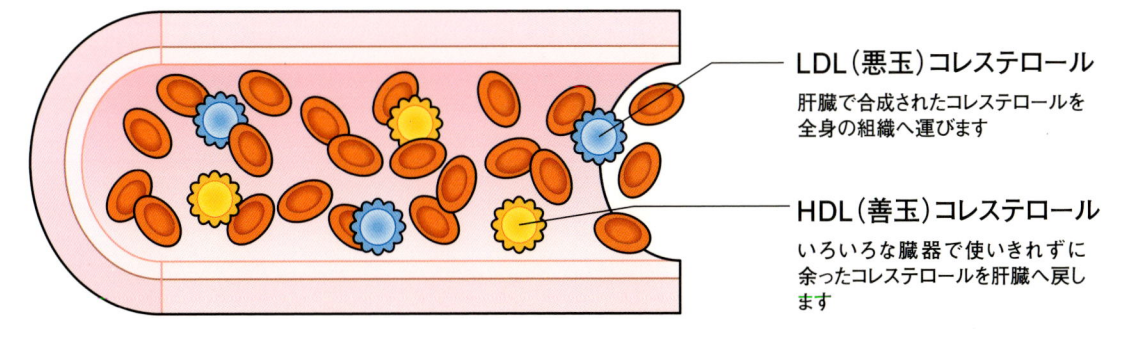

LDL(悪玉)コレステロール
肝臓で合成されたコレステロールを全身の組織へ運びます

HDL(善玉)コレステロール
いろいろな臓器で使いきれずに余ったコレステロールを肝臓へ戻します

中性脂肪って何でしょう？

中性脂肪にはこんな働きが

中性脂肪も、私たちの体の中で重要な役割を果たしています。とりわけ大きな役割としてあげられるのが、

● 食べ物が足りないときのエネルギー源
● 体温を保つ
● 外部の衝撃から内臓を守る

などです。

私たちは毎日活動するためのエネルギー源として、食事から脂肪、炭水化物、タンパク質の三大栄養素を摂取しています。このエネルギー源が余ると、すでに説明したように、皮下や内臓の周りに脂肪として蓄えられます。体に蓄えられる脂肪（体脂肪）の大部分が中性脂肪です。そしてエネルギー不足になると、必要に応じて分解され、エネルギー源として利用されます。

貯蔵用エネルギーとしての中性脂肪は、皮下脂肪や、内臓脂肪（内臓の周りの体脂肪）として、脂肪組織（脂肪細胞）に蓄えられます。

皮下脂肪は、体から体温が失われないようにする断熱材としての働きや、体をけがなどから守る弾力性のあるクッションとしての役割を果たしています。

ふえすぎると問題が生じます

こうした重要な役割を持つ中性脂肪も、血液中にふえすぎると、やはり動脈硬化を進めるなど問題が生じてきます。

中性脂肪も、食事によって体内にとり入れられるものと、肝臓で合成されるものの両方があります。肝臓で合成されるときの材料は、食事でとった脂肪と糖質（ご飯やパンなどの主食や砂糖などに含まれる）です。中性脂肪が合成されると、コレステロールと同様にリポタンパク（24〜25ページ参照）の形をとって血液中を移動し、皮下や内臓の周囲の脂肪組織へと送り込まれます。

このため、お菓子や果物、ジュース類はもちろん、食事全般をとりすぎたり、運動不足でエネルギーの消費が十分でないと、血液中の中性脂肪がふえすぎて脂質異常症を引き起こすのです。

中性脂肪は、LDLコレステロールのように、直接血管の壁に沈着するということはありません。しかし、中性脂肪が多いと、通常のLDLコレステロールより血管壁に沈着しやすい小さな「超悪玉」LDLコレステロール（ミニ知識参照）をふやし、動脈硬化を早めます。また、中性脂肪がふえすぎているときには、一般に、HDLコレステロール

ミニ知識

■「超悪玉」LDLコレステロール

動脈硬化の新しい危険因子として、最近、その存在が注目されているのがLDLの中でも特に小さく比重の重いLDLです。スモールデンスLDLという名の、この小型のLDLは、血管壁に入り込みやすく、また酸化されやすいというやっかいな性質を持っています。つまり、通常のサイズのLDLより動脈硬化を促進しやすいのです。いわば動脈硬化の直接的な原因ともいえるため、「超悪玉」LDLコレステロールとも呼ばれています。

■中性脂肪がふえると超悪玉LDLコレステロールもふえます

正常なとき
LDLはコレステロールを全身に運び、HDLは余分なコレステロールを肝臓に戻してバランスをとっています

動脈

LDL（悪玉）コレステロール
HDL（善玉）コレステロール

肝臓

中性脂肪がふえすぎると
HDLが減り、超悪玉LDLがふえます。余分なコレステロールが血管壁にたまっていき、動脈硬化を加速します

中性脂肪
コレステロール

が減少しており、血管壁から回収されるコレステロールが減っていると考えられます。すると、血管壁にコレステロールが残されたままとなり、動脈硬化が進行してしまいます。

また、血液中の中性脂肪が多いときに体脂肪がふえる肥満の状態がよく見受けられます。特に内臓脂肪がふえすぎると、高血圧や高血糖を招きやすく、メタボリックシンドロームと呼ばれる状態になります。

さらに、中性脂肪が肝臓にたまりすぎて脂肪肝を引き起こします。油っぽいものを食べすぎたり、アルコールを飲みすぎたりして、血液中の中性脂肪が異常にふえすぎると、急性膵炎を起こすこともあります。

脂質異常症と診断されたらどのような治療が必要になるのでしょうか

脂質異常症の治療の目的は、動脈硬化の発症と進行を予防し、狭心症や心筋梗塞、脳梗塞などを予防することにあります。

そのためには、コレステロール値や中性脂肪値を下げることが目標になります。治療という言葉を使用しますが、「血中脂質量のコントロール」と考えてください。

治療法は4つに大別できます

脂質異常症の治療法は、①食事療法、②運動療法、③生活習慣の改善、④薬物療法があり、これらを組み合わせて治療を行います。中でも基本になるのは食事療法と運動療法で、生活習慣の改善がそれに加わります。

軽い脂質異常症なら、医師の指導のもとで、この3つの治療法を進めていくだけで改善できることも少なくありません。薬物療法は、これらの治療法で十分な効果が上がらないときに行われるのが普通です。また、薬物療法を行う場合でも、3つの治療法

と並行して行う必要があります。

まず何から始めたらよいのか、またどうやったらいいのかがわからないときは、医師と相談して、医師の指導のもとに進めていくことがたいせつです。自己流で行うことは、けっして効果的ではありません。

まずは生活習慣の見直し

生活習慣の中でも、特に問題となるのが喫煙です。禁煙すると効果はすぐにあらわれ、禁煙期間が長くなればなるほど、その効果は高くなります。

食生活の改善と運動は治療の基本です。まずは食べすぎを改め、どんな食品を積極的にとり、どんな食品を控えるかを見極めることがたいせつです。

運動は、脂質異常症の改善だ

■ 治療の進め方

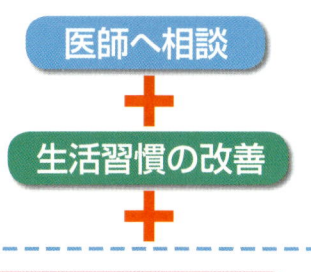

医師へ相談
＋
生活習慣の改善
＋
食事療法　第1段階（37ページ参照）
　　　　　第2段階（37ページ参照）　＋　運動療法
食事療法と運動療法で脂質管理目標値（22ページ参照）を目ざします
↓
薬物療法

けでなく、血圧や血糖値の正常化などにも有効です。運動はぜひとも習慣づけましょう。ウオーキングなど適度な有酸素運動は、HDLコレステロールをふやし、中性脂肪を減らします。また高血圧や血糖値を改善し、ストレス解消にも役立ちます。

また、適正体重をキープすることもポイントのひとつです。特に内臓脂肪型肥満があると、脂質異常症を悪化させ、さらに動脈硬化をも促進します。

治療で目ざす数値は、人によって異なります。22ページで、あなたの目標値を確認してください。

生活習慣の改善、食事療法と運動療法に3〜6カ月を目安に取り組んで、十分に数値が下がらなかった場合は、薬による治療(薬物療法)が検討されます。

■治療法

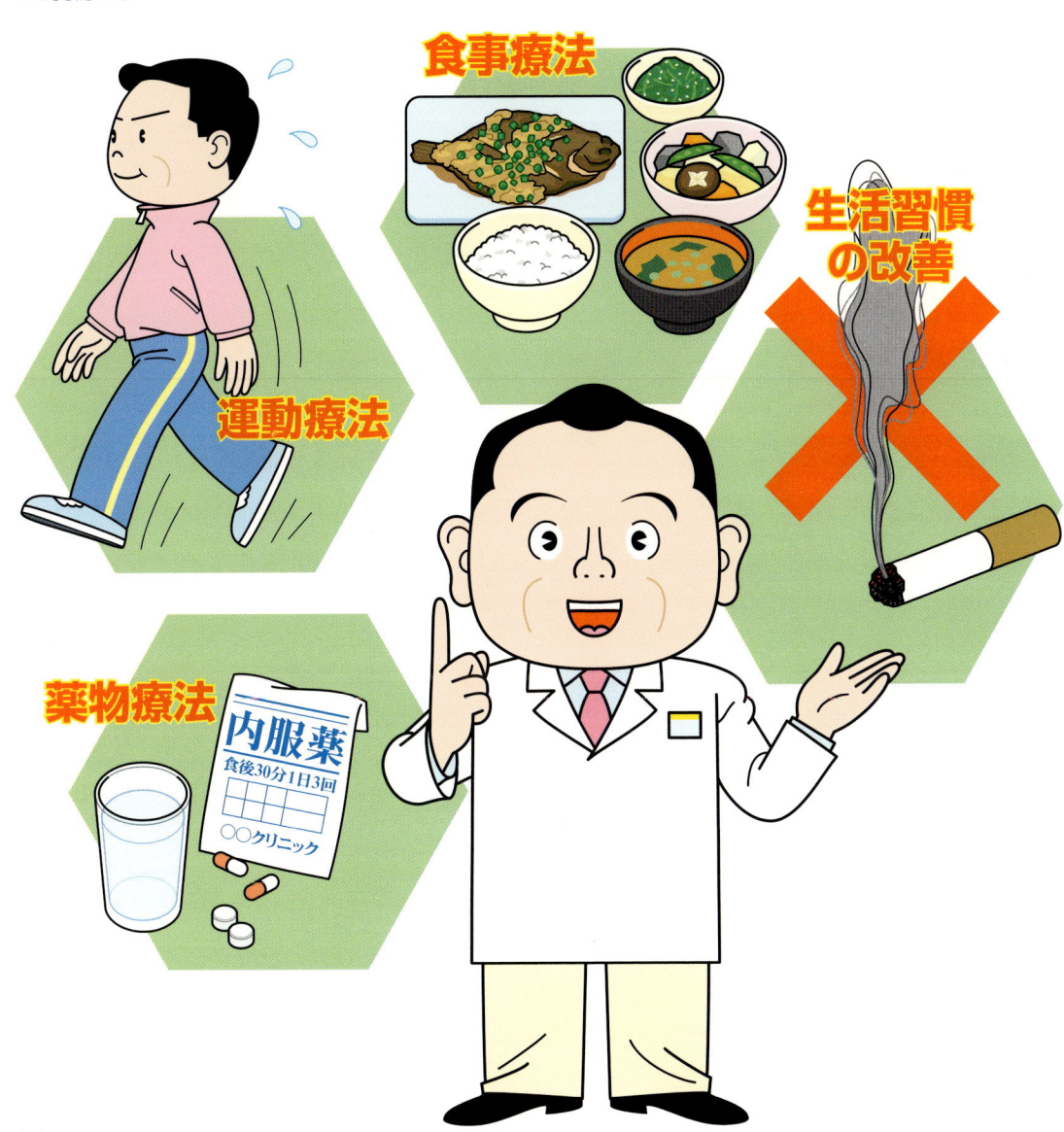

食事療法

生活習慣の改善

運動療法

薬物療法

コレステロール値・中性脂肪値を下げるためのすぐ実行できる食生活改善のポイント

脂質異常症（高脂血症）の治療の中でも、最も基本となるのが食事療法（食生活の改善）です。

軽い脂質異常症であれば、食事療法だけで血清脂質の数値を改善することができます。また、薬物療法が必要になった場合でも、食事療法をあわせて行うことが前提になります。

脂質異常症には8～9ページでも説明したように、LDLコレステロール値が高い場合、中性脂肪（トリグリセライド）値が高い場合、LDLコレステロール値と中性脂肪値の両方が高い場合など、いくつかのタイプがあります。食事改善のポイントはタイプによって多少異なるので、自分にとって必要なポイントをしっかり頭に入れておきましょう。

❶ LDLコレステロール値を下げる食生活改善のポイント

①食べすぎをやめて、食事の量を適正にする（くわしくは32～33ページ参照）

②栄養バランスのよい食事をとる（くわしくは38～39ページ参照）

③コレステロールの多い食品の摂取量を控える

食品からとるコレステロール量を1日300mg以下になるよう、コレステロールを多く含む食品を控えます（くわしくは46～47ページ参照）

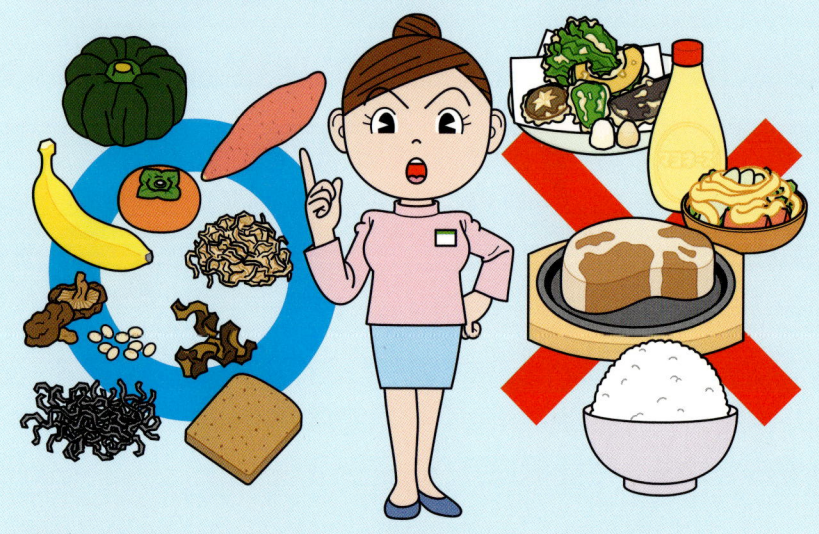

④脂肪の摂取量を抑え、質のよい油脂類をバランスよくとる

油脂類は1gで9kcalと食品中では最も高エネルギーです。とりすぎるとエネルギー過剰になって肥満を招き、ひいてはLDLコレステロールの増加を引き起こします。脂肪の摂取量を抑えるコツは52～55ページを、脂肪の種類のバランスを適正にするコツは58～59ページを参照してください。

⑤食物繊維をたっぷりとる（くわしくは68ページ参照）

❷ 中性脂肪（トリグリセライド）値を下げる食生活改善のポイント

①食べすぎをやめて、食事の量を適正にする
　（くわしくは32〜33ページ参照）

②栄養バランスのよい食事をとる
　（くわしくは38〜39ページ参照）

③甘い糖質を控える
　砂糖を使った食品（菓子類やジュース類など）をとりすぎないようにします。（くわしくは50〜51ページ参照）

④脂肪の摂取量を抑え、質のよい油脂類をバランスよくとる
　脂肪の摂取量を抑えるコツは52〜55ページを、また、脂肪の種類のバランスを適正にするコツは58〜59ページを参照してください。

⑤アルコールの摂取量を減らす
　（くわしくは44ページ参照）

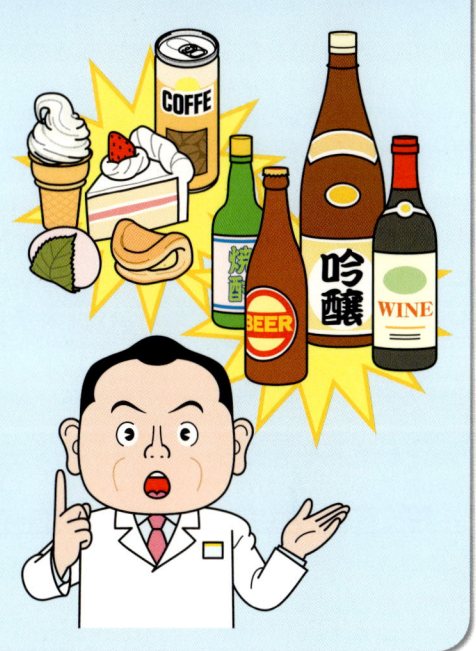

❸ LDLコレステロール値・中性脂肪（トリグリセライド）値ともに下げる食生活改善のポイント

①食べすぎをやめて、食事の量を適正にする
　（くわしくは32〜33ページ参照）

②栄養バランスのよい食事をとる
　（くわしくは38〜39ページ参照）

③コレステロールの多い食品の摂取量を控える
　（くわしくは46〜47ページ参照）

④脂肪の摂取量を抑え、質のよい油脂類をバランスよくとる（くわしくは52〜55ページ、58〜59ページを参照）

⑤食物繊維をたっぷりとる
　（くわしくは68ページ参照）

⑥甘い糖質を控える
　（くわしくは50〜51ページ参照）

⑦アルコールの摂取量を減らす
　（くわしくは44ページ参照）

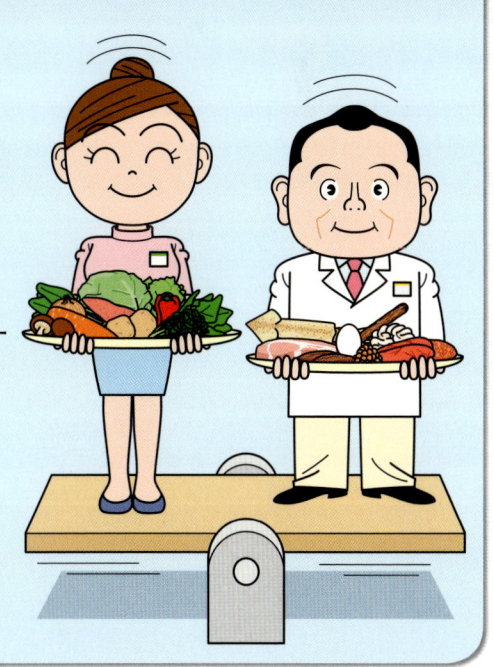

まずは食べすぎの改善から！
あなたは自分の食事の適量を知っていますか？

脂質異常症の人に共通してみられる食習慣のひとつに、食べすぎがあげられます。食べすぎは肥満を招くだけでなく、摂取エネルギー量が多くなると体内で合成されるLDLコレステロールやトリグリセライドの量をふやします。まずは、この食べすぎを正すこと、つまり自分にとって適正な食事量を守ることが食生活改善の第一歩です。

自分にとっての適正な食事量を知ることが先決

適正な食事量は1日あたりで勘定することから、1日に必要なエネルギー（摂取）量をいいます。それを知るには、まず標準体重（適正体重）を算出します。

次に、この標準体重を使って、あなたの1日に必要なエネルギー量（適正な食事量）を33ページの計算式で算出してみましょう。なお、この計算式は、標準体重に生活活動レベルのエネルギー量を掛け算したものです。

■標準体重を算出するための計算法

$$標準体重(kg) = 身長(m) × 身長(m) × 22$$

「22」という数値はBMI（下段参照）によるものです。BMI値が「22」のときが肥満にかかわる合併症が最も少なく、平均余命が最も長いとされ、この数値を標準としているのです。

[例] 身長170cmの会社員の標準体重
　　1.7×1.7×22＝63.6（kg）　となります。

■あなたの肥満度を調べてみましょう

あなたが肥満かどうか、また、どれほど肥満しているかを知る目安としては、BMI（Body Mass Index＝ボディマスインデックス）を使います。BMIとは、WHO（世界保健機関）をはじめ、国際的にも広く使われている、肥満判定のものさしとなる体格指数のことです。下の計算式で自分のBMIを算出してみましょう。

$$BMI = 体重(kg) ÷ 身長(m) ÷ 身長(m)$$

肥満の判定基準

BMI	判定
18.5未満	低体重
18.5以上25未満	普通体重
25以上30未満	肥満（1度）
30以上35未満	肥満（2度）
35以上40未満	肥満（3度）
40以上	肥満（4度）

日本肥満学会2000年資料

※判定の結果、25以上であれば医学的に"肥満"とされ、肥満度は1～4度と4段階に分かれます。
※日本肥満学会が決めた判定基準では、このBMIが「22」の場合を標準（最適）体重としています。

脂質異常症を改善する食事は、実際にとる1日の食事量をこうして算出した1日に必要なエネルギー量に修正することが基本になります。ただし、いくら適正な食事量をとるようにしても、食事内容に栄養的な偏りがあっては効果的な食事療法にはなりません。偏食を避けて、各種の栄養素を過不足なくとる、つまり栄養バランスのよい食事を心がけることがたいせつです。1日に必要なエネルギー量の中で必要な栄養素をバランスよくきちんととることです。くわしくは34ページ以降をごらんください。

あなたの1日に必要なエネルギー量（適正な食事量） ＝ **標準体重（身長×身長×22）** × **生活活動レベル**

低い　25～30kcal
- 歩行は1日に1時間程度
- 軽作業やデスクワークが中心
- 事務職、小さな子どものいない主婦など

普通　30～35kcal
- 歩行は1日に2時間程度
- 立ち仕事が中心
- 製造業・サービス業に従事、小さな子どものいる主婦

高い　35kcal 以上
- 重い肉体労働が1日に1時間程度
- 農業・漁業・建設業などに従事

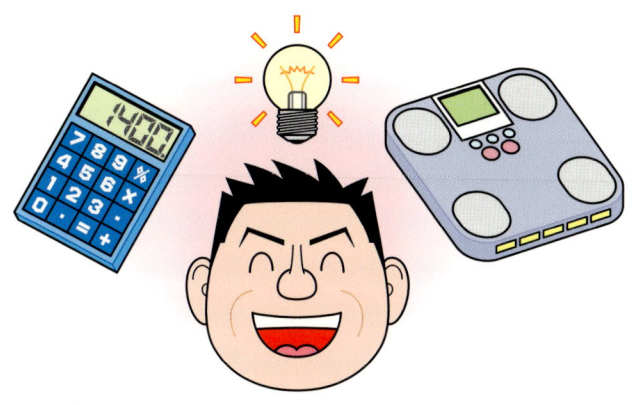

[例] 身長が160cm の事務職の人の場合
1.6(m)×1.6(m)×22×25(kcal)＝1408(kcal)

計算式の例では、食事でとる1日の適正なエネルギー量は、約1400kcalということになります。

■身長別・標準体重と1日に必要な適正エネルギー摂取量（適正な食事量）一覧表

身長	150 cm	155 cm	160 cm	165 cm	170 cm	175 cm
標準体重	49.5 kg	52.9 kg	56.3 kg	59.9 kg	63.6 kg	67.4 kg
1日の適正エネルギー摂取量	1238kcal～1485 kcal	1323kcal～1587 kcal	1408 kcal～1689 kcal	1498 kcal～1797 kcal	1590 kcal～1908kcal	1685 kcal～2022 kcal

食事では栄養のバランスも大きなポイントです

「栄養のバランスがよい」とは、五大栄養素、つまり炭水化物、タンパク質、脂質、ビタミン、ミネラルに加えて、第六の栄養素である食物繊維を過不足なく、適量をとることです。

中でも、炭水化物、タンパク質、脂質の三大栄養素はいずれもエネルギー源となる基本的な栄養素であり、心臓を動かす、呼吸をする、体温を保つなどの生命維持をはじめ、私たちの生活活動のすべてに欠かせません。また、ビタミン・ミネラルは体の調子をととのえる成分として、食物繊維は便秘や生活習慣病予防に必要です。

まずはそれぞれの栄養素について、基本的なことを知っておきましょう。

炭水化物とはこのような栄養素です

糖質と食物繊維とを合わせて炭水化物と呼びます。厳密には、食物繊維も糖質の仲間ですが、体に吸収されないため、糖質とは別に分類されています。

糖質は、人体にとって最も重要なエネルギー源で、特に脳のエネルギー源となるのは、糖質の中でもブドウ糖だけです。また、タンパク質や脂質の分解にも糖質のエネルギーが必要です。

糖質は体内での貯蔵量が非常に少ないため、絶えず補給する必要があります。

糖質を多く含む食品
穀物（米、小麦粉など）、いも類、砂糖

タンパク質とはこのような栄養素です

タンパク質は、私たちの体の血や肉をつくる栄養素です。また、抵抗力をつけたり、傷を治したりと、健康な体をつくるのに欠かせない栄養素でもあります。

タンパク質は、アミノ酸という物質が数多く結合してできています。食物中のタンパク質は消化されると分解してアミノ酸になり、体の中で、私たち人間の体に適したタンパク質に再合成されます。

体のタンパク質は毎日少しずつ入れかえがあるため、その分だけ毎日、食物からタンパク質を補給しなければなりません。タンパク質には動物性と植物性とがあるので、どちらにも偏ることなくバランスよくとることが必要です。

タンパク質を多く含む食品
魚　肉　卵　大豆・大豆製品（豆腐、納豆など）

脂質とはこのような栄養素です

炭水化物と同様に、体内でエネルギー源となる栄養素です。細胞膜の構成成分でもあり、油脂にとける脂溶性ビタミン（ビタミンA・D・E・Kなど）の吸収にも役立っています。

脂質と似たような言葉に"脂肪"がありますが、脂質と脂肪には明確な違いはありません。脂肪の仲間の総称ととらえておけばいいでしょう。脂質は、肉、卵、魚、牛乳、豆類などに多く含まれ、人体に適したタンパク質に再合成されます。

固形のものを脂、大豆油や菜種油など液体

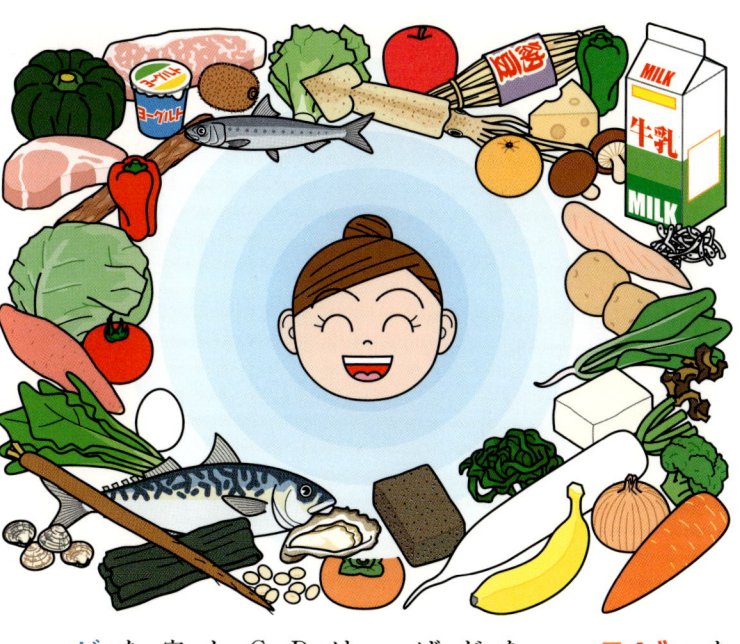

ビタミンとはこのような栄養素です

ビタミンは、私たちの生命活動を維持する体のさまざまな仕組みがなめらかに働くようにする、いわば潤滑油のような栄養素です。

現在、ビタミンとされているものは13種類あり、脂溶性（ビタミンA・D・E・K）と水溶性（ビタミンB群やC）の2つに大別されます。いずれも不足すると、体にさまざまな障害が起こるなど、健康を保てなくなります。

ビタミンを多く含む食品

さまざまな食品に含まれる（特に野菜、果物など）

ミネラルとはこのような栄養素です

ミネラルは無機質とも呼ばれ、カルシウムをはじめ、ナトリウム、鉄、リン、カリウムなどがあります。

カルシウムは骨をつくるうえで重要な栄養素です。鉄は赤血球に詰まっている重要な物質ヘモグロビンに含まれます。ナトリウムやカリウムなどは、血液や細胞の中できわめて重要な働きをしています。

ミネラルを多く含む食品

さまざまな食品に含まれる。

食物繊維とはこのような栄養素です

食物繊維は、人間の消化酵素では分解されない食物中の成分です。腸の中を素通りするだけで、体に吸収も利用もされませんが、コレステロールや発がん物質、塩分などを体外に排出し、腸内をきれいに保ちます。また、ビフィズス菌など、腸内の善玉菌をふやす働きがあります。

食物繊維を多く含む食品

精製していない穀物　豆　野菜　いも類　きのこ　海藻　果物　乾物

エネルギー比率による栄養バランスの目安

一般には、バランスのよい栄養素の配分とは、1日に必要なエネルギー量の55〜60%を炭水化物、15〜20％をタンパク質、20〜25％を脂質からとるのが理想的とされています。

のものを油といいます。

1gあたりのエネルギーが9kcalあり、とりすぎると肥満につながります。調理油の使用は、フッ素樹脂やセラミック加工のフライパンを使って、できるだけ控えましょう。

脂質を多く含む食品

脂肪の多い食品（肉の脂身、マヨネーズ、ドレッシングなど）　油脂（植物油、バターなど）

■ 三大栄養素をこのエネルギー比率でとるのが栄養バランスのとれた食事です

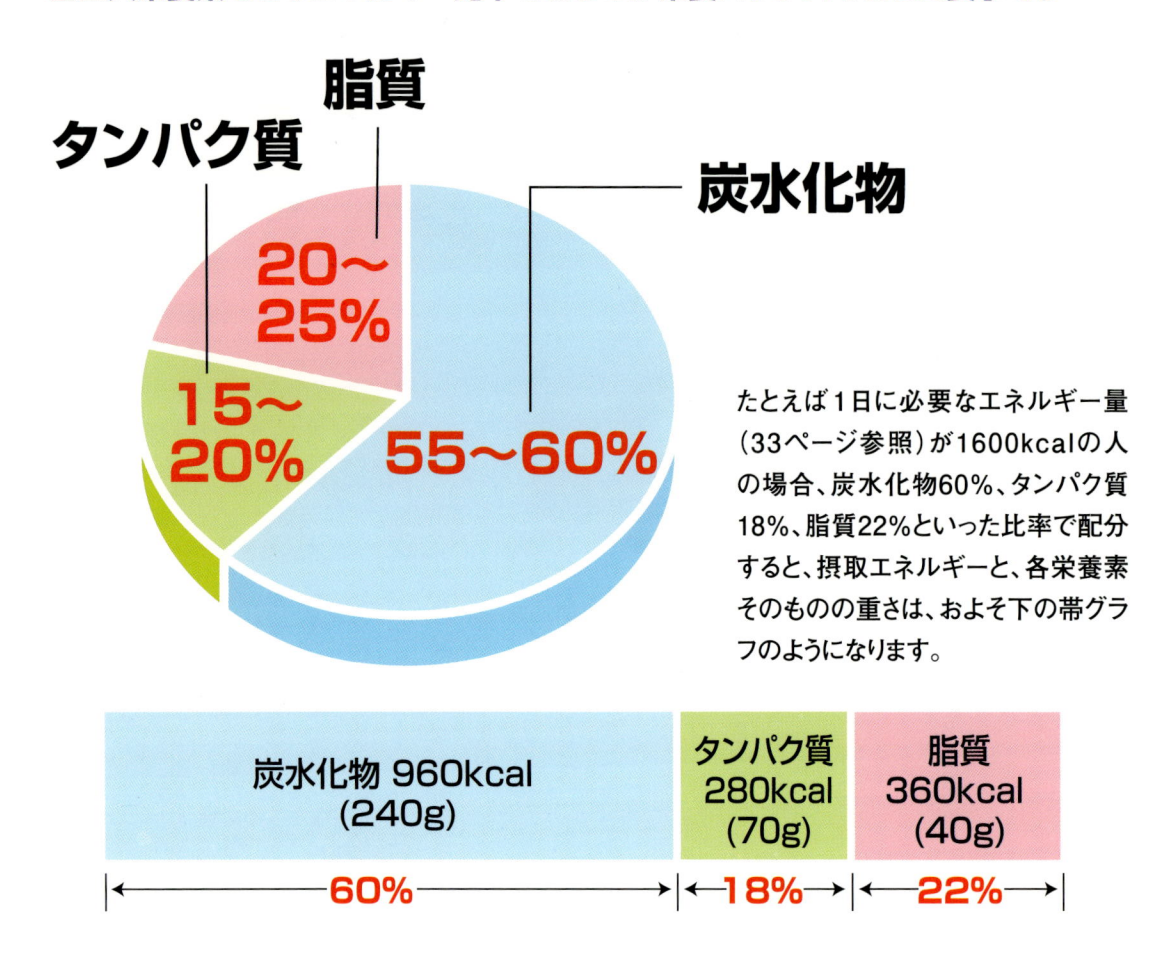

タンパク質 15〜20%
脂質 20〜25%
炭水化物 55〜60%

たとえば1日に必要なエネルギー量（33ページ参照）が1600kcalの人の場合、炭水化物60%、タンパク質18%、脂質22%といった比率で配分すると、摂取エネルギーと、各栄養素そのものの重さは、およそ下の帯グラフのようになります。

炭水化物 960kcal (240g)	タンパク質 280kcal (70g)	脂質 360kcal (40g)
60%	18%	22%

■ 1日に必要なエネルギーごとに、三大栄養素の理想的な比率で各栄養素を配分してみると

1日に必要なエネルギー	炭水化物	タンパク質	脂質
1400kcal	210g	65g	35g
1600kcal	240g	70g	40g
1800kcal	270g	80g	45g
2000kcal	300g	90g	50g

1日に必要なエネルギー量を三大栄養素の理想的な摂取比率で分割し、分割した栄養素ごとのエネルギー量を、各栄養素の1gあたりエネルギー量で割って算出したもの。各栄養素そのものの重さを示したもので、食品重量ではありません

「栄養バランスのよい食事」について頭に入れたうえで、脂質異常症の食事療法の第1段階として心がけていただきたいのが、次のような栄養素配分です。

食事療法の第1段階 (1日あたり)

炭水化物 ………… 1日に必要なエネルギー量の60%にする。

タンパク質 ……… 1日に必要なエネルギー量の15〜20%にする。肉よりも魚、大豆・大豆製品からのタンパクを多くする。

脂質 …………… 1日に必要なエネルギー量の20〜25%にする。動物性脂肪(肉の脂身やバターなど)を少なくし、植物性油脂や魚の脂肪を多くする。

コレステロール …… 食べ物からとるコレステロールは1日300mg以下を心がける。

食物繊維 ………… 25g以上とる。

アルコール ……… 25g以下にする。他に合併症がある場合は考慮する。

その他 …………… ビタミン(C、Eなど)やポリフェノールを多く含む野菜、果物を多くとる(ただし、果物は糖類の含有量も多いので摂取量は1日80〜100kcalにとどめる)。

↓

第1段階を2〜3カ月つづけてみて、コレステロール値や中性脂肪値が目標値に達しない場合は、脂質異常症のタイプ別に、よりきめこまかな食事療法をする必要があります。これは医師の指導に従って行います。

第2段階 (1日あたり)

1 高LDLコレステロール血症がつづく場合
- 脂質制限の強化　総摂取エネルギーの20%以下にする。
- コレステロール摂取量の制限　食べ物からとるコレステロールは1日200mg以下にする。
- 飽和脂肪酸:一価不飽和脂肪酸:多価不飽和脂肪酸の摂取比率を3:4:3程度にする。

2 高中性脂肪(トリグリセライド)血症がつづく場合
- アルコール　禁酒する。
- 炭水化物の制限　炭水化物でとるエネルギーを総摂取エネルギーの50%以下にする。
- 甘い糖質類(砂糖、ブドウ糖、果糖など)　可能な限り制限する。1日80〜100kcal以内の果物からとる以外は調味料としてだけ使う。

3 高コレステロール血症と高中性脂肪(トリグリセライド)血症がともにつづく場合
- 1と2で示した食事療法を併用する。

栄養バランスのよい食事にするには和食の基本パターンが理想的

多種類の食材を少量ずつ食べるようにします

脂質異常症の食事療法のための「栄養バランスのよい食事」とは、37ページでふれたように三大栄養素である炭水化物、タンパク質、脂質に、ビタミンとミネラル、食物繊維を加えた六大栄養素を適量とることです。

そのためには、できるだけ多種類の食材を少量ずつ食べるようにします。食材は、種類によって含まれている栄養素が違うため、多種類の食材を少量ずつ食べれば、それぞれの食材に含まれるさまざまな栄養素が補い合って、結果的に栄養素のバランスがよくなります。

国民栄養調査のデータでも、1日に25～26種類の食材をとっていれば、炭水化物、タンパク質、脂質、ビタミン、ミネラルなどの栄養素がバランスよくとれていると報告されています。

和食の基本パターンが理想的な栄養バランスの献立

多種類の食材をまんべんなく少量ずつとるうえで理想的なのが、和食の献立です。

和食は、ご飯を主食に、魚介類や野菜類、豆類、いも類などをおかずにするため、さまざまな栄養素をバランスよくとることができます。

和食献立の基本パターンでは、炭水化物（デンプン）の供給源になる主食、タンパク質の供給源になる主菜、ビタミン・ミネラル・食物繊維などの主な供給源である野菜類をとる副菜と小鉢、それにみそ汁などの汁物で構成されます。

こうしたパターンの食事であれば、1食につき8～9種類の食材をとりやすくなります。これを朝・昼・夕と3食実行すれば、1日に24～27種類もの食材を無理なくとることができます。

ミニ知識

■ **食材数はこう数えます**
1. 同じ食材は、1日に何度食べても1種類と数える。
2. 魚や肉は、種類が違えば別々に数える。
3. 加工食品など数種類の材料が使われている食品の場合は、材料がわかる範囲で数える。わからない場合は、全体を1種類と数える。
4. 使う分量が少ない調味料は数えないが、ある程度エネルギー量のあるものは1種類と数える。
   数えない調味料　みりん、塩、しょうゆ、酒、酢、香辛料など
   数える調味料　マヨネーズ、砂糖、油脂、ドレッシング、みそなど
5. アルコール飲料や清涼飲料水などは数えない。

和食の基本パターン

　1日3食を以下のイラストのような形の献立でとると、栄養バランスのよい食事が構成できます。本書のメニュー編も、この和食の基本形に即して献立を構成する仕組みになっており、92〜191ページのおかず（主菜・副菜・小鉢）を1品ずつ選んでいけば、自動的に栄養バランスのよい食事が実行できます。

副菜
野菜を主材料に使った脇役のおかず。豆類やいも、きのこ、海藻などが主材料になることもある。主にビタミンやミネラル、食物繊維の供給源

小鉢
ちょっともの足りないなというときにつけ加えたい副々菜。不足しがちな野菜、きのこ、海藻類を補い、献立に変化をつける役目も

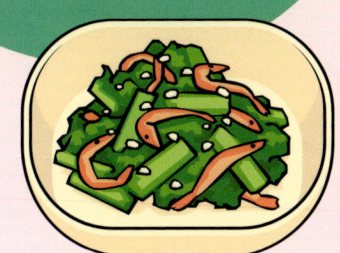

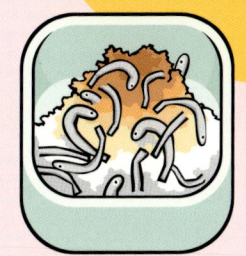

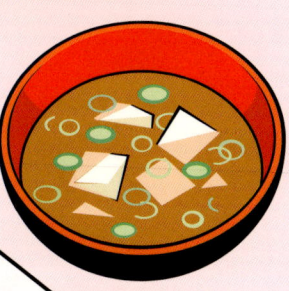

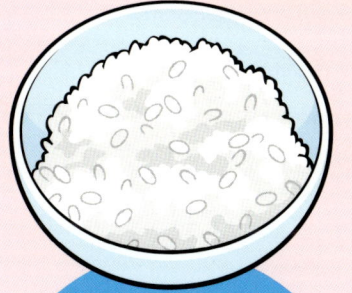

主食
穀類を主材料にしたご飯、パン、めんなど。主に炭水化物（デンプン）の供給源

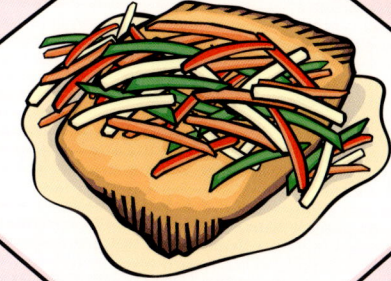

主菜
魚介類や肉、卵、大豆・大豆製品を主材料に使った、献立の中心になるおかず。主にタンパク質の供給源

汁物
みそ汁、お吸い物、スープなど（塩分摂取を控えたい場合は、1日に1杯程度にする）

何をどれだけ食べたらよいかを知っておきましょう

食事を和食の基本形でとるようにすれば栄養のバランスがとれますが、加えて、血中脂質を下げる献立にするには、以下のような点に留意しましょう。

主菜

　主菜は1食につき、主材料（魚、肉、大豆製品、卵）を1種類だけ使った1品にします。主材料は1人分の調理前の分量で60～100gが適量です。1食につき主材料を2種類使う場合は、それぞれの量を半量ずつにします。

　肉の主菜は1日1回1品までとし、魚の主菜は1日1回1品以上にします。肉の部位は、バラ肉など脂肪含有量の多いものは避けます（55ページ参照）。

　大豆製品や、医師から特に制限されていなければ卵を1日1個を目安にとります。LDLコレステロール値が高い人は、卵を使った料理は1週間に2～3品にします。

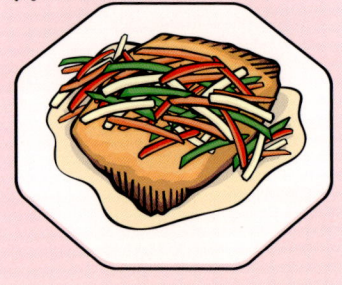

主食

　1日に必要なエネルギー量の60％は主食（穀類）からとるようにしましょう。このようにエネルギー配分した食事は、体脂肪が蓄積されにくいことがわかっています。42ページを参考に、自分の食事量に見合った適量をとるようにします。

　なお、じゃがいもなどのいも類や、かぼちゃなど炭水化物が多く含まれる野菜は、主食の仲間として考えます。

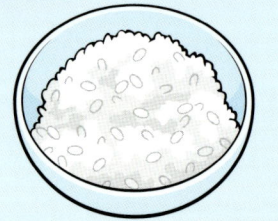

副菜・小鉢

　副菜と小鉢とを合わせて、1食につき野菜を120～150g（1日の合計で350～450g）、きのこや海藻、こんにゃくを好みの分量使ったものをとるようにします。

　野菜の分量をとるために、サラダだけでなく、おひたしや酢の物、炒め物でもとるようにします。ただし、炒め物ではフッ素樹脂加工やセラミック樹脂加工のフライパンを使うなどして油の使用量を控えめにします。

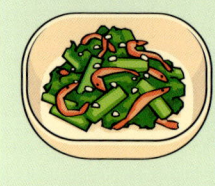

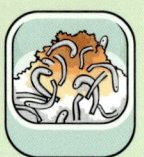

汁物

　塩分のとりすぎにならないように、みそ汁やスープは1日1～2杯までにします。野菜類で具だくさんにすると、一度に多種類の食材をとることができます。

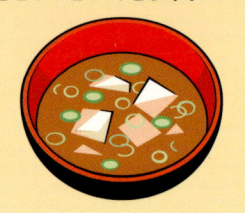

■1日の食事量を1600kcalにする場合、各種食品の分量の目安はこうなります

次に示した食品とそれぞれの分量を1日にすべてとれば、
栄養のバランスをとりながら1日の適正な食事量をおおよそ1600kcalにすることができます。

	重量と目安量	その他の食品例
主食（ご飯、パン、めんなど）	ご飯の場合 普通茶わん3杯 （1杯150g）	食パンなら6枚切り1枚（60g）　うどん（ゆで）なら0.7玉（160g）　日本そば（ゆで）なら0.5玉（120g）　中華めんなら0.5玉（60g）
主菜（魚、肉、大豆製品、卵を主材料に使った料理）	魚介類80g（たら1切れ）	たい、かれいなどの白身魚なら80g（1切れ）　まぐろ、あじなら60g　ぶり、さんま、うなぎなど脂肪分の多い魚なら40g
	肉類60g （牛もも肉1cm厚さ1枚）	牛霜降り肉、カルビなら30g（薄切り3枚）　豚もも肉なら60g（1切れ）　豚ロース肉なら40g（½枚）　鶏肉（皮なし）なら60g（1切れ）　鶏肉（皮つき）なら40g（½切れ）
	卵50g（中1個）	
	豆腐100g （木綿豆腐⅓丁）	絹ごし豆腐なら150g（½丁）　納豆なら40g（小1パック）　厚揚げなら100g（⅓枚）　油揚げなら20g（1枚）　枝豆（さやつき）なら140g（2つかみ）
副菜（野菜、きのこ、海草類を主材料に使った料理）	野菜類350g （緑黄色野菜100g・淡色野菜200g）	緑黄色野菜と淡色野菜（70〜71ページ参照）、きのこ・海藻・こんにゃく（しいたけ、しめじ、えのきだけ、エリンギ、わかめ、昆布、もずく、のり、しらたきなど）
その他	牛乳200mℓ（牛乳びん1本）	無糖ヨーグルトなら200g（1カップ）　加糖ヨーグルトなら150g（0.7カップ）
	果物100g（バナナ1本）	りんごなら150g（¾個）　柿なら150g（1個）　なしなら200g（小1個）　みかんなら200g（2個）

主食の食べすぎに注意し、自分の適正な分量を守りましょう

脂質異常症の中でも特に中性脂肪値が高い人は、一般にご飯などの主食を食べすぎる傾向があります。35〜36ページでふれたように、1日に必要なエネルギー量のうち60％程度は主食からとるようにしますが、それを超える量をとるのは禁物です。下の表を参考に、まずは自分に適正な分量を知り、毎食ごとにその量を守るようにします。

主食としては、玄米ご飯や胚芽米、麦ご飯、ライ麦パンや全粒パンもおすすめです。これらには、LDLコレステロール値や中性脂肪値を下げるために有効な成分である食物繊維やビタミン・ミネラルが豊富に含まれています。また、同じエネルギー量でも、白米や普通のパンにくらべて消化・吸収がおだやかで、食後の血糖や中性脂肪の急激な増加を防ぐという長所があります。

■主食は毎食この量をとるようにします

1日の食事量	ご飯	玄米ご飯 (胚芽米、麦ご飯 なども同量)	食パン (ライ麦パンも 同量)	バターロール	ゆでうどん
1400kcal	150g	150g	6枚切り 1$\frac{1}{2}$枚 (90g)	約2個 (80g)	約1玉 (240g) 乾めんの場合は70g
1600kcal	150g	150g	6枚切り 1$\frac{1}{2}$枚 (90g)	約2個 (80g)	約1玉 (240g) 乾めんの場合は70g
1800kcal	200g	200g	6枚切り 2枚 (120g)	約3個 (120g)	約1$\frac{1}{2}$玉 (360g) 乾めんの場合は90g
2000kcal	250g	250g	6枚切り 2$\frac{1}{3}$枚 (140g)	約3個 (120g)	約1$\frac{1}{2}$玉 (360g) 乾めんの場合は90g

■ ご飯の食べすぎを防ぐ6つのテクニック

1. 腹八分目を守る

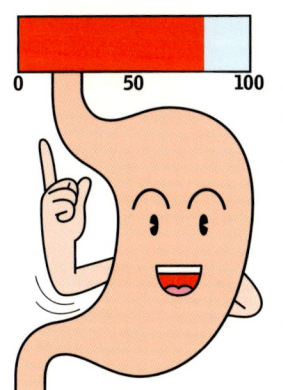

おなかいっぱいに食べるのは禁物。「もう少し食べたい」と思うぐらいでやめるのが食べすぎを防ぐいちばんのコツです。食べ残すことをもったいないと思わないこと。残す自信がないときは、はじめから茶わんに少なめに盛る習慣をつけましょう。

2. 自分の適量を守る

自分にとっての適正なご飯の量（42ページの表を参照）をチェックし、毎食その分量を超えないようにします。

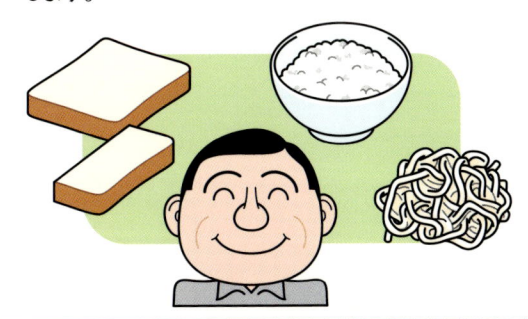

3. おかずの味つけは薄味にする

甘辛く味つけした料理などは塩や砂糖の使用量が多く、塩分や糖分のとりすぎになるだけでなく、ご飯の食べすぎにもつながるので避けましょう。薄味やさっぱり味に舌を慣らしていくようにします。

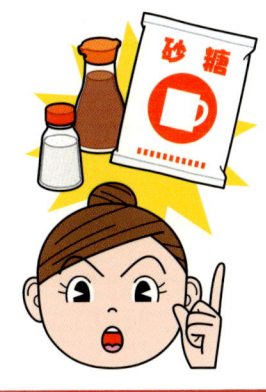

4. 食卓に、漬け物、ふりかけ、つくだ煮などをのせない

"ご飯の友"といわれるような食品は、ご飯の量をふやします。あればつい手を伸ばしてしまうので、食卓にはのせないようにします。

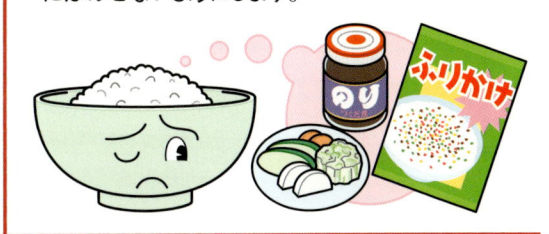

5. ご飯茶わんを小さくて浅いものにかえる

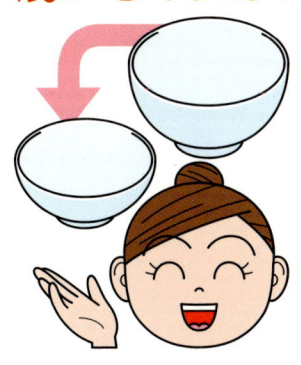

量がわかりやすく食べすぎを避けやすいので、小ぶりで底の浅いご飯茶わんを使うようにしましょう。直径が同じでも、底が深いと、知らないうちに量をふやしてしまいます。

6. 1口分ずつ食べる

少量ずつ口に入れる食べ方は、食事のスピードをゆっくりにし、よくかむことで満足感が得られやすく、食べすぎを防ぎます。

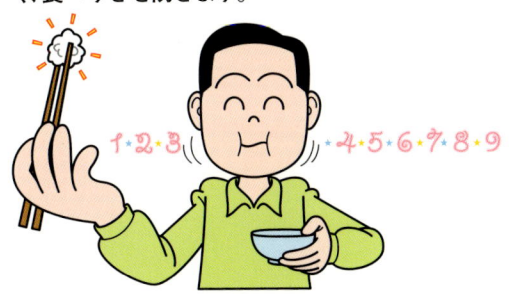

アルコールの飲みすぎは禁物、適量にとどめます

食べすぎの改善とともに、ぜひ見直してほしいのがアルコールの飲みすぎです。飲酒を適量にすることも食事療法の基本になります。

というのも、アルコールを飲みすぎると、肝臓では中性脂肪の合成が促進されやすい状態になり、血液中の中性脂肪をふやしてしまうのです。また、人にもよりますが、お酒を飲むと食欲が増し、食べすぎやエネルギーのとりすぎにもつながりがちです。アルコール自体エネルギーが高いことから、これだけでもエネルギーの過剰摂取になりがちで、そのため、飲酒の習慣がある人は肥満しやすくなります。

特に中性脂肪値の高い人は、一定量を超えて毎日お酒を飲んだり、深酒して多量にとることは避けなければなりません。実際、アルコールを節制したり禁酒するだけで、中性脂肪値が下がってくることも少なくありません。逆に、アルコール制限をしっかり行わない限り、いくら食事の改善をしても、十分な効果は期待できません。日ごろからお酒は適量にとどめると同時に、できるだけ飲む回数を減らしましょう。

適量とは、一般にアルコールとして1日に25g以内です。飲む回数は、2日に1回程度に抑えたいところ。それが無理なら、せめて週に1～2日は休肝日（アルコールを飲まずに肝臓を休める日）を設けて、アルコールを完全に抜くようにしましょう。

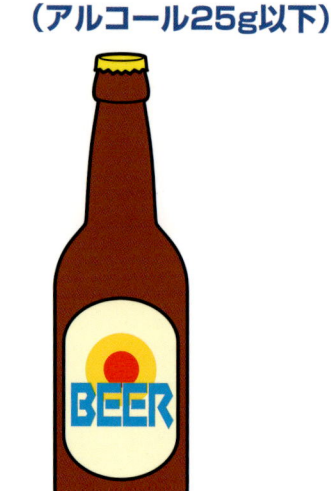

■お酒の量は1日にこのくらいが適量
（アルコール25g以下）

ビール大びん
1本（633mℓ）
アルコール量23.6g

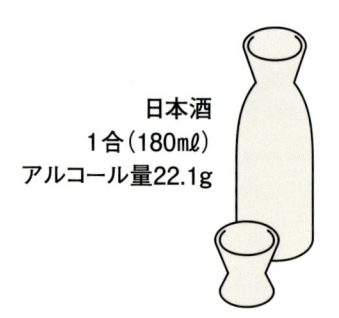

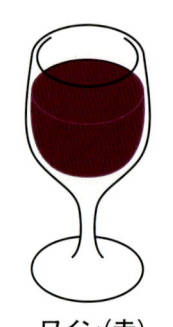

ワイン（赤）
グラス2杯（110mℓ×2）
アルコール量20.4g

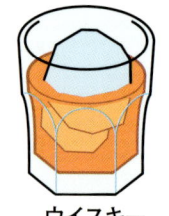

日本酒
1合（180mℓ）
アルコール量22.1g

ウイスキー
シングル2杯（30mℓ×2）
アルコール量20.0g

焼酎（25度）
生でグラス2杯（100mℓ）
アルコール量25.0g

■飲酒量を減らすテクニック10

1. 飲む量と時間を決めて、それを守る
だらだら飲みつづけると飲酒量がふえ、節制がきかなくなる

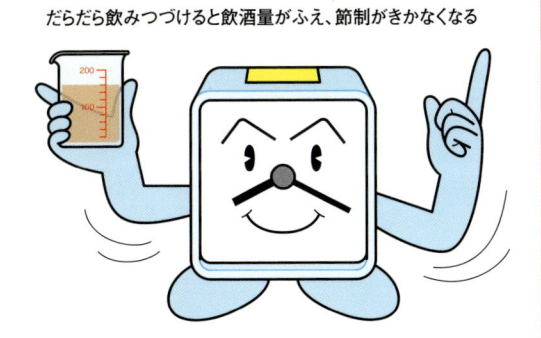

2. 飲む前に水やお茶を飲んでおく

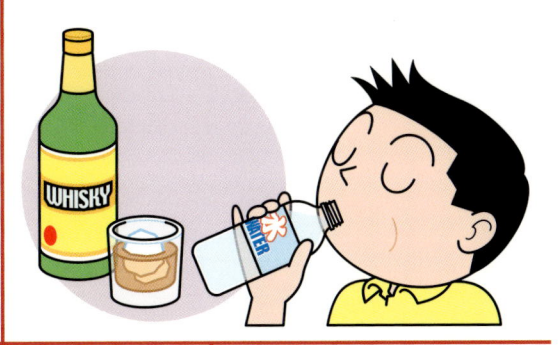

3. 朝・昼・夕食をきちんと食べる

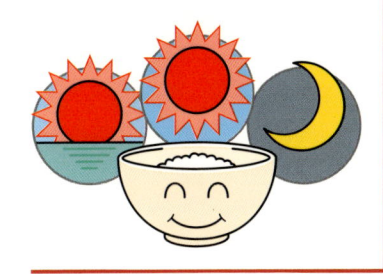

4. つきあい癖を改めるため、夕食は家で家族と食べる

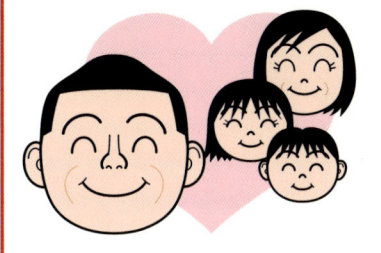

5. 買い置きしないで、当日飲む分だけを買う

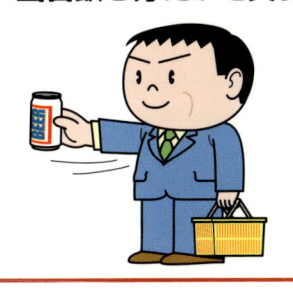

6. 食前ではなく、食後に飲む

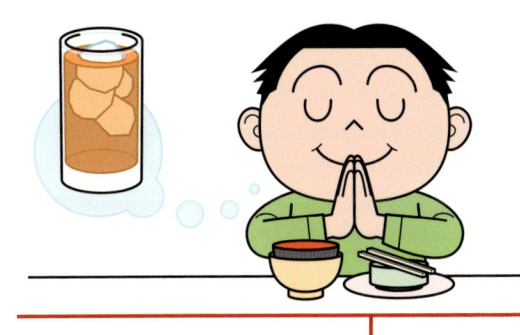

7. おいしいお酒を少しだけ楽しむ

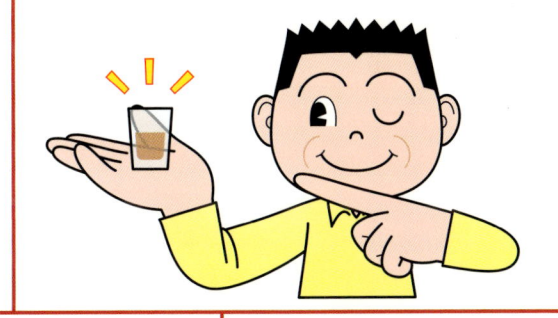

8. ウイスキーなど強めの酒は、飲みすぎないようにできるだけ薄めて飲む

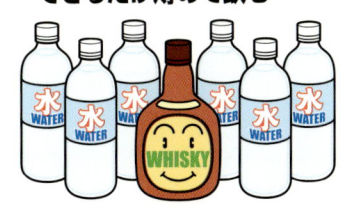

9. お酒もつまみも、できるだけ時間をかけてゆっくりとる

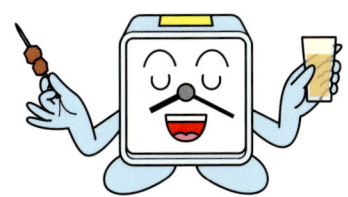

10. つい酒量が多くなるチャンポン飲みをしない

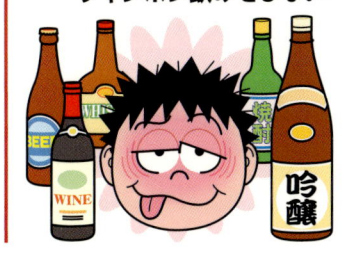

食品からのコレステロール摂取は1日300mg以下にします

コレステロールを多く含む食品に注意

LDLコレステロール値の高い人は摂取量を減らします

コレステロールは私たちの体内でも合成されます。食事からのコレステロールの摂取量がふえると、体内での合成は減って、バランスをとる仕組みになっています。このため、食事からのコレステロールの摂取だけがLDL（悪玉）コレステロール値を上昇させるわけではありません。

ただし、実は、食事でとるコレステロールに対する感受性には個人差があることがわかっています。感受性の強いタイプ（反応型）の人がコレステロールをたくさんとると、LDL（悪玉）コレステロール値はかなり上昇します。

ある研究によると、35％の人がこの感受性の強いタイプで、残りの65％の人は、食物からとったコレステロールが、コレステロール値に反映しにくい非感受性タイプ（非反応型）だといわれています。

こうしたことから、LDLコレステロール値が高い人には食事からのコレステロールに反応しやすい人が多いと考えられ、このため、食品からの摂取を控えることもポイントになります。

日本人の栄養摂取基準（2005年版）では、健康な成人が1日に摂取してよいコレステロールは、男性で750mg、女性で600mgとされています。LDLコレステロール値が高い人は、その約半分である300mg以下を摂取目標にします。

コレステロールの多い食品を知っておきましょう

コレステロールは卵の黄身、牛・豚・鶏のレバーなどの内臓肉、イクラやたらこなど魚の卵や内臓、それにラード（豚脂）やヘット（牛脂）、バター、生クリームなど動物性脂肪の多い食品に含まれています。

油脂類・乳製品

食品名	1回使用量	コレステロール量
生クリーム	30g（大さじ2杯）	36mg
バター	13g（大さじ1杯）	27mg
牛乳	210g（1カップ）	25mg
チェダーチーズ	20g（2cm角2個）	20mg
プロセスチーズ	20g（約1cm）	16mg
ラード（豚脂）	13g（大さじ1杯）	13mg
ヘット（牛脂）	13g（小1片）	13mg
プレーンヨーグルト	100g（$\frac{1}{2}$カップ）	12mg
マヨネーズ（全卵型）	14g（大さじ1杯）	8mg

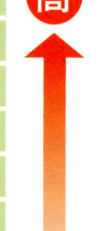

高 ↑ 低

鶏卵、特に卵黄には1個あたり約210mgのコレステロールが含まれています。医師から特に制限されていなければ1日1個を目安にとってもかまいませんが、LDLコレステロール値の高い人は、2日に1個程度を目安にとると安心です。

以下の表を参考に、コレステロールの多い食品は食べる回数を減らしたり、1回にとる量を少なくしますす。表で紹介してあるコレステロール量は、1食にとる分量で見た、コレステロール含有量の多い食品の順位です。

■コレステロールはこんな食品に多く含まれます

肉類・卵類

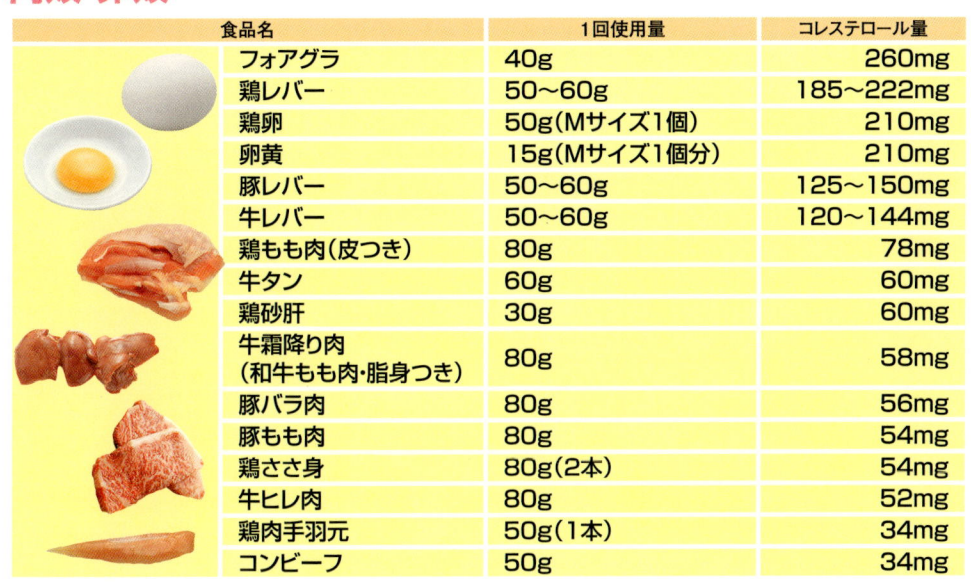

食品名	1回使用量	コレステロール量
フォアグラ	40g	260mg
鶏レバー	50〜60g	185〜222mg
鶏卵	50g(Mサイズ1個)	210mg
卵黄	15g(Mサイズ1個分)	210mg
豚レバー	50〜60g	125〜150mg
牛レバー	50〜60g	120〜144mg
鶏もも肉(皮つき)	80g	78mg
牛タン	60g	60mg
鶏砂肝	30g	60mg
牛霜降り肉(和牛もも肉・脂身つき)	80g	58mg
豚バラ肉	80g	56mg
豚もも肉	80g	54mg
鶏ささ身	80g(2本)	54mg
牛ヒレ肉	80g	52mg
鶏肉手羽元	50g(1本)	34mg
コンビーフ	50g	34mg

魚介類

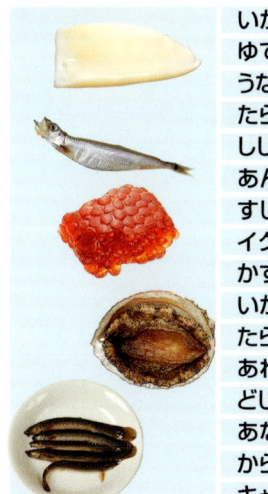

食品名	1回使用量	コレステロール量
いか(内臓除去)	110g(中$\frac{1}{2}$ぱい)	297mg
ゆでだこ	150g(足1本)	225mg
うなぎ(かば焼き)	90g(1串)	207mg
たら白子	50g	180mg
ししゃも	60g(3尾)	174mg
あん肝	30g	168mg
すじこ	30g	153mg
イクラ	30g(大さじ約2杯)	144mg
かずのこ	60g(2本)	138mg
いか(刺し身)	50g	135mg
たらこ	35g(小$\frac{1}{2}$腹)	123mg
あわび(殻つき)	250g(大1個)	110mg
どじょう	50g	105mg
あなご(蒸し)	60g(1尾)	104mg
からし明太子	35g($\frac{1}{2}$腹)	98mg
キャビア	17g(大さじ1杯)	85mg

「五訂日本食品標準成分表」より作成

高コレステロール食品をとるときはこんな点に注意します

コレステロールを多く含む食品を食べる場合は、食べる量と回数を考えてとります。

卵　主治医の指示に従ってとります

コレステロールを多く含む食品の代表といえば、なんといっても鶏卵（特に卵黄）です。47ページでも紹介したように、Mサイズの卵1個（約50g）には210mgのコレステロールが含まれています。このため、コレステロール摂取量を1日300mg以下に抑えようとすると、卵を食べた日は、多少でもコレステロールを含んだ食品はほとんどとれなくなってしまいます。

とはいえ、卵には良質なタンパク質やビタミン、ミネラルなどの栄養成分が豊富に含まれています。その高い栄養価を考えると、46ページで説明したコレステロールに対する感受性の強いタイプの人であってもまったく食べないのは、もったいない話です。

医師や管理栄養士に相談しながら食べる量や回数を決め、1日に許されるコレステロール摂取量の範囲内で、栄養のバランスを考えながらとるようにしましょう。

コレステロールがほとんど含まれていない白身の部分は、気にしないで安心して食べられます。

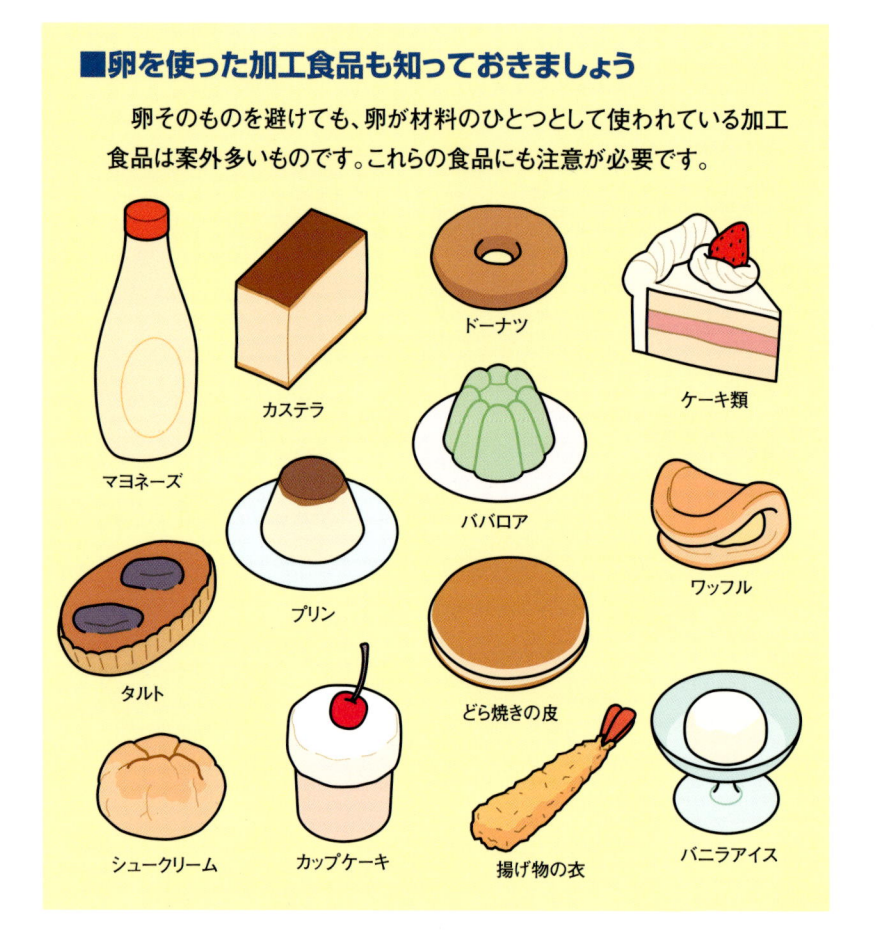

■卵を使った加工食品も知っておきましょう

卵そのものを避けても、卵が材料のひとつとして使われている加工食品は案外多いものです。これらの食品にも注意が必要です。

- マヨネーズ
- カステラ
- ドーナツ
- ケーキ類
- ババロア
- ワッフル
- タルト
- プリン
- どら焼きの皮
- バニラアイス
- シュークリーム
- カップケーキ
- 揚げ物の衣

肉　脂身の少ない赤身肉を適量とります

肉には良質なタンパク質が多いため、部位を選んで1日に40〜60gはとりたいものです。

コレステロールの含有量は、牛肉、豚肉、鶏肉とも同じくらいですが、肉には脂肪も多く含まれ、しかもその脂肪にはコレステロールをふやす飽和脂肪酸が多いのです。このため、料理にはできるだけ脂肪分の少ない部位（55ページ参照）を選んで使います。もも肉やヒレ肉などの赤身肉がこうした部位です。牛肉については、和牛より輸入牛のほうが低脂肪です。

レバーやハツ、マメ（腎臓）、砂肝、腸などの内臓肉や鶏皮はコレステロールが多いので避けます。

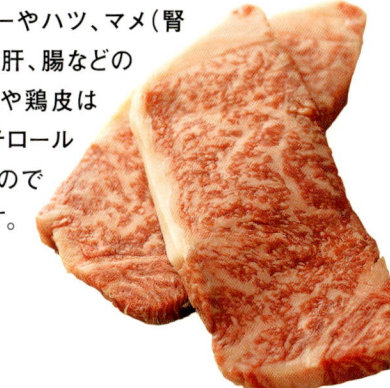

牛乳　1日にコップ1杯分程度にします

牛乳や乳製品は「悪玉のコレステロールをふやす」という意見がありますが、牛乳を飲んでも必ずしもLDLコレステロール値は上がりません。牛乳のコレステロール含有量はコップ1杯分（200mℓ）あたり25mgとそれほど多くはなく、また、科学的な研究や実験でも、牛乳がコレステロールをふやすといった報告は見当たりません。

牛乳は、タンパク質やビタミン・ミネラルを多く含み、特にカルシウムが豊富な栄養価の高い食品です。血中脂質が極端に高くて医師から厳しい食事制限を指示されていなければ、1日にコップ1杯程度ならとってよいでしょう。ただし、牛乳や乳製品は、動物性の飽和脂肪酸を多く含んでいるので、とりすぎは避けます。牛乳を、料理に多く使いたい場合は、低脂肪牛乳や無脂肪牛乳を選んだり、スキムミルク（脱脂粉乳）を使うなどの工夫をしてもよいでしょう。アイスクリームや動物性の生クリームなど、高脂肪で高エネルギーの乳製品は避けるのが賢明です。

魚介類　ほどほどにするもの、避けたほうがよいもの

たらこやイクラ、すじこ、かずのこ、うになどの魚卵類は、たとえば、すしだね程度の分量をたまに食べるぐらいなら気にすることはありません。しらすやわかさぎ、きすなど内臓ごと食べられる小魚類も同様です（ただし、天ぷらでとるのは避けます）。

子持ちししゃもや子持ちかれい、あん肝や白子、いかのわた、うなぎやあなごは、コレステロールが多いので避けたほうが無難です。

いかやたこ、えびはコレステロールを多く含む食品ですが、LDLコレステロールを減らすステロール類と呼ばれる成分も豊富に含むことから、不飽和脂肪酸も豊富に含むことから、頻繁に食べるのでなければあまり神経質になる必要はありません。ただし、LDLコレステロール値が異常に高い人や食事療法をつづけてもあまり数値の低下が見られない人は、医師や管理栄養士に相談してその指示に従ってください。

砂糖、甘い菓子類や清涼飲料水、果物をとりすぎないようにします

甘いものは中性脂肪をふやします

砂糖をはじめとした"甘いもの"のとりすぎは、体内で中性脂肪の合成を高めます。同時に肥満も招きます。

"甘いもの"とは、砂糖、それを使った菓子類や清涼飲料水、果物などをさします。果物の甘みは、多く含まれるブドウ糖や果糖によるものです。

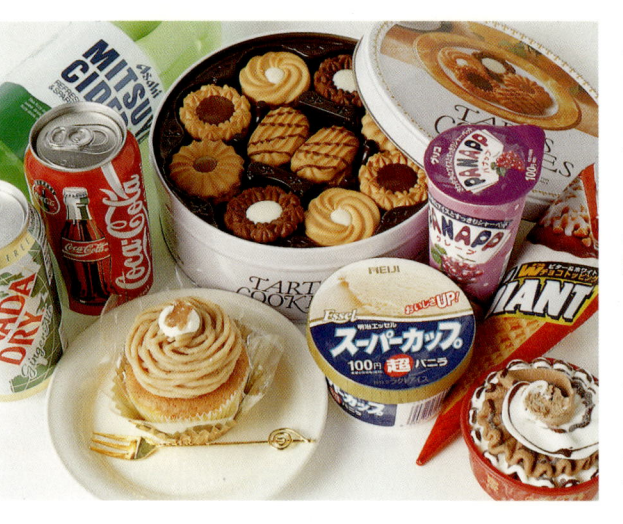

これら甘みのもとである砂糖、ブドウ糖、果糖などは、ご飯やうどん、食パン、いもなどに含まれるデンプンと同じ炭水化物の仲間ですが、とりすぎには注意が必要です。というのは、デンプンなどにくらべて、腸での消化・吸収が早く、余った分は中性脂肪に変わりやすいからです。

中性脂肪値が高い人、肥満がある人、またそれらに注意が必要な人は、特に砂糖、それを使った菓子類や清涼飲料水、果物の摂取を控えなければなりません。

1日の砂糖の摂取量は30～35g以内にします

脂質異常症がある場合は、砂糖の摂取量を1日に30～35g以内にします。この分量には、お菓子や清涼飲料水に含まれる分や、コーヒー、紅茶用、料理に使う分、そして

果物の分も入ります。

糖質をとりすぎないようにするには、調味料としての砂糖はふつうに使い、甘いお菓子をとるのは1個以下か、あるいは清涼飲料水は1缶以下にします。

果物も、果糖などがたくさん含まれているので、やはり食べすぎは避けます。冷やした果物は甘さを感じにくくなり、ついと食べてしまうので、注意が必要です。脂質異常がある場合は、1日の果物の摂取量を80～100kcal以内にするのが望ましいとされています。これはバナナなら1本、りんごなら1／2個程度に相当します。食後に毎回果物を食べると、摂取量が多くなりがちです。果物を食べるのは1日に1回と決めておくことをおすすめします。1日にとってよい分量については82～83ページをごらんください。

なお、砂糖や果物だけでなく、ジャムやはちみつなども含めて甘いものはできるだけ控えることです。

■ 間食で甘いものやお菓子のとりすぎを防ぐテクニック

1. 甘いものやお菓子を買いおきしない

2. 目につく場所や、すぐ手の届く場所におかない

3. スナック菓子やおかき類は小袋タイプを利用する

4. 菓子のかわりに分量分の果物をとるようにする

5. 1日3度の食事をしっかりとる

6. ダイエット甘味料をじょうずに利用する

7. コーヒーはブラックで、紅茶は砂糖なしで飲む

8. 甘い清涼飲料水やジュースのかわりに、緑茶やウーロン茶、ミネラルウオーターを飲む

どうしてもお菓子を食べたいときは

どうしてもお菓子を食べたいときは、夕食後を除いた食後に、コレステロールや脂肪分が少ないものを、1日1回だけとります。目安は、80kcal程度です。

■ 80kcal分のお菓子の目安量

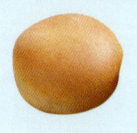

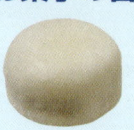

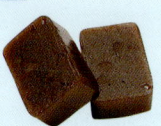

食品	目安量
まんじゅう	$\frac{2}{3}$ 個 (30g)
大福	$\frac{1}{2}$ 個 (35g)
練りようかん	$\frac{1}{3}$ 切れ (25g)
水ようかん	$\frac{1}{2}$ 個 (45g)
もなか	$\frac{3}{4}$ 個 (30g)
草もち	$\frac{2}{3}$ 個 (30g)
きんつば	$\frac{1}{2}$ 個 (30g)
串だんご(あん)	$\frac{1}{2}$ 本 (40g)
串だんご(しょうゆ)	$\frac{1}{3}$ 本 (40g)
どら焼	$\frac{1}{2}$ 個 (30g)
くずまんじゅう	$\frac{2}{3}$ 個 (30g)
塩せんべい	厚焼き1枚 (20g)
かしわもち	$\frac{4}{5}$ 個 (40g)
ドロップ	7粒 (20g)

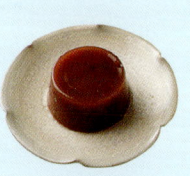

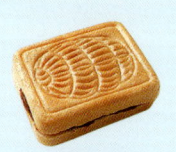

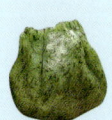

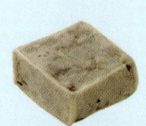

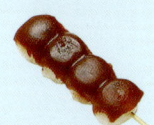

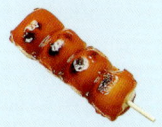

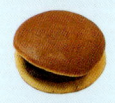

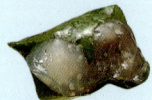

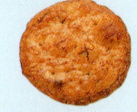

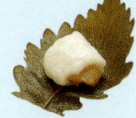

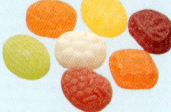

脂肪をとりすぎないようにします

食事の欧米化で脂質の摂取量が急上昇

脂質異常症の多くは、毎日の食生活に大きな原因があります。厚生労働省の「国民栄養調査」でも、日本人の食生活が近年急速に欧米化していて、脂質の摂取量が著しくふえていることが指摘されています。日本人が毎日摂取しているタンパク質、脂質、糖質について、その摂取量の推移を見てみると（53ページのグラフ参照）、40年前は脂質が15％以下だったのに対して、現在では25％を超えてきているのがわかります。また、脂質の中でも、特に動物性脂肪の摂取量が大きく増加していて、脂質摂取量の40％程度を占めるようになっています。

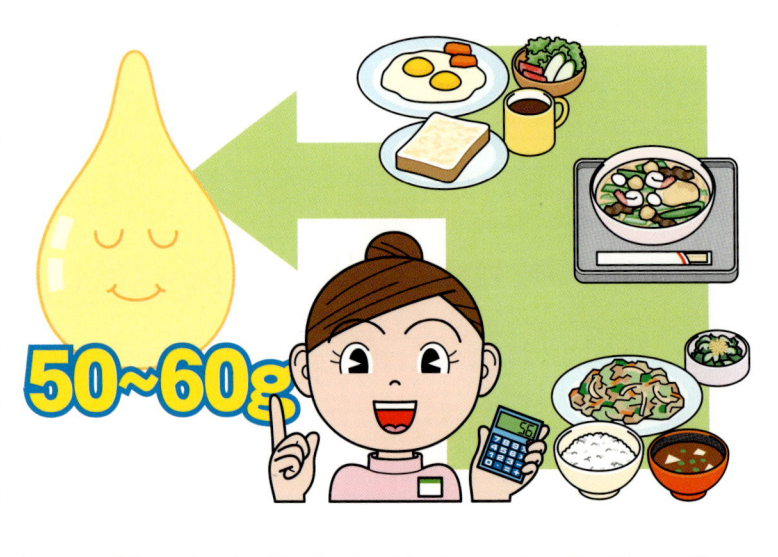

1日にとる油脂量は50〜60gにします

脂肪（油脂）の摂取量を抑えることは、血清脂質値を下げる食事改善のポイントのひとつです。脂肪は、まず、食事のエネルギーをはね上げ、肥満を招く元凶です。タンパク質や糖質は1gがおよそ4kcalなのに対し、脂肪は約9kcalと2倍以上のエネルギーを持っています。

さらに、脂肪のとりすぎは脂質異常症を進め、ひいては動脈硬化を促進します。そこで、脂肪でとるエネルギー量は、1日の適正な摂取エネルギー量の25％以下に抑えます。油脂量でいえば、およそ50〜60gくらいです。

たとえば1日に1800kcalの食事をする人であれば、脂肪でとるエネルギーは450kcal以下（1食あたりでは150kcal以下）にするということ。油脂量でいえば、およそ45g（1食あたりでは約15g）です。この油脂量には、調理に使う油やバターだけでなく、食品自体に含まれる脂肪分（肉の脂や魚のあぶらなど）のすべてを含みます。

油脂の摂取量を減らすコツ

このため、油を使う料理の代表である天ぷらやフライなどの揚げ物は、なるべく避けたいものです。どうしてもという場合は、材料を大きめに切り、フライより天ぷら、天ぷらより から揚げ、から揚げより素揚げと衣を薄くして、揚げたあとの油きりもしっか

50〜60g

■ **日本人の脂肪摂取割合は**

年	タンパク質	脂質	糖質
昭和30年	13.3	8.7	78.0
40年	13.1	14.8	72.1
50年	14.6	22.3	63.1
60年	15.1	24.5	60.3
平成2年	15.5	25.3	59.2
7年	16.0	26.4	57.6
10年	16.0	26.3	57.7
15年	15.0	25.0	60.0

（単位：％）

■ タンパク質　■ 脂質　■ 糖質

資料：厚生労働省「平成15年国民栄養調査」

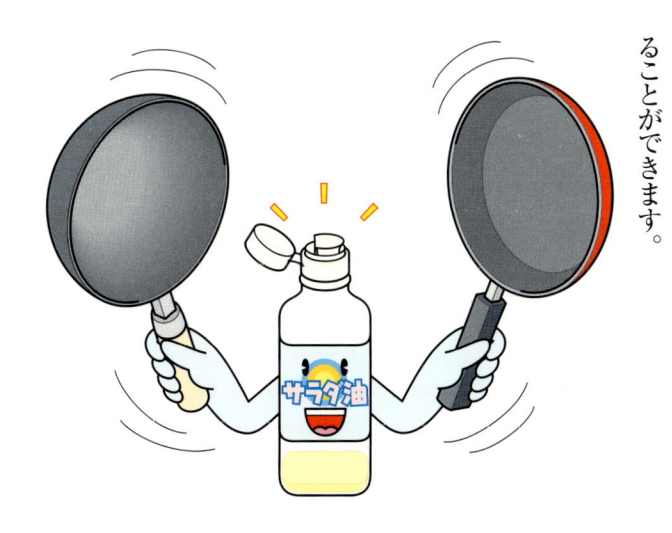

り行いましょう。こうすると、吸油率が下がり、少しでもエネルギーをカットすることができます。外食などで揚げ物が出された場合は、食べるときに衣をはがすのも一法です。

炒め物では、よく油なれした中華鍋やフライパン、フッ素樹脂加工やセラミック加工などのフライパンを使うようにすると、油の使用量を控えることができます。また、素材の水きりを十分にして強火で短時間に炒めると、油をあまり吸わせないで仕上げることができます。

脂肪の摂取量を減らすには、肉の部位選びがポイントに

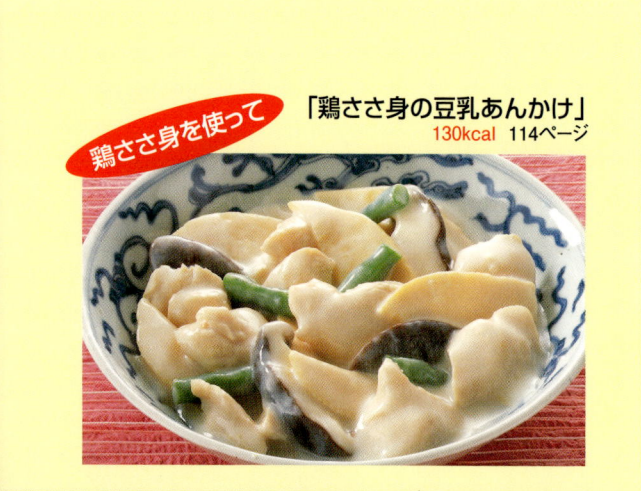

霜降り肉やバラ肉は避け、脂肪の少ない部位を選びます

肉は良質のタンパク質食品ですが、同時に脂肪も多く含んでいます。そのためエネルギーも高く、エネルギーのほぼ半分は脂肪分によるものです。その脂肪には、飽和脂肪酸（49ページ参照）が多く含まれているため、肉をとりすぎると、LDLコレステロール値を上げてしまいます。肉を食べる場合は、1日60～80gを目安に、できるだけ脂肪が少ない部位を選ぶことです。

牛肉や豚肉ならもも肉やヒレ肉などのいわゆる赤身肉、鶏肉ならささ身などがこうした部位です。霜降り肉やバラ肉、脂身のついた肉は避けます（左ページ参照）。

鶏肉は豚肉や牛肉より低脂肪のイメージがありますが、皮つきのものは豚もも肉などより高脂肪です。皮のない鶏肉を選ぶようにし、皮つきの場合は皮をとり除いて調理します。ささ身は脂肪が少なく、もも肉や胸肉も皮なしであれば低脂肪なので、大いに活用したい食材です。

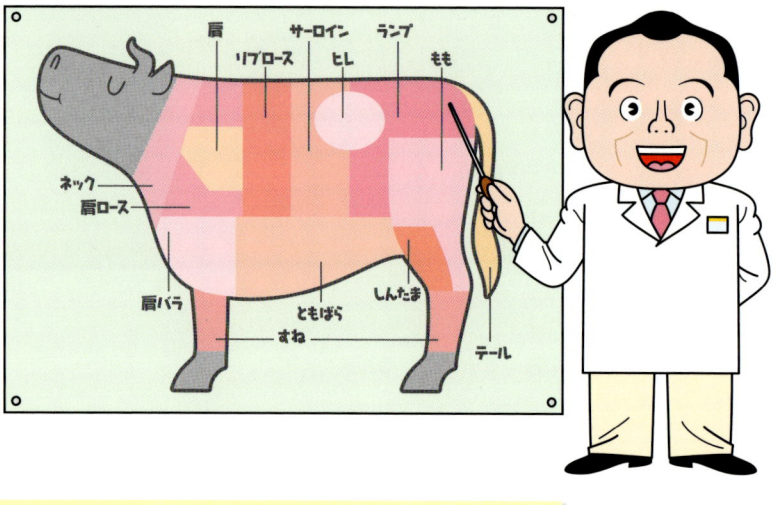

ベーコンやサラミソーセージ、コンビーフなどの加工肉は脂が多いので、使うのはできるだけ避けましょう。

なお、脂身がついた肉は、調理法によって脂肪分を減らせるので、必ずそうした工夫を実行することです。くわしくは56～57ページを参考にしてください。

「鶏ささ身の豆乳あんかけ」
130kcal　114ページ

鶏ささ身を使って

■肉はできるだけ脂肪の少ない部位を選びましょう

（100gあたり）

	部位など	脂肪の含有量	エネルギー	コレステロールの含有量
牛肉（国産牛）	もも肉	9.9g	181kcal	67mg
	ヒレ肉	9.8g	185kcal	65mg
	サーロイン（脂身つき）	27.9g	334kcal	69mg
	赤身ひき肉	15.1g	224kcal	67mg
和牛	肩ロース（脂身つき）	37.4g	411kcal	89mg
	バラ肉	50.0g	517kcal	98mg
豚肉	もも肉	6.0g	148kcal	66mg
	ヒレ肉	1.9g	115kcal	64mg
	ロース肉	22.6g	291kcal	62mg
	バラ肉	34.6g	386kcal	70mg
	ひき肉	15.1g	221kcal	76mg
鶏肉	ささ身	0.8g	105kcal	67mg
	もも肉（皮なし）	3.9g	116kcal	92mg
	もも肉（皮つき）	14.0g	200kcal	98mg
加工肉	コンビーフ	13.0g	203kcal	68mg
	ベーコン	39.1g	405kcal	50mg
	ウインナソーセージ	28.5g	321kcal	57mg
	サラミソーセージ	43.0g	497kcal	97mg

■脂肪の少ない部位を使った肉のメニュー例

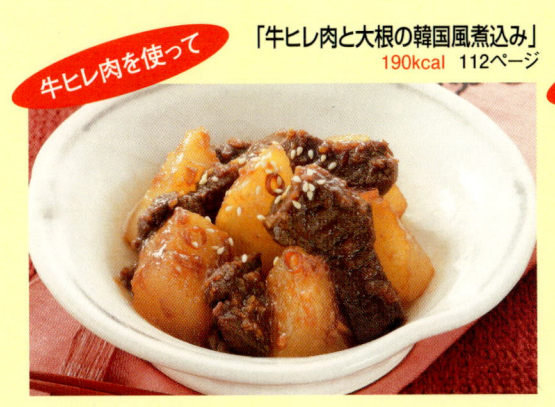

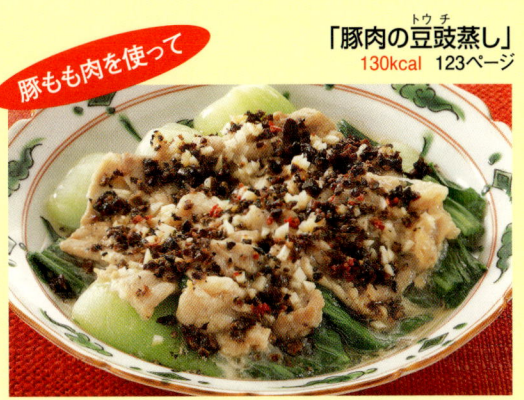

牛ヒレ肉を使って
「牛ヒレ肉と大根の韓国風煮込み」
190kcal　112ページ

豚もも肉を使って
「豚肉の豆豉(トウチ)蒸し」
130kcal　123ページ

肉は調理法の工夫でも脂肪分を減らせます

肉はまず脂肪の少ない部位を選ぶことが第一ですが、調理の仕方を工夫することでも脂肪分を減らすことができます。脂肪を落とすことで味がもの足りなくなるときは、香辛料や薬味を利用して香りを添えるとよいでしょう。

下ごしらえ

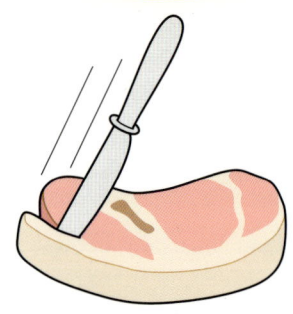

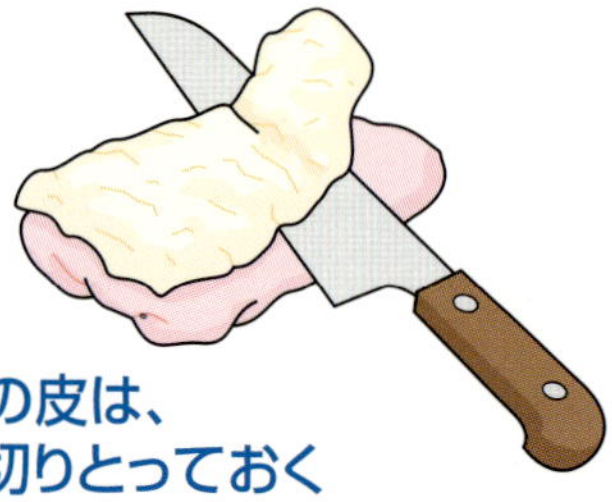

脂身や鶏肉の皮は、調理の前に切りとっておく

牛肉や豚肉の白い脂身、鶏肉の皮と黄色い脂肪のかたまりを切りとります。牛肉や豚肉の脂身はわずか10gで60～70kcal、鶏肉の皮は50kcalもあります。鶏肉の場合、肉をやわらかく仕上げたいときは、皮つきのまま調理して食べるときにはずしてもかまいません。

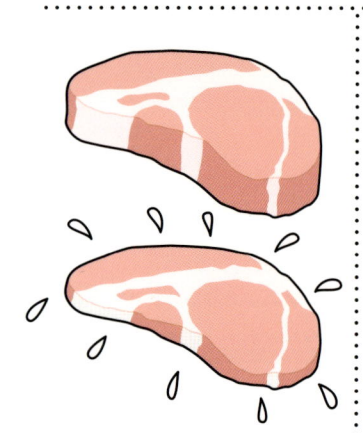

厚みのある肉は薄切りにする

薄切りにしたほうが調理のときに脂がよく落ちます。

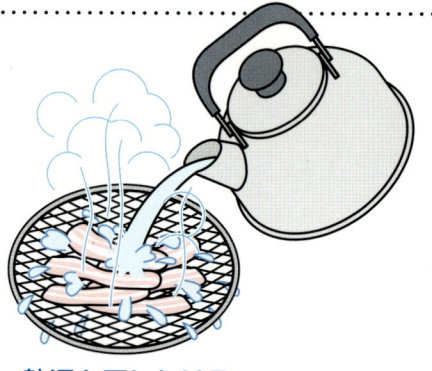

熱湯を回しかける

ベーコンの薄切りなどは、ざるやストレイナーなどにのせて熱湯を回しかけると余分な脂肪を落とせます。

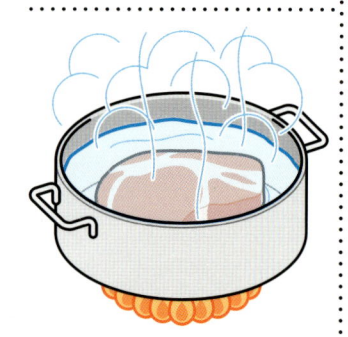

ゆでこぼす

バラ肉など脂肪の多い肉は、熱湯で軽く下ゆでするとゆで汁に脂肪がとけ出ます。

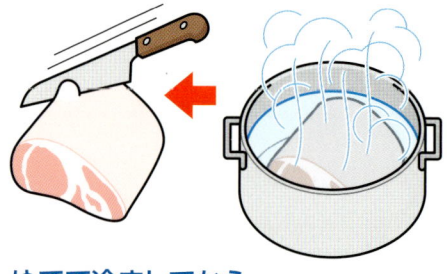

ゆでて冷ましてから、表面の脂をとり除く

脂肪がかなり多いかたまり肉などは、熱湯で下ゆでしてから料理に使うようにします。ゆでたものを鍋に入れたまま冷ますと脂が表面に白く固まってくるので、これを包丁でとり除くといっそう効果的。ゆでるときにペーパータオルで落とし蓋をする方法もあります。余分な脂がペーパータオルに付着するので、これをはずすだけと、とても簡単です。

網焼きにする

肉はフライパンで焼くより、グリルパンや網で焼いたほうが脂肪分を20％も落とせます。鶏の骨つきもも肉のように皮がとり除けない場合も、焼いて脂を落としてからカレーなどの煮込みに使うと、うまみを逃さずに脂肪分を減らすことができます。
またフライパンで焼く場合も、なるべく調理用の油を使わないで、肉自体の脂を使うようにします。

メニュー例
「牛肉のおろしあえ」 170kcal 120ページ

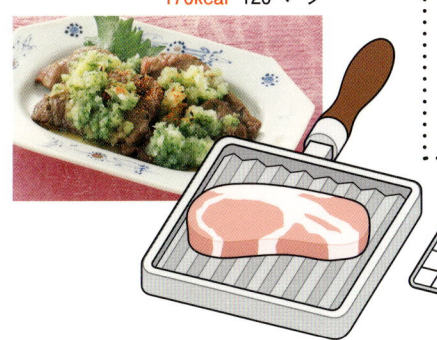

ゆでる

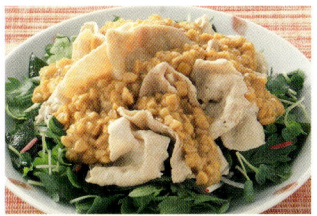

薄切り肉はしゃぶしゃぶの要領で、熱湯にさっとくぐらせて脂を落とします。ゆですぎるとうまみも抜けてしまうので注意。脂がとけ出たゆで汁は捨てます。ゆで汁をスープなどに利用したいときは、冷まして白く固まった脂をきれいにとり除いてからにします。

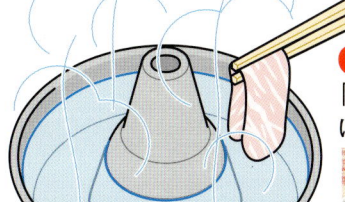

メニュー例
「冷しゃぶの納豆ドレッシングがけ」 230kcal 116ページ

蒸す

蒸し器で
蒸し器の底においた皿の上に箸を数本渡し、その上に肉をのせて蒸します。

電子レンジで
耐熱皿に肉を重ならないように並べ、少量の日本酒を振りかけ、ラップを軽くかけて加熱します。

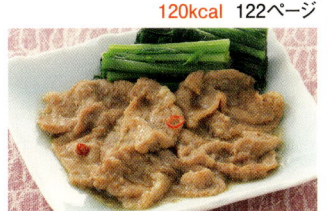

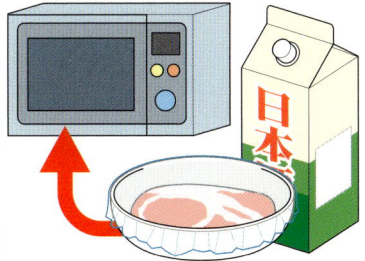

メニュー例
「豚肉の南部蒸し」 120kcal 122ページ

煮る

肉の煮込み料理では、浮いてきた脂肪をていねいにすくいとります。

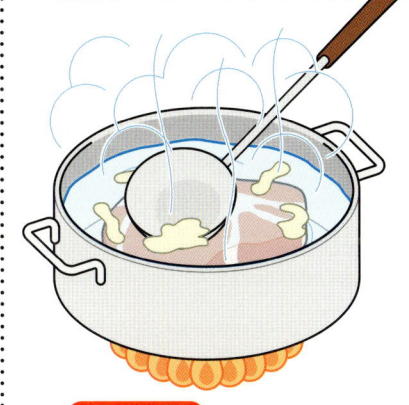

メニュー例
「ロールキャベツ」 210kcal 121ページ

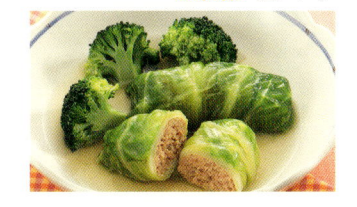

油脂類は質のよいものを
バランスよくとりましょう

**飽和脂肪酸のとりすぎは
悪玉コレステロール値を高くします**

 油脂を構成する脂肪酸には、飽和脂肪酸と不飽和脂肪酸（一価不飽和脂肪酸、多価不飽和脂肪酸）があります。
 飽和脂肪酸は肉の脂身やラード、バターなどに、一価不飽和脂肪酸はオリーブ油など、多価不飽和脂肪酸は大豆油、調合油、コーン油などの植物性油や、いわし、さんま、さばなどの青背の魚に多く含まれています（左ページ参照）。
 一般に、飽和脂肪酸にはLDL（悪玉）コレステロール値を上げる働きが、不飽和脂肪酸にはLDLコレステロール値を下げる働きがあります。このため、脂質異常症の人は飽和脂肪酸を控えめにする必要があります。しかし、だからといって飽和脂肪酸を含む食品をまったくとらないでいると栄養バランスが悪くなり、血管がもろくなる、貧血を起こしやすくなるといったマイナス面が出てきます。
 一方、多価不飽和脂肪酸のリノール酸（n－6系）にはLDLコレステロールを減らす働きはあるものの、とりすぎるとHDL（善玉）コレステロールまで減らします。
 n－3系のIPAやDHAには中性脂肪値を下げる作用があるほか、HDLコレステロールをややふやす働きがあります。
 ただし、n－6系とn－3系の多価不飽和脂肪酸は酸化されやすいという欠点があります。
 これら多価不飽和脂肪酸とくらべて酸化されにくく、しかも飽和脂肪酸と違って、HDLコレステロールを減らさずにLDLコレステロールを減らす働きがあるのが、一価不飽和脂肪酸のオレイン酸です。
 このように、それぞれの脂肪酸の性質には一長一短があるため、脂肪酸はバランスよくとることがたいせつです。
 実際の油脂のとり方としては、動物性脂肪を40％、植物性脂肪を50％、魚のあぶらを10％の割合でとるとよいでしょう。わかりやすくいえば、動物性脂肪はとりすぎないように、植物性油脂は不足しないように注意し、魚を積極的に食べる、といったことになります。

ミニ知識

 植物油はコレステロールを含んでいないうえ、植物油に含まれるリノール酸やオレイン酸、α-リノレン酸といった脂肪酸（脂肪の成分）にはLDLコレステロールを減らす働きがあることがわかっています。調理のときは、動物性脂肪よりも植物油を使いましょう。調理用として1日に使える油脂の目安量は大さじ2杯程度です。

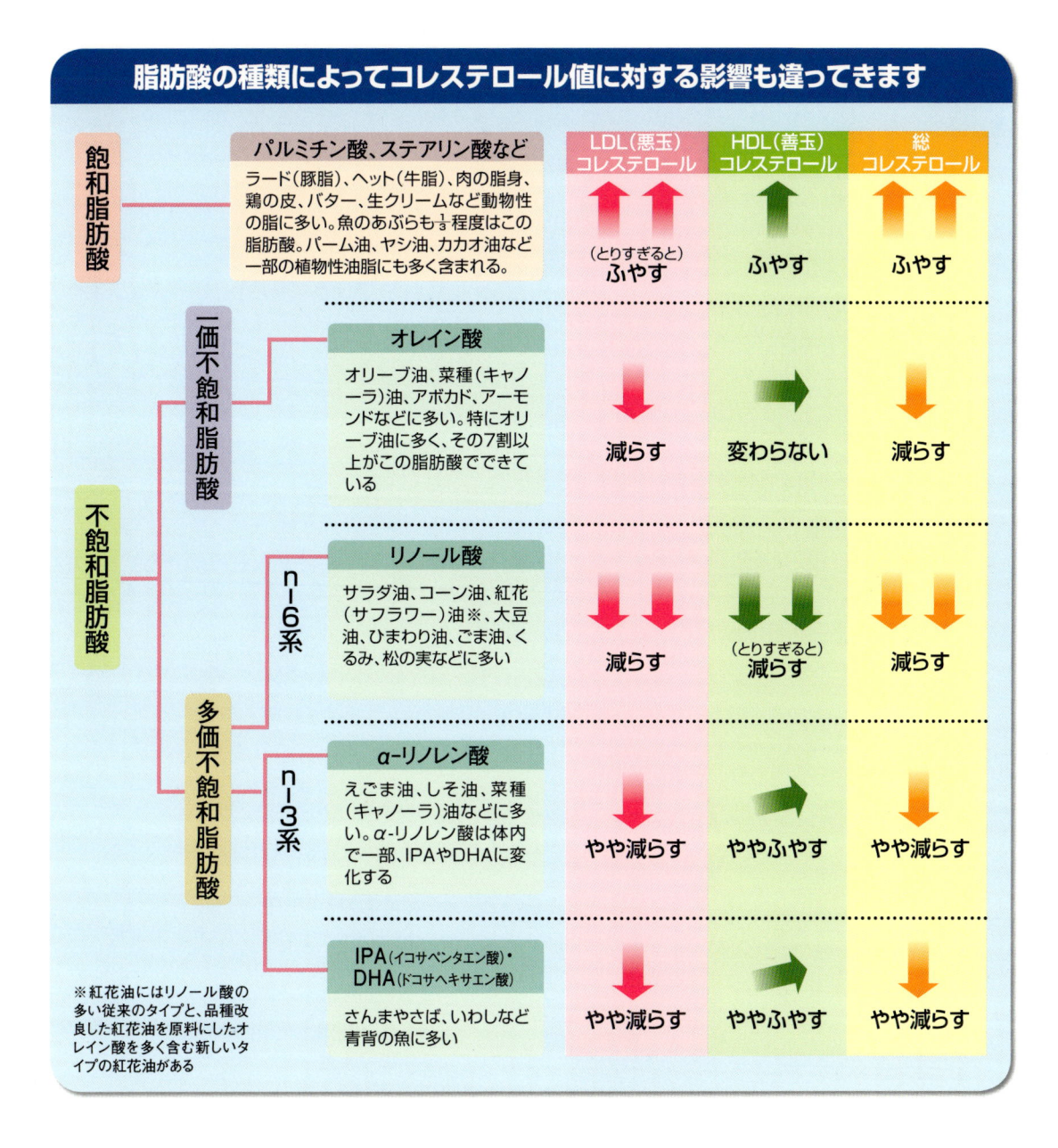

脂肪酸の種類によってコレステロール値に対する影響も違ってきます

分類	系統	脂肪酸	説明	LDL(悪玉)コレステロール	HDL(善玉)コレステロール	総コレステロール
飽和脂肪酸		パルミチン酸、ステアリン酸など	ラード(豚脂)、ヘット(牛脂)、肉の脂身、鶏の皮、バター、生クリームなど動物性の脂に多い。魚のあぶらも⅓程度はこの脂肪酸。パーム油、ヤシ油、カカオ油など一部の植物性油脂にも多く含まれる。	⇈（とりすぎると）ふやす	⇑ ふやす	⇈ ふやす
不飽和脂肪酸	一価不飽和脂肪酸	オレイン酸	オリーブ油、菜種(キャノーラ)油、アボカド、アーモンドなどに多い。特にオリーブ油に多く、その7割以上がこの脂肪酸でできている	↓ 減らす	→ 変わらない	↓ 減らす
不飽和脂肪酸	多価不飽和脂肪酸 n-6系	リノール酸	サラダ油、コーン油、紅花(サフラワー)油※、大豆油、ひまわり油、ごま油、くるみ、松の実などに多い	⇊ 減らす	⇊（とりすぎると）減らす	⇊ 減らす
不飽和脂肪酸	多価不飽和脂肪酸 n-3系	α-リノレン酸	えごま油、しそ油、菜種(キャノーラ)油などに多い。α-リノレン酸は体内で一部、IPAやDHAに変化する	↓ やや減らす	→ ややふやす	↓ やや減らす
不飽和脂肪酸	多価不飽和脂肪酸 n-3系	IPA(イコサペンタエン酸)・DHA(ドコサヘキサエン酸)	さんまやさば、いわしなど青背の魚に多い	↓ やや減らす	↑ ややふやす	↓ やや減らす

※紅花油にはリノール酸の多い従来のタイプと、品種改良した紅花油を原料にしたオレイン酸を多く含む新しいタイプの紅花油がある

■脂肪酸によってコレステロール値に対する影響も違ってきます

- 飽和脂肪酸(体内でつくれる) ▶ LDLコレステロールや中性脂肪をふやす
- 一価不飽和脂肪酸(体内でつくれる) ▶ HDLコレステロールを減らさない
- 多価不飽和脂肪酸(体内でつくれない) ▶ LDLコレステロールや中性脂肪を減らす

機能性食用油を賢く利用しましょう

最近、「体脂肪がつきにくい」「コレステロールを減らす」など、脂質異常症(高脂血症)の改善に効果があると銘打った健康志向の機能性食用油が登場しています。

これらは中鎖脂肪酸やジアシルグリセロールといった有効成分を主成分にしたものと、脂肪酸の含有バランスを調整したものに大別できます。

それぞれの特徴を理解して、炒め油や揚げ油に賢く利用しましょう。

ただし、科学的に裏づけられた成分を含んでいるとはいえ、エネルギー量はほかの油脂と同様、1gあたり9kcalであることに変わりはありません。やはり、とりすぎは禁物です。

脂肪酸は、飽和脂肪酸と不飽和脂肪酸という分け方のほかに、長鎖脂肪酸と中鎖脂肪酸という分け方もあります。これは、脂肪酸を構成する炭素数の違いによって分ける方法です。

中鎖脂肪酸を主成分にした油

中鎖脂肪酸は長鎖脂肪酸と違って、小腸で中性脂肪に再合成されることなく、脂肪酸のまま栄養素として吸収され、肝臓に直接運ばれるという特徴を持っています。中鎖脂肪酸の多い食用油は、とったあと体内で燃焼されやすいのです。このため、体脂肪や血清脂質を増加しにくいとされます。

ジアシルグリセロールを主成分にした油

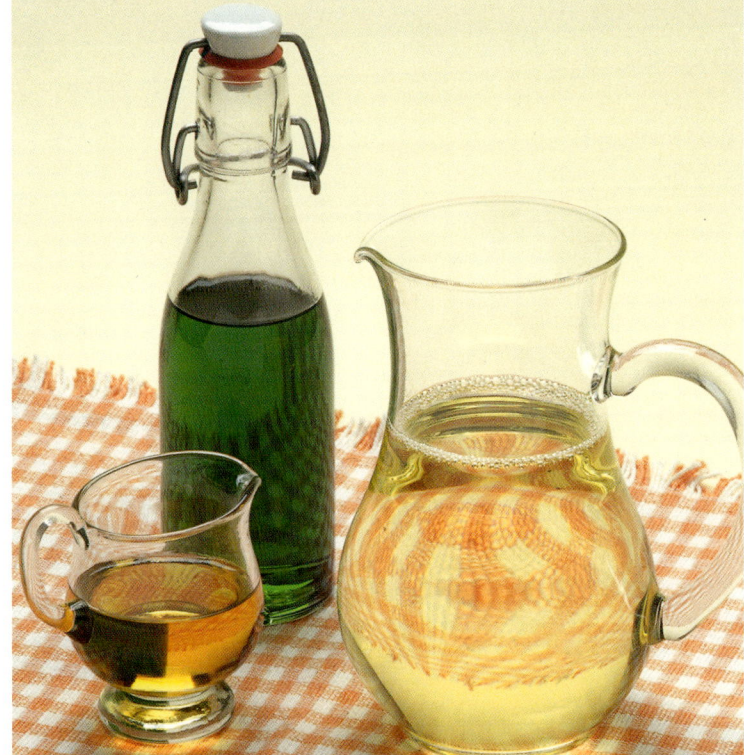

ジアシルグリセロールとは本来、植物油に少量だけ含まれる成分です。通常の植物油の主成分であるトリアシルグリセロールが体内で消化・吸収されたあと再び中性脂

60

代表的な機能性食用油

「エコナクッキングオイル」
食後の血中中性脂肪値が上昇しにくく、しかも体脂肪になりにくいジアシルグリセロールが主成分。原料は大豆と菜種。特定保健用食品。600g

問い合わせ先：
花王（株）消費者相談室
☎03-5630-5050

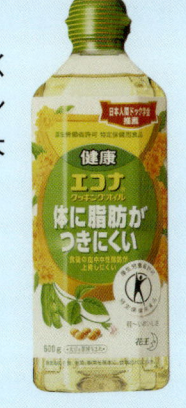

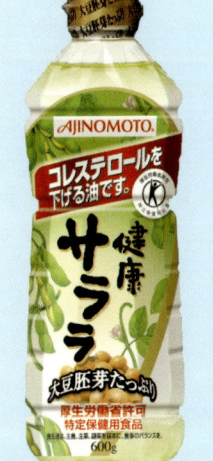

「AJINOMOTO健康サララ」
原料は胚芽たっぷりの大豆。植物ステロールを豊富に含んでいて、LDL（悪玉）コレステロールを下げるのが特長。特定保健用食品。600g

問い合わせ先：
（株）J-オイルミルズお客様相談室
☎03-5148-7143

「ヘルシーリセッタ」
天然の植物成分である中鎖脂肪酸の働きで、体に脂肪がつきにくい油です。揚げ物や炒め物のほか、ドレッシングなどの生食まで幅広く使えます。特定保健用食品。600g

問い合わせ先：
日清オイリオグループ（株）
☎03-3555-6812

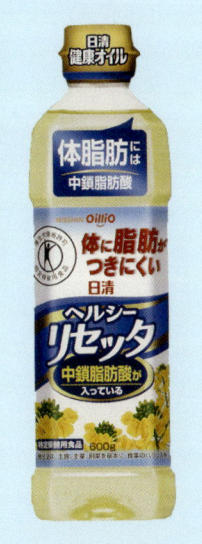

肪になりやすいのに対し、このジアシルグリセロールは中性脂肪に再合成されにくいとされます。このため、このジアシルグリセロールを多く含んだ植物油を食事でとったあとは、血液中の中性脂肪のふえ方が低いといわれます。

植物性ステロールをふやした油

植物性ステロールは、体内へのコレステロールの吸収を妨げる働きがある成分で、これを多く含んだ油には、血中のLDLコレステロールの上昇を抑える効果が期待できるといわれています。

抗酸化成分をふやした油

抗酸化成分として、ビタミンEやゴマリグナン（ポリフェノールの一種）を多く加えた食用油です。こうした油は、ビタミンEなどの抗酸化作用によって体内の脂質を酸化から守り、細胞の健康維持を助ける効果が期待できます。

脂肪酸のバランスを調整してある油

食生活全体でとる脂質のバランスがよくなるよう、飽和脂肪酸、一価不飽和脂肪酸、多価不飽和脂肪酸の配分や、一価不飽和脂肪酸と多価不飽和脂肪酸のn-3系・n-6系の配分を調整するために、さまざまな植物油をまぜ合わせた食用油です。

IPA（EPA）・DHAを豊富に含む魚は1日に1回以上とりましょう

魚の脂には中性脂肪を減らす成分が豊富

IPAやDHAは青背の魚に多く含まれています

　IPAやDHAは、魚の中でも特にいわしやさば、さんま、あじなど青背の魚に多く含まれています。こうした魚を、毎日の食卓に積極的にのせるようにしましょう。
　青背の魚は、脂がのっているほどIPAやDHAが豊富ですが、同時にエネルギーも高くなります。かれいやたらなどの白身魚にくらべてただでさえ高エネルギーな青背の魚を、いくら血清脂質値を下げるからといって食べすぎればエネルギーのとりすぎになり、せっかくの努力が裏目に出ることになりかねません。あくまでも適正な摂取エネルギーの範囲で、1回の使用量を守りながらとることが肝心です。

　魚は肉類と同じ動物性食品ですが、肉類にくらべるとLDL（悪玉）コレステロールや中性脂肪をふやす飽和脂肪酸をあまり含んでいません。その一方で、魚の脂肪には、中性脂肪を減らす多価不飽和脂肪酸（59ページ参照）が豊富に含まれています。特に多いのが、IPA（イコサペンタエン酸）やDHA（ドコサヘキサエン酸）です。このIPAやDHAには、中性脂肪を低下させる作用があるだけでなく、HDL（善玉）コレステロールをふやす働きもあります。また、血液を固まりにくくし、血液をサラサラにする働きがあります。このため、心筋梗塞や脳梗塞などの引きがねになる血栓（血のかたまり）をできにくくします。
　IPAやDHAには、ほかにも血圧を下げる効果があるなど、体内でさまざまな働きをしていることがわかっています。

■IPAやDHAの主な働き

IPA
①血小板を凝集させる物質ができるのを抑え、血栓をつくりにくくする

②心筋梗塞や脳梗塞を予防する

③中性脂肪値を下げる

DHA
①HDL（善玉）コレステロールをふやす

②中性脂肪値の上昇を抑制する

■IPAやDHAはこんな魚に多く含まれます
（可食部100g中）

魚の種類	IPA	DHA
まいわし	1200mg	1300mg
さば（国産）	500mg	700mg
さば（輸入品）	1600mg	2300mg
鮭	210mg	400mg
さんま	890mg	1700mg
にしん	880mg	770mg
ぶり	940mg	1700mg
はまち（養殖）	980mg	1700mg
本まぐろ（トロ）	1400mg	3200mg
さわら	380mg	940mg
まあじ	230mg	440mg
うなぎ（かば焼き）	750mg	1300mg
まだい（養殖）	600mg	890mg
かれい	100mg	72mg
かつお（春獲り）	24mg	88mg
かつお（秋獲り）	400mg	970mg
すずき	300mg	400mg
たら	24mg	42mg
ほっけ	450mg	530mg
きんき	1500mg	1500mg

「五訂増補日本食品標準成分表　脂肪酸成分表編」より

IPA（EPA）・DHAはむだなく、じょうずにとりましょう

魚に含まれるIPAやDHAをむだなく効率よくとるには、旬の時期の脂ののった新鮮な魚を選んで、脂を落とさないように調理することです。

その点、脂が落ちてしまう網焼きや揚げ物は不向きです。ちなみにDHAについては、焼くと約20％、フライにすると約50～60％失われるとされます。また、IPAやDHAはとても酸化しやすく、高温での調理は向きません。

最もおすすめの食べ方は、刺し身です。しめさばのように酢じめにしても成分の損失はありません。薄味の汁物や煮物にして、煮汁ごと食べるのも効率的な食べ方です。青背の魚は、生ぐさみをとるために湯引き（軽く熱湯に通すこと）をすることもありますが、鮮度のよい魚なら、その必要はありません。

あら汁などの汁物や煮魚にして煮汁ごと食べる場合は、塩分のとりすぎにならないよう、薄味に仕上げるのがポイントです。

煮物の場合は、とろみをつけるなど煮汁がしっかりからまるようにすると薄味でもおいしく食べられます。

ホイル焼き（アルミ箔に包んで焼く）、フライパン焼きなどもおすすめです。いずれも、短時間で仕上げ、しみ出た焼き汁ごと食べるのがポイントです。

あじやさば、さんまなどは干物にしてもおいしいものですが、IPAやDHAは酸素にふれると酸化しやすい欠点があります。酸化した脂肪は動脈硬化を促進するので、買うときは鮮度のよい一夜干し程度のものを選び、早めに食べるようにします。干物などの焼き魚には、酸化を防ぐ作用のあるビタミンCを多く含むレモンや大根おろしを添えましょう。

缶詰も利用しましょう

IPAやDHAは、さんまやさば、いわしなど青背の魚の缶詰にも豊富に含まれています。缶詰なら、手軽にいつでも使えて便利です。

ミニ知識

内臓にはコレステロールが多く含まれるので、1尾魚の場合はとり除いてから調理します。

こんな食べ方がおすすめ

IPAやDHAは加熱によってとけ出しやすい性質があるので、この特性を生かした調理法や食材を選びます。

いちばんの食べ方は生のまま刺し身で

生で食べるいわしのメニュー例
「いわしのイタリアン風刺し身」
IPA 960mg　DHA 1040mg　92ページ

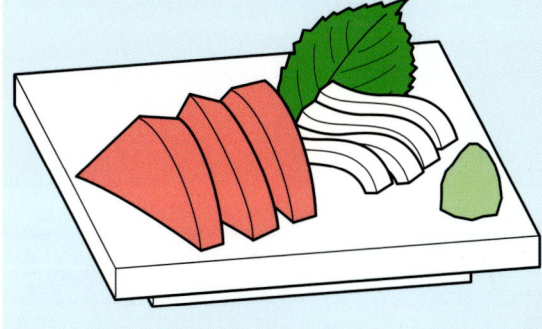

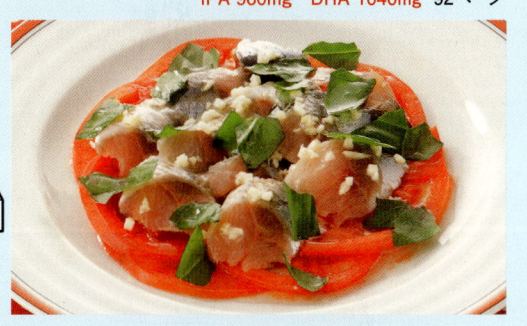

あら汁など汁物にして汁ごと食べる

網焼きは魚のあぶらが落ちてしまうので×

干物は、一夜干し程度の鮮度のよいものを

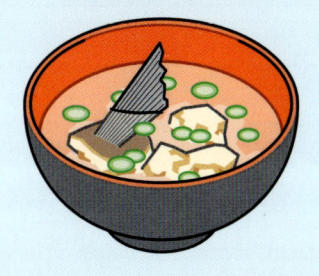

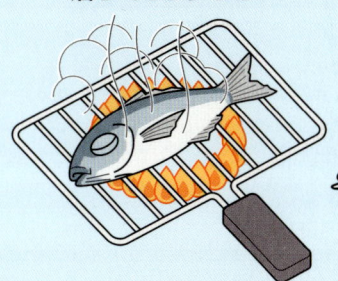

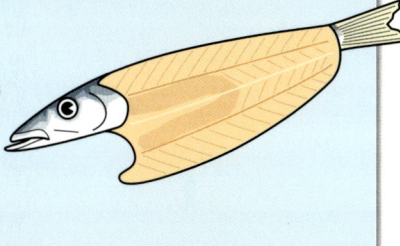

ホイル焼き、フライパン焼きで調理し、焼き汁ごと食べる

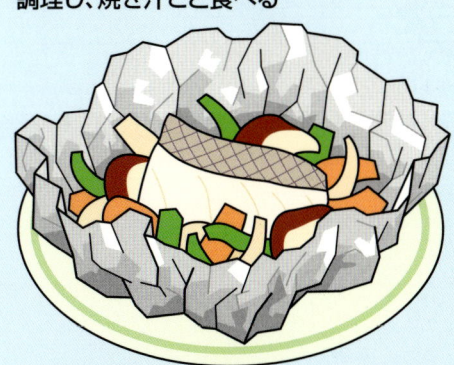

フライパンで調理したさばのメニュー例
「さばの韓国風焼きびたし」
IPA 476mg　DHA 699mg　100ページ

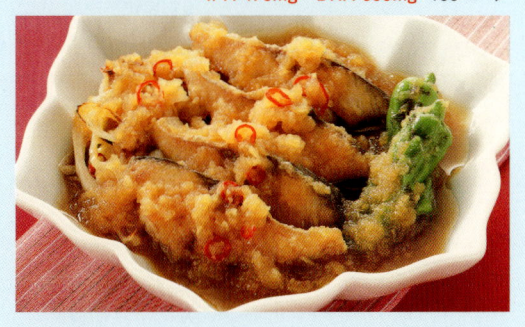

食物繊維はLDLコレステロール値や中性脂肪値を下げる心強い味方です

食物繊維にはさまざまな有益な働きが

食物繊維は、35ページで説明したように、消化管を通過する過程で人体に有益なさまざまな働きをしてくれます。

そのひとつにあげられるのが、LDL（悪玉）コレステロール値や中性脂肪値を下げる効果です。

食物繊維には、腸内で胆汁酸（消化液の一種である胆汁の主成分）を吸着して体外に排泄する作用があります。胆汁酸はコレステロールが原料なので、新しく胆汁酸をつくるために体内のコレステロールが使われることになり、結果的に血液中のLDLコレステロール値を低下させます。また食物

■食物繊維の多い代表的な食品

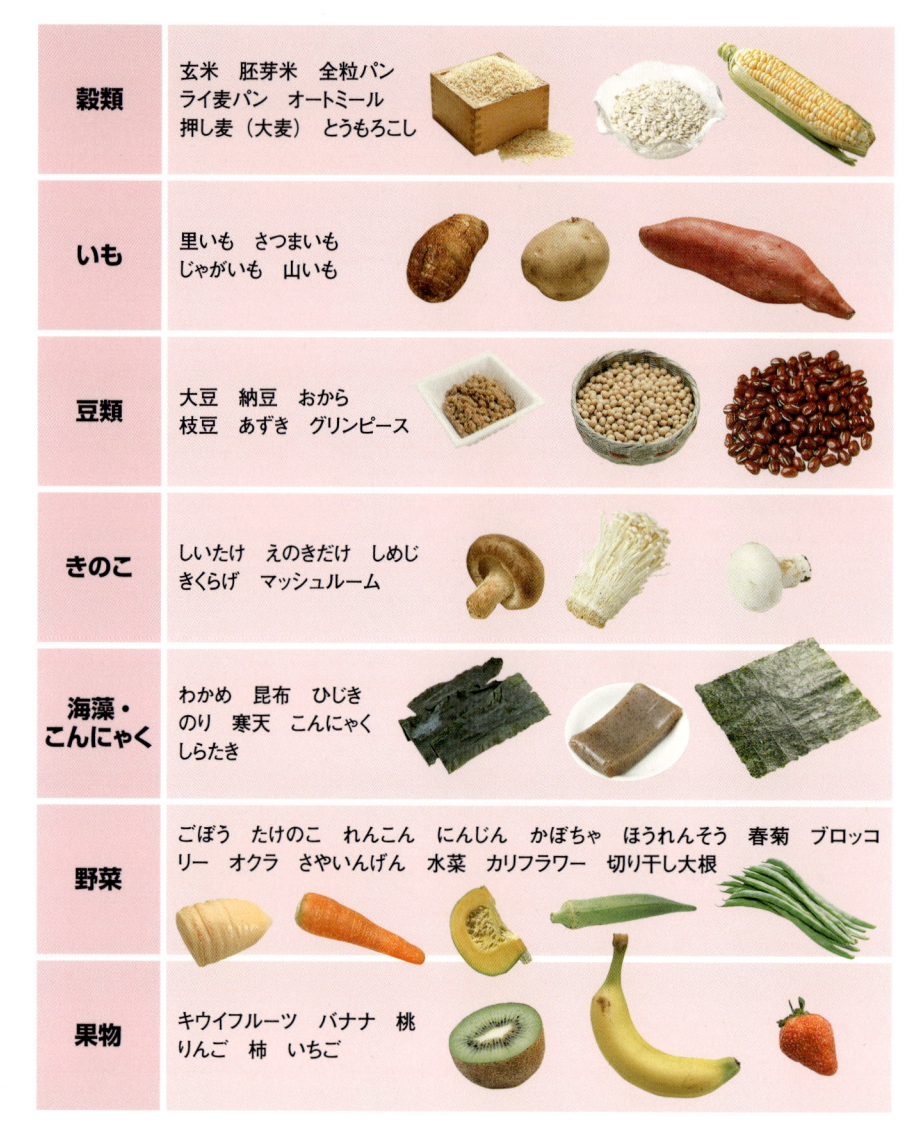

穀類	玄米　胚芽米　全粒パン　ライ麦パン　オートミール　押し麦（大麦）　とうもろこし
いも	里いも　さつまいも　じゃがいも　山いも
豆類	大豆　納豆　おから　枝豆　あずき　グリンピース
きのこ	しいたけ　えのきだけ　しめじ　きくらげ　マッシュルーム
海藻・こんにゃく	わかめ　昆布　ひじき　のり　寒天　こんにゃく　しらたき
野菜	ごぼう　たけのこ　れんこん　にんじん　かぼちゃ　ほうれんそう　春菊　ブロッコリー　オクラ　さやいんげん　水菜　カリフラワー　切り干し大根
果物	キウイフルーツ　バナナ　桃　りんご　柿　いちご

66

繊維には、腸内で食物中の糖質がゆっくり吸収されるようにする働きがあるので、中性脂肪値を下げる効果も期待できます。

食物繊維には2つのタイプがあります

食物繊維の種類は大きく2つに分けられます。1つは、水にとけにくい不溶性のタイプで、もう1つは水にとける水溶性のタイプです。

特にLDLコレステロールを減らす効果が強いのは水溶性食物繊維といわれています。ただ、不溶性食物繊維も便の量をふやし、腸の働きを活発にするため、脂肪やコレステロールなどが腸内に長時間とどまるのを防いで吸収を抑え、結果的にはLDLコレステロール値や中性脂肪値の低下に役立ちます。毎日の食事に、バランスよく組み合わせてとるようにしたいものです。

■主な食物繊維の種類と多く含まれる食品

	主な働き	主な種類	多く含まれる食品
植物性食物繊維	水溶性食物繊維 胆汁酸や脂質・糖質が腸から吸収されるのを抑制し、結果的に血液中のコレステロールや中性脂肪を減らすのに役立つ	ペクチン	よく熟した果物、野菜、いも、豆など
		グルコマンナン	こんにゃくや里いもなど
		アルギン酸	昆布やわかめなどの海藻
		アガロース	寒天
		カラギーナン	紅藻類
	不溶性食物繊維 食物が腸を通過する時間を短くして脂質や糖質の消化・吸収を抑制する。コレステロールの体外への排泄を促す	セルロース ヘミセルロース	野菜、きのこ、精製されていない穀類、豆、いもなど
		リグニン	精製されていない穀類、ごぼう、ココア、豆など
		β-グルカン	きのこ類
動物性食物繊維		キチン	干しえび、えびやかにの殻など
		コンドロイチン硫酸	腱や軟骨など

食物繊維は1日25～30gはとるようにします

■1食で食べたい野菜の量の目安
生野菜なら両手に山盛り、おひたしなら片手に1山程度

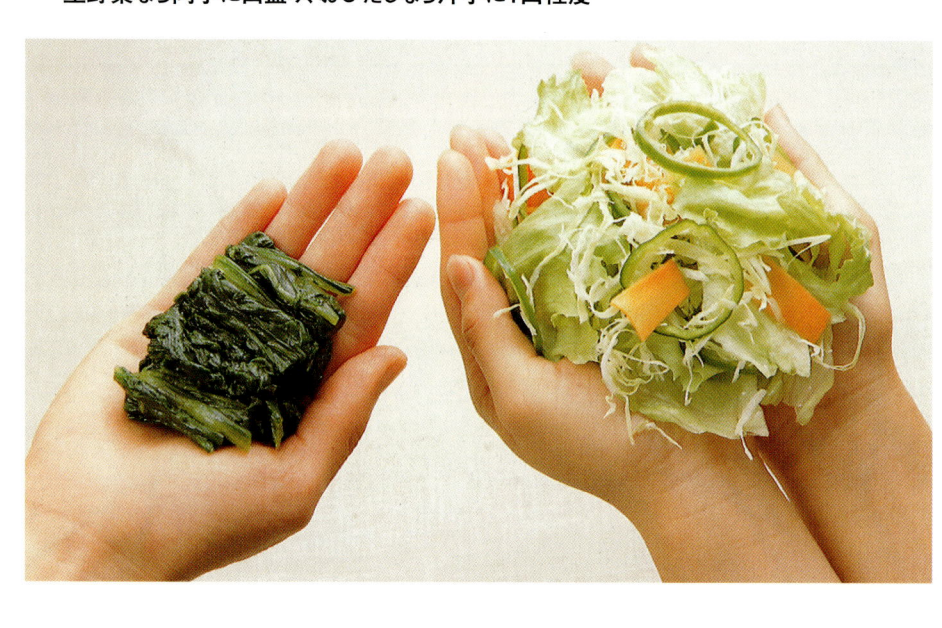

日本人の食物繊維摂取量が減少しています

近年の食生活の欧米化で日本人の食物繊維の摂取量は減少しており、厚生労働省が生活習慣病予防のための指針として提唱している「健康日本21」では、水溶性食物繊維および不溶性食物繊維を合わせて1日25～30gとることを推奨しています。また、日本動脈硬化学会も血清脂質を目標値に下げるためには、1日25g以上の食物繊維の摂取が望ましいとしています。

ところが、日本人の平均摂取量は約14g(平成16年「国民健康・栄養調査」厚生労働省)と、かなり不足でしょう。

しているのが現状です。脂質異常症の人は、食物繊維を意識してとることがたいせつなので、食事療法を進めるうえでは、食物繊維を今の倍近くはとるように心がけましょう。

加熱すると無理なく量をたくさんとることができます

食物繊維は野菜やいも類、きのこ、海藻、果物などに多く含まれます。具体的な食べる量の目安は、1日に野菜を350g以上、いもを100g前後、果物を200g程度(82～83ページ参照)とり、あわせて穀類、きのこ、海藻、豆(特に大豆)を適量とるようにします。

1食にとりたい野菜の量は、120～150g。目安は、生の状態なら両手のひらに1杯、おひたしなら片手に1山ほど。ちなみに、野菜300gをとると、およそ10gの食物繊維をとることができます。

野菜が十分にとれないときは、野菜ジュースやトマトジュースなどで補ってもよいでしょう。

68

■ 1食あたりでとることができる食物繊維量

野菜

食品	正味量	目安量	食物繊維量
西洋かぼちゃ	100g	$\frac{1}{10}$個	3.5g
ブロッコリー	60g	$\frac{1}{2}$株	2.6g
ゆでたけのこ	80g	$\frac{1}{4}$個	2.6g
ごぼう	40g	きんぴら1人分	2.3g
切り干し大根(乾燥)	10g	煮物1人分	2.1g
ほうれんそう	70g	$\frac{1}{4}$束	2.0g
カリフラワー	60g	$\frac{1}{6}$株	1.7g
絹さや	50g	20枚	1.6g
なす	70g	1個	1.5g
オクラ	30g	3本	1.5g
さやいんげん	50g	7本	1.3g
にんじん	50g	中$\frac{1}{4}$本	1.3g

穀類・いも

食品	正味量	目安量	食物繊維量
干しそば	100g	1人分	3.7g
ライ麦パン	60g	6枚切り1枚	3.4g
とうもろこし	80g	$\frac{1}{2}$本	2.4g
玄米ご飯	150g	1杯	2.1g
里いも	85g	小3個	2.0g
オートミール	20g	大さじ約3杯	1.8g
さつまいも	60g	中$\frac{1}{3}$本	1.4g
じゃがいも	100g	1個	1.3g
胚芽ご飯	150g	1杯	1.2g

きのこ

食品	正味量	目安量	食物繊維量
干ししいたけ	8g	2枚	3.2g
えのきだけ	50g	$\frac{1}{2}$袋	2.0g
ほんしめじ	50g	$\frac{1}{2}$パック	1.7g
生しいたけ	30g	2個	1.1g
きくらげ	2g	2個	1.1g

海藻

食品	正味量	目安量	食物繊維量
干しひじき	6g	大さじ1杯	2.6g
寒天	2g	$\frac{1}{4}$本	1.5g
昆布	2g	5cm角1枚	0.5g
干しわかめ	2g	小さじ2杯	0.7g

豆類

食品	正味量	目安量	食物繊維量
あずき(乾燥)	30g	大さじ2杯半	5.4g
いんげん豆(水煮)	50g	$\frac{1}{4}$カップ	3.9g
大豆(乾燥)	20g	五目豆1人分	3.5g
納豆	50g	1パック	3.4g
枝豆	25g	約15さや分	1.3g

果物

食品	正味量	目安量	食物繊維量
柿	180g	中1個	2.9g
りんご	150g	大$\frac{1}{2}$個	2.3g
いちご	150g	10粒	2.2g
キウイフルーツ	85g	1個	2.1g
プラム	90g	1個	1.5g
バナナ	90g	中1本	1.0g
みかん	80g	中1個	0.8g

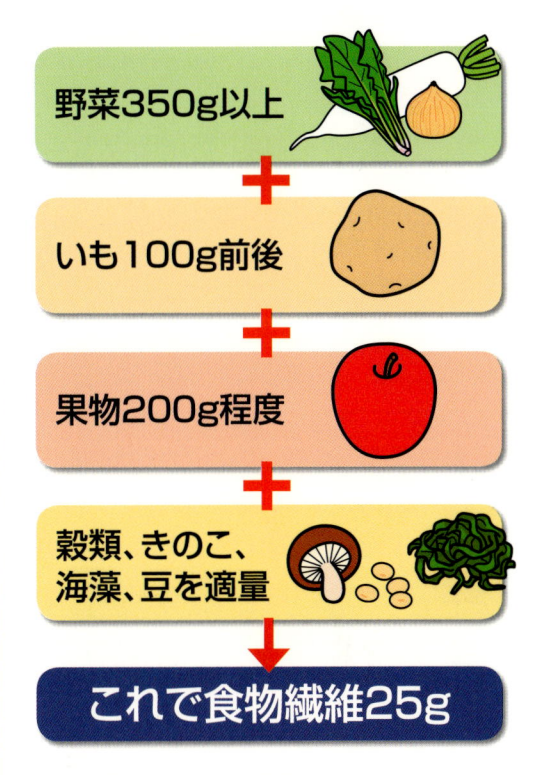

野菜350g以上
＋
いも100g前後
＋
果物200g程度
＋
穀類、きのこ、海藻、豆を適量
↓
これで食物繊維25g

1品で食物繊維が7g以上とれるメニュー例

「白いんげん豆のサラダ」 食物繊維 7.1g　154ページ

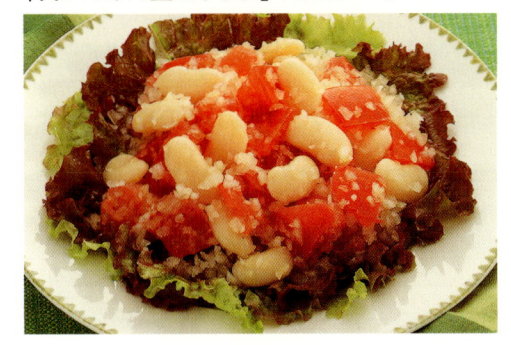

「おからのいり煮」 食物繊維 7.2g　159ページ

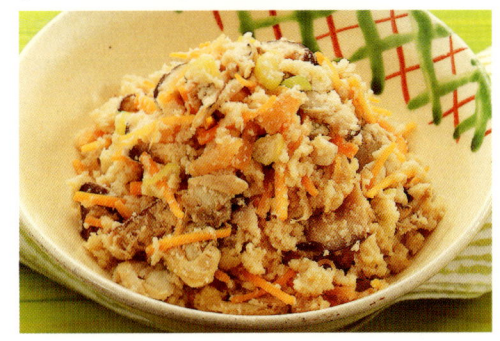

野菜は種類を問わず1日350g以上をとるように心がけましょう

野菜は食物繊維や抗酸化ビタミンの宝庫

野菜には、LDL（悪玉）コレステロールを減らす食物繊維だけでなく、LDLコレステロールの酸化を抑制するビタミンCやEなどの抗酸化成分（くわしくは72〜73ページ参照）も豊富です。不足することのないよう、サラダやおひたし、煮物などにして、毎食しっかりとりたいものです。

1日に最低とりたい野菜の総量は350gですが、そのうちの約1/3（100g）を緑黄色野菜から、約2/3（200g）を淡色野菜からとるのが理想とされています。

緑黄色野菜とは、ほうれんそうやにんじん、ピーマンなど、色の濃い野菜のことで、100gあたり、カロテン（カロチンともいう）を600μg以上含む野菜をさします。

カロテンは野菜や果物の中の色素で、体内でビタミンAに変わります。カロテンには、血中のLDL（悪玉）コレステロールの酸

化を防ぐ働きがあります。この抗酸化作用は、ビタミンCやEといっしょにとることで、さらに効果を発揮します。

一方、大根や玉ねぎ、キャベツ、白菜、カリフラワーなど、見た目にも色の薄いのが淡色野菜です。淡色野菜は主にビタミンCを多く含みます。

緑黄色野菜と淡色野菜をバランスよくとります

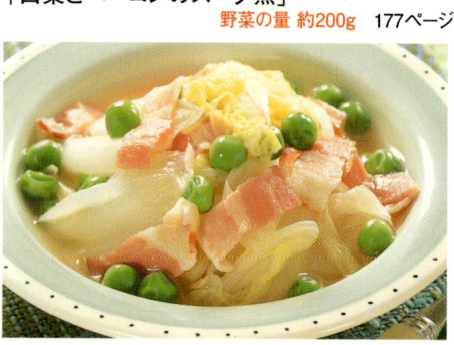

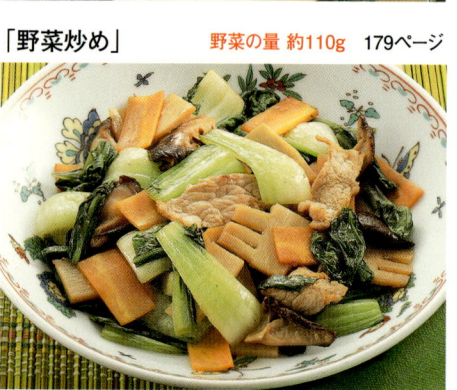

緑黄色野菜と淡色野菜とでは、含まれる有効成分が異なるので、どちらもまんべんなくとるように心がけましょう。350gのうち緑黄色野菜を1/3、淡色野菜を2/3という配分が守りにくいときは、配分にこだわらず合わせて350gをとるのでもかまいません。なにより、野菜の摂取量を不足させないことが肝心です。そのためのいちばんのコツは、1日3食（朝食・昼食・夕食）に欠かさず副菜として野菜料理を食べることです。

野菜の量をとるためには、生野菜より、煮る、ゆでる、蒸す、炒めるなど、加熱する方法がおすすめです。

1品で100g以上の野菜がとれるメニュー例

「白菜とベーコンのスープ煮」　野菜の量 約200g　177ページ

「野菜炒め」　野菜の量 約110g　179ページ

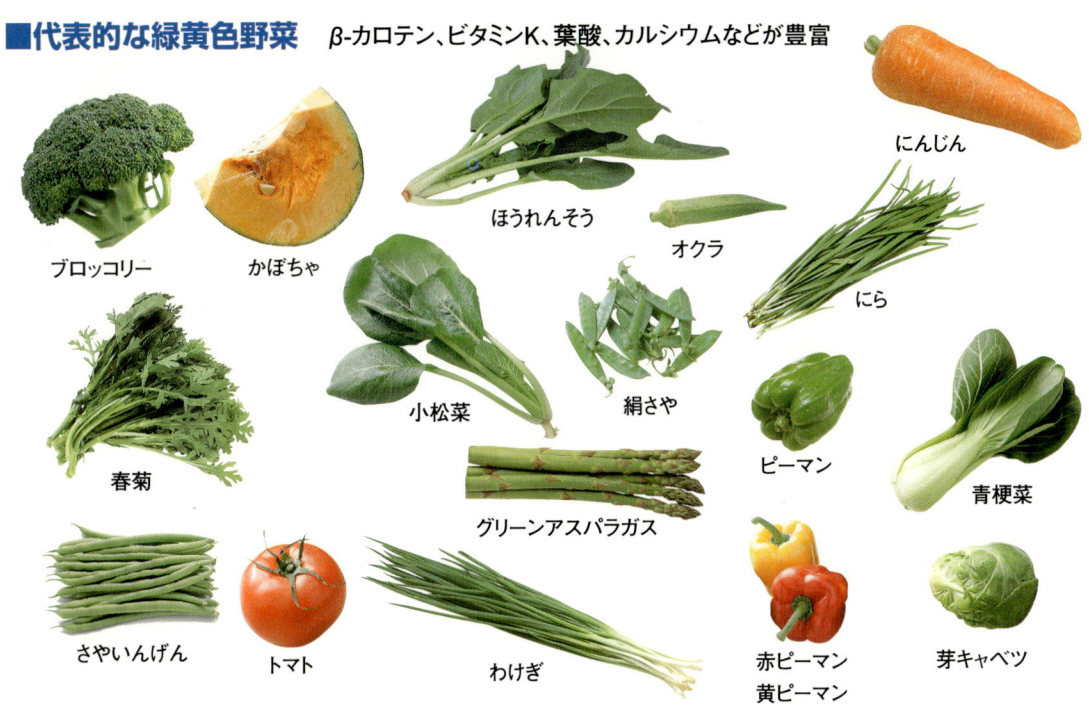

■ 代表的な緑黄色野菜　β-カロテン、ビタミンK、葉酸、カルシウムなどが豊富

- ブロッコリー
- かぼちゃ
- ほうれんそう
- オクラ
- にんじん
- にら
- 春菊
- 小松菜
- 絹さや
- ピーマン
- 青梗菜
- グリーンアスパラガス
- さやいんげん
- トマト
- わけぎ
- 赤ピーマン　黄ピーマン
- 芽キャベツ

■ 代表的な淡色野菜　ビタミンC、食物繊維などが豊富

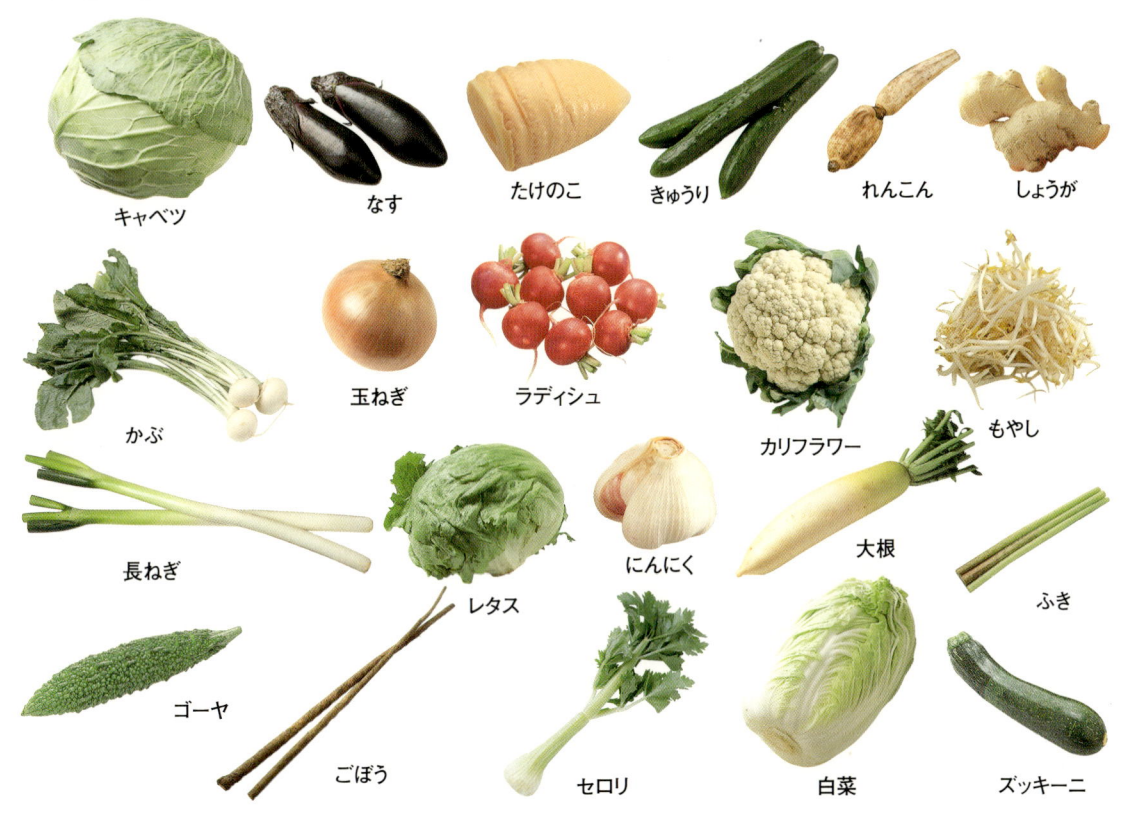

- キャベツ
- なす
- たけのこ
- きゅうり
- れんこん
- しょうが
- かぶ
- 玉ねぎ
- ラディシュ
- カリフラワー
- もやし
- 長ねぎ
- レタス
- にんにく
- 大根
- ふき
- ゴーヤ
- ごぼう
- セロリ
- 白菜
- ズッキーニ

動脈硬化の予防に欠かせない抗酸化食品を積極的にとります

LDLコレステロールが悪玉と呼ばれる理由は、血液中にふえると動脈硬化を促進することによります。実は、動脈硬化を促進させるのは、LDLコレステロールの増加だけでなく、LDLが主に活性酸素（酸素の中でも酸化させる力が強いもの）などの影響で酸化して、変性LDLに変化してしまうことにもよります。

LDLコレステロールが酸化されると、血管壁に沈着しやすくなり、動脈硬化が急速に進行します。動脈硬化を防ぐためにはLD化を防ぐ

ビタミンE　ビタミンCといっしょにとると効果がアップ

ビタミンEの作用は、LDLコレステロールの酸化を防ぐだけではありません。HDL（善玉）コレステロールをふやすほか、不飽和脂肪酸の酸化を防ぐ、血管を丈夫にする、血行を促進するといった作用もあります。

ビタミンEは脂溶性（油脂にとける性質）で、植物油やナッツなどに多く含まれます。

ビタミンEの1日の摂取目安量は成人男性で7～9mg、成人女性は7～8mgです。ただ、ビタミンEはいろいろな食品に含まれているので、バランスのよい食事を心がけていれば、摂取目安量を下回ることはまずありません。

なお、ビタミンEはビタミンCといっしょにとると抗酸化作用がアップします。

■ビタミンEの豊富な食品の1食あたりの含有量

食品名	1食分の目安量	含有量
西洋かぼちゃ	1/10個(100g)	6.3mg
アーモンド	10粒(15g)	4.4mg
紅花油	大さじ1杯(13g)	3.9mg
めかじき	1切れ(100g)	3.3mg
はまち	刺し身5切れ(75g)	3.1mg
銀だら	1切れ(100g)	3.0mg
マーガリン	大さじ1杯(13g)	2.5mg
ぶり	1切れ(100g)	2.0mg
菜の花	1/3束(60g)	1.8mg
アボカド	1/2個(70g)	1.7mg
ピーナッツ	15粒(15g)	1.7mg
赤ピーマン	1個(35g)	1.5mg

ビタミンEが豊富なメニュー例

「銀だらの洋風蒸し」
ビタミンE 2.7mg　134ページ

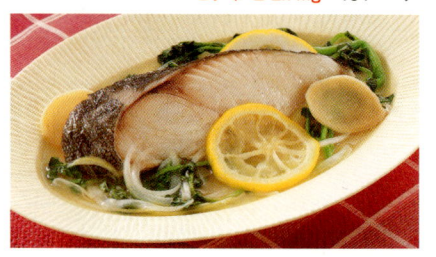

「かぼちゃの含め煮」
ビタミンE 6.9mg　160ページ

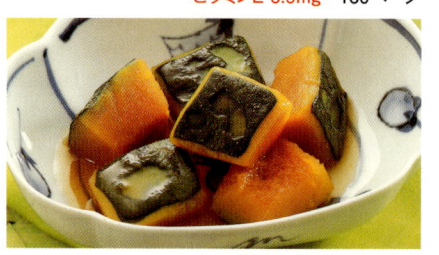

LDLコレステロールをふやさないようにすると同時に、酸化させないことがたいせつです。そのために活躍してくれるのが、活性酸素を消去し酸化を抑える働き（抗酸化作用）を持った抗酸化成分です。

抗酸化成分には、さまざまなものがありますが、中でもビタミンEとCは抗酸化作用が高く、抗酸化ビタミンと呼ばれるほどです。

また、活性酸素の無毒化に強い作用を発揮するのが、カロテノイドやポリフェノールといった食品成分です。どちらも、野菜や果物など、主に植物性の食品に多く含まれます。

ビタミンC 加熱せずに生でとるのがおすすめ

　血液中にビタミンCがあると、LDLコレステロールの酸化やビタミンEの減少をくい止める働きをします。また、コラーゲンの合成に必要で、血管などの組織を丈夫にします。

　ビタミンCの摂取推奨量は成人で1日に100mgです。

　ビタミンCは水溶性（水にとける性質）で熱に弱いため、これを多く含んだ食品を洗ったりゆでたりすると、流出したり破壊されたりして量がかなり減ってしまいます。野菜を切ったあと水に長く浸したり、長く加熱しないようにしましょう。

　その点、果物は生で食べるのでビタミンCの損失が少なくてすみます。ただ、中性脂肪をふやす果糖が多く含まれるので、食べすぎは禁物です。

■ビタミンCの豊富な食品の1食あたりの含有量

食品名	1食分の目安量	含有量
柿	中1個(180g)	126mg
いちご	10粒(150g)	93mg
菜の花	1/3束(60g)	78mg
ブロッコリー	1/2株(60g)	72mg
赤ピーマン	1個(35g)	60mg
黄ピーマン	1個(35g)	53mg
カリフラワー	1/6株(60g)	49mg
芽キャベツ	3個(30g)	48mg
西洋かぼちゃ	1/10個(100g)	43mg
ゴーヤ（にがうり）	1/4本	38mg
グレープフルーツ	1/2個(100g)	36mg
ピーマン	1個(35g)	27mg

ビタミンCが豊富なメニュー例

「ブロッコリーサラダ」 ビタミンC 120mg　156ページ

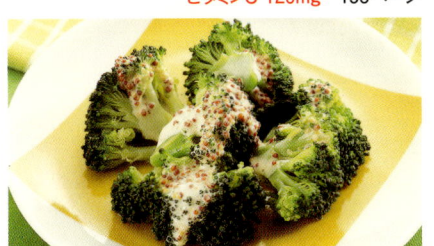

「チャンプルー」 ビタミンC 23mg　137ページ

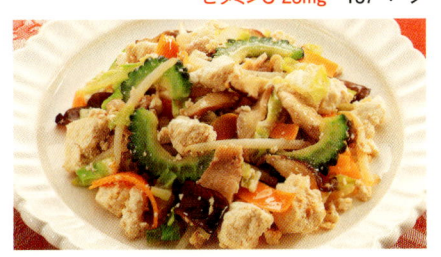

カロテノイド 油といっしょにとると吸収率がアップ

カロテノイドとは、食品に含まれる色素成分で、トマトの赤い色やかぼちゃの黄色、ほうれんそうなど青菜の緑色がそれです。栄養素ではありませんが、活性酸素を撃退してLDLコレステロールの酸化を防ぐ高い抗酸化作用が注目されています。

カロテノイドには種類がたくさんあり、とりわけ動脈硬化の予防とかかわりが深いものとして以下のようなものが知られています。中でも、カロテノイドの代表としてよく知られているのが、緑黄色野菜や果物の色素に多く含まれるβ-カロテンです。

- β-カロテン（にんじん、かぼちゃ、ブロッコリーなどの緑黄色野菜や、かんきつ類など）
- リコピン（トマト、すいか、柿、あんずなど）
- カプサンチン（赤とうがらし、赤ピーマンなど）
- ルテイン（ほうれんそう、ブロッコリー、芽キャベツ、とうもろこしなど）
- アスタキサンチン（鮭の身、えび・かにの殻、桜えび、たいの皮、イクラ、すじこなど）
- ゼアキサンチン（かぼちゃ、パパイア、マンゴー、オレンジなど）
- β-クリプトキサンチン（みかんなどのかんきつ類）
- フコキサンチン（わかめ、もずく、ひじきなどの海藻類）

カロテノイドは油脂にとける脂溶性の成分なので、油を使って調理したり、油が含まれる食品といっしょに食べると体内での吸収がよくなります。ただし、油の使いすぎには注意します。

■β-カロテンの豊富な食品の1食あたりの含有量

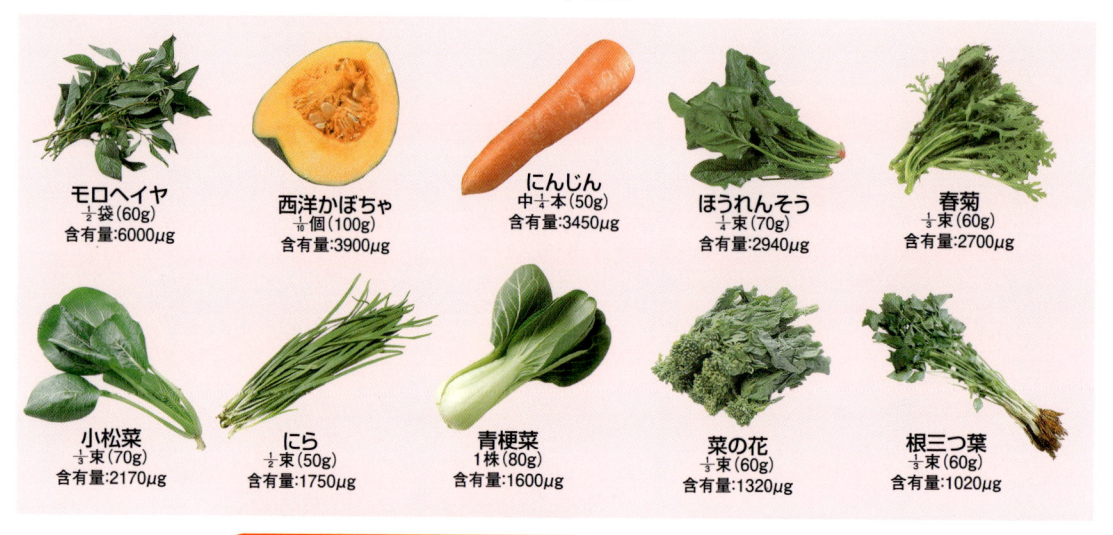

- モロヘイヤ 1/2袋(60g) 含有量:6000μg
- 西洋かぼちゃ 1/16個(100g) 含有量:3900μg
- にんじん 中1/3本(50g) 含有量:3450μg
- ほうれんそう 1/3束(70g) 含有量:2940μg
- 春菊 1/3束(60g) 含有量:2700μg
- 小松菜 1/3束(70g) 含有量:2170μg
- にら 1/2束(50g) 含有量:1750μg
- 青梗菜 1株(80g) 含有量:1600μg
- 菜の花 1/3束(60g) 含有量:1320μg
- 根三つ葉 1/3束(60g) 含有量:1020μg

カロテノイドが豊富なメニュー例

「鮭と野菜の蒸し焼き」
鮭のアスタキサンチン 138ページ

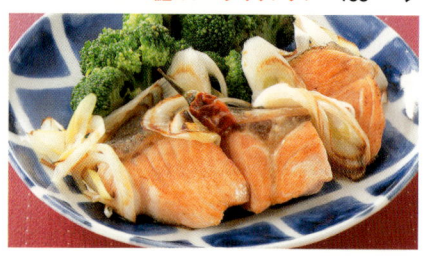

「トマトと青しそのサラダ」
トマトのリコピン 168ページ

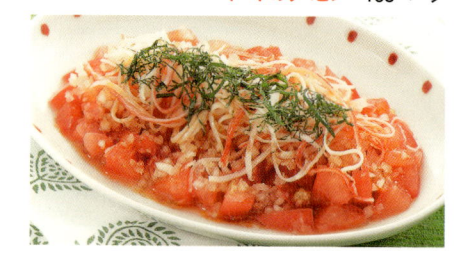

ポリフェノール　水溶性なので水に長く浸さないのがポイント

ポリフェノールとは、植物の葉や茎、花などに多く含まれている色素や香り、渋み・苦みの成分の総称です。このポリフェノールにも、動脈硬化を促進する活性酸素の害を防ぐ、強い抗酸化作用があります。

植物は動物と違って移動できないため、活性酸素発生の一つの元凶である紫外線にさらされつづけざるをえません。そこで、植物は紫外線から身を守る手段をつくり出しました。それがポリフェノールです。

ポリフェノールは野菜や果物など、さまざまな食品に含まれます。体の酸化を防ぎ、動脈硬化を予防するために、こうした食品を食事からじょうずにとるようにしましょう。

なお、ポリフェノールは水溶性なので、調理のときは水に長く浸さないなどの注意が必要です。

■ポリフェノールはこのような食品に多く含まれます

野菜・いも
しそ／玉ねぎ／セロリ／ピーマン／ブロッコリー／パセリ／春菊／レタス／あしたば／なす／グリーンアスパラガス／にら／さつまいも／紫いも

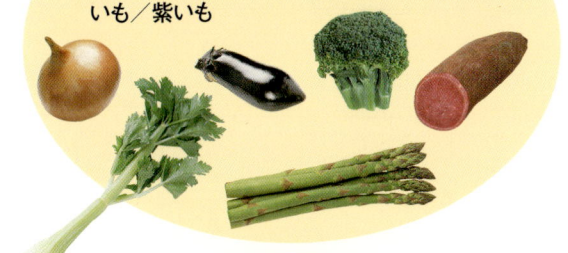

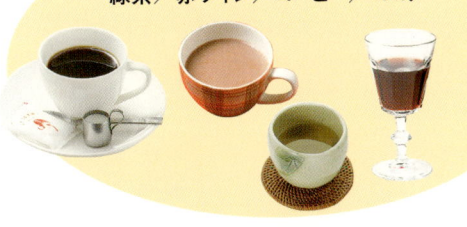

果物
いちご／ぶどう／りんご／かんきつ類（みかん、夏みかん、レモンなど）／ブルーベリー／柿／さくらんぼ

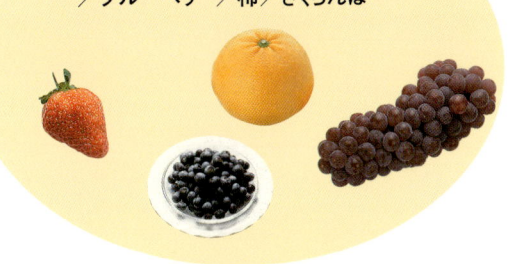

飲み物
緑茶／赤ワイン／コーヒー／ココア

その他
大豆などの豆類／あずき／ごま／そば／チョコレート

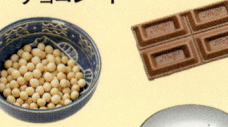

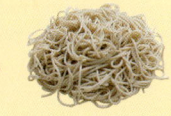

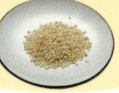

ポリフェノールが豊富なメニュー例

「なすとピーマンのみそ炒め」
なす、ピーマン　165ページ

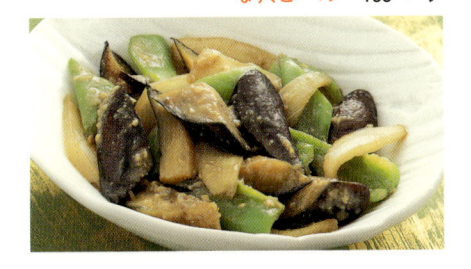

「春菊のごまあえ」
春菊、ごま　161ページ

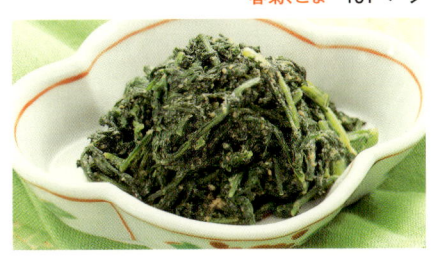

1日1回は大豆製品を使った料理を食べましょう！
大豆は脂質異常症を改善し、動脈硬化を予防する特効成分の宝庫です

大豆に含まれるさまざまな有効成分

大豆はコレステロールを含まない食品であると同時に、畑の肉といわれるほど良質のタンパク質を含む食品です。この大豆タンパクには血管を強化する働きがあるうえ、LDL（悪玉）コレステロール値を低下させる作用があることがわかっています。

それだけではありません。大豆には、リノール酸やα-リノレン酸などの不飽和脂肪酸も多く含まれており、LDLコレステロール値の上昇を防いでくれます。さらに、脂質の酸化を抑え、LDLコレステロールや中性脂肪を減らす作用があるサポニン、HDL（善玉）コレステロールをふやし、LDLコレステロールを減らす働きをするレシチンといった成分も含まれています。また、大豆そのものやおから、納豆などには食物繊維も豊富で、LDLコレステロール値を下げるのに一

■大豆には、LDLコレステロール値を下げ、動脈硬化を予防するすぐれた成分がこんなに含まれています

栄養成分	効能
大豆タンパク	LDLコレステロール値を低下させたり、血圧を下げる。基礎代謝を高め、脂肪を燃えやすくして肥満を防ぐ
レシチン	HDL（善玉）コレステロールをふやし、LDL（悪玉）コレステロールを減らす。結果的に、中性脂肪も減少させる
不飽和脂肪酸	リノール酸やα-リノレン酸などがLDLコレステロール値の上昇を防ぐ（近年、リノール酸の悪い作用が指摘されているが、大豆の場合、その他の成分が複合的に働いて、そうしたマイナス面を抑えてくれる）
カンペステロール（植物ステロールの一種）	余分なコレステロールの吸収を妨げ、LDLコレステロール値を下げる
サポニン	LDLコレステロール値や中性脂肪値を下げる。LDLコレステロールが酸化するのを防ぎ、免疫力を高める
イソフラボン	ポリフェノールの一種で、活性酸素を消去する強力な抗酸化作用がある。また、LDLコレステロールを減らし、HDLコレステロールをふやす働きがある
食物繊維	LDLコレステロール値を下げるのに役立つ

大豆は、76ページの表に示したように、脂質異常症の改善や動脈硬化を予防するうえで欠かせない、すぐれた栄養成分の宝庫なのです。

大豆製品である豆腐や納豆にもほぼ同様の効果が

ここでいう大豆とは、皮の色が淡黄色をした黄大豆のこと。枝豆は、黄大豆の若い実で、黒豆も、大豆の仲間です。

大豆に含まれるすばらしい栄養成分は、黄大豆を加工した大豆製品、豆腐や納豆、湯葉、おから、油揚げ、厚揚げ、がんもどきなどからもほぼ同様にとることができます。ただし、豆腐と油揚げ、厚揚げには、食物繊維はほとんど含まれません。

献立の中心となるおかずである主菜は、どうしても魚や肉を使った料理に偏りがちですが、大豆や大豆製品を主材料に使った主菜も1日1回は欠かさずとり入れるようにしましょう。脂質異常症の食事療法では、肉よりも、魚や大豆・大豆製品を使った主菜の回数をふやすのがポイントです。

大豆を使ったメニュー例
「大豆とこんにゃくのおかか煮」 102ページ

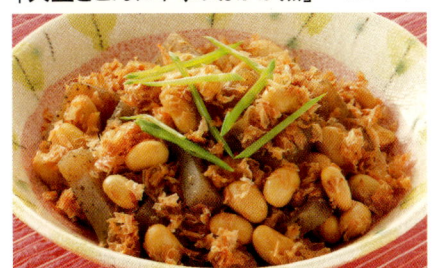

大豆製品を使ったメニュー例
「ちぎり豆腐とアボカド、まぐろの納豆あえ」 136ページ

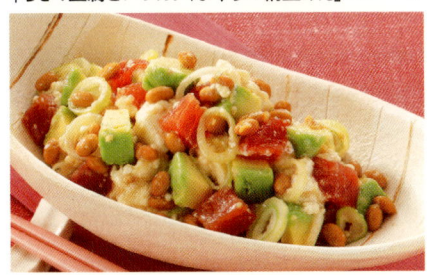

「焼き油揚げの和風サラダ」 151ページ

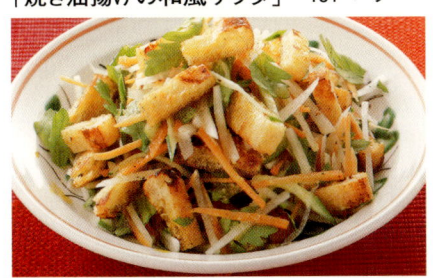

■イソフラボンを多く含む身近な食品ランキング（1食分あたり）

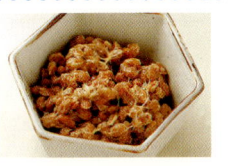

1位 納豆
64mg
（小1パック50g中）

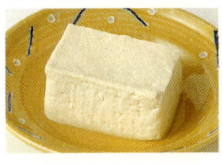

2位 豆腐
50.9mg
（1/3丁100g中）

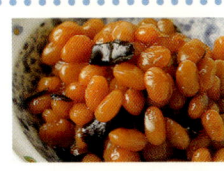

3位 煮豆
19mg（30g中）

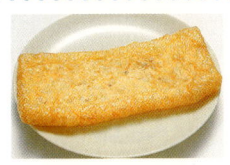

4位 油揚げ
7.4mg
（1/2枚10g中）

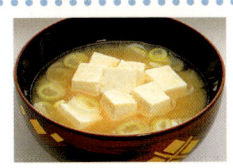

5位 みそ
4.5mg
（みそ汁1杯分12g中）

フジッコのデータをもとに換算

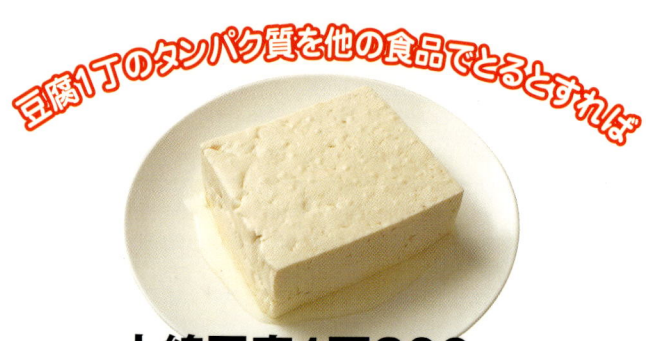

豆腐1丁のタンパク質を他の食品でとるとすれば

木綿豆腐1丁300g
（タンパク質約20g）

=

牛乳 コップ3杯（600mℓ）

鶏肉 もも肉（皮つき）$\frac{1}{2}$枚（125g）

さんま 中$\frac{2}{3}$尾（110g）

卵 約3個（165g）

豚肉 薄切り4枚（100g）

牛肉 薄切り3枚（110g）

高野豆腐
豆腐を凍らせて乾燥させたもの。1個で豆腐約$\frac{1}{2}$丁分の栄養がある。

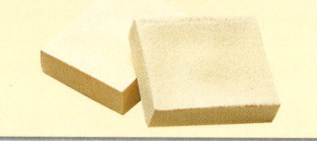

油揚げ
豆腐を薄く切って水きりし、油で揚げたもの。リノール酸が豊富。

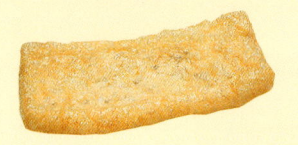

厚揚げ
豆腐を油揚げよりも厚めに切って、水きりしてから油で揚げたもの。リノール酸が豊富。

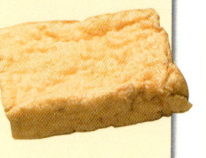

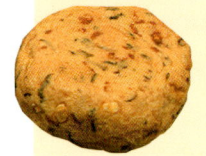

がんもどき
豆腐をつぶして水きりし、こまかく刻んだ具とすりおろした山いもをまぜ合わせて油で揚げたもの。

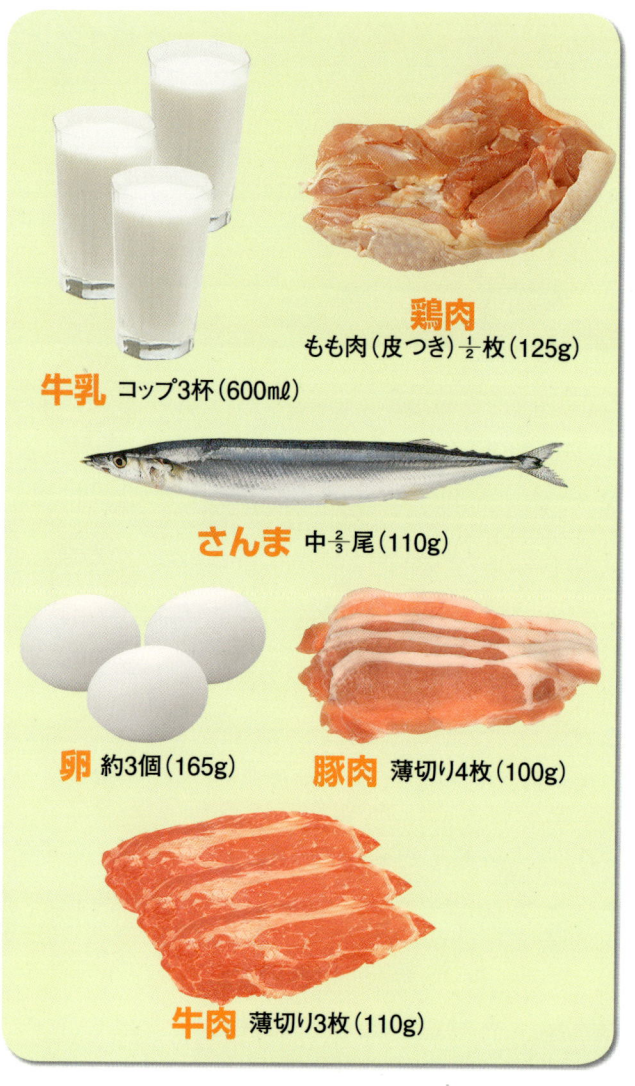

これらはすべて大豆製品です

大豆（黄大豆）

おから
豆腐を作る過程で、すりつぶした大豆から豆乳をこすとき、こし袋に残ったもの。大豆の栄養素はたくさん残っており、特にカルシウムやビタミンB_1、食物繊維が豊富。

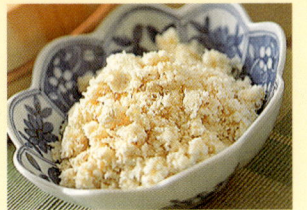

湯葉
豆乳を沸かして、表面にできた薄い膜を引き上げ、水きりしたものが生湯葉。一般には保存用に生湯葉を乾燥させたものが出回っている。

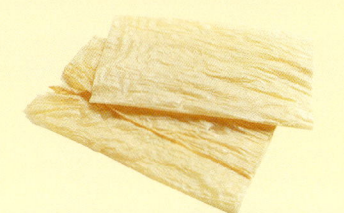

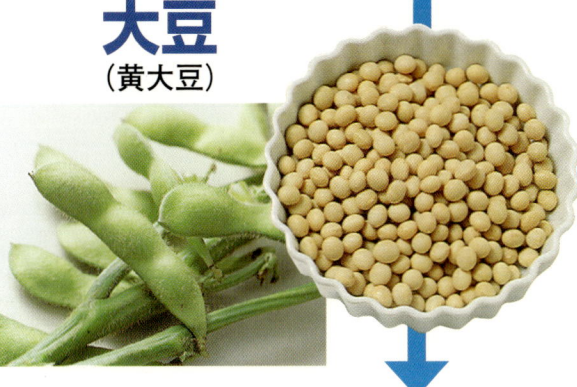

豆乳
豆腐を作るときの中間産物で、低エネルギー、高タンパク質。鉄分が豊富。

納豆
大豆に含まれる栄養成分が、大豆そのものより消化・吸収されやすい形で含まれる。納豆菌によってつくられるビタミンK（血液の凝固に必要な物質が肝臓でつくられるときに必要とされる）を多く含む。ビタミンB群も豊富で、食物繊維も多い。

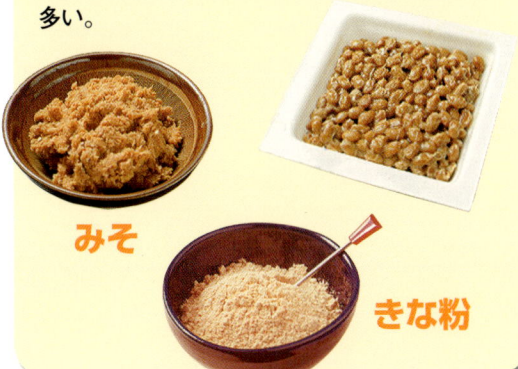

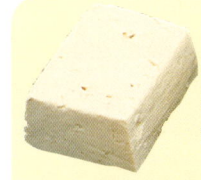

みそ

きな粉

木綿豆腐
大豆が消化のよい形でとれる。タンパク質やカルシウムは絹ごし豆腐より豊富。

絹ごし豆腐
大豆が消化のよい形でとれる。カリウムやビタミンB_1とB_2が多い。木綿豆腐より水分が多い。

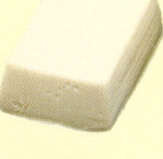

焼き豆腐
木綿豆腐の水けをよくきって、炭火またはガスバーナーで表面を焼いて焦げ目をつけたもの。タンパク質、カルシウムとも、木綿豆腐より多く含む。

動脈硬化を促進させる高血圧を予防するために
塩分のとりすぎに注意し、薄味に慣れましょう

高血圧などの合併があると動脈硬化を促進

コレステロール値や中性脂肪値など血清脂質値が高い人は、一般に血圧も高めの傾向があります。高血圧は、脂質異常症や糖尿病と並んで、動脈硬化を進行させる大きな要因の一つです。

2008年から健診制度がスタートしたメタボリックシンドロームは、内臓脂肪蓄積型肥満をベースにして、脂質異常症に加え、高血圧や高血糖を合併した状態のこと。心筋梗塞や脳卒中を起こす危険性が、これらの要因がない場合にくらべて格段にはね上がるといわれています。

塩分のとりすぎは、血圧を上げる大きな要因であるだけでなく、塩分の多い濃い味つけは食欲を増し、肥満を招くことにもつながります。

すでに高血圧を合併している場合はもちろん、やや高めというレベルであっても、できるだけ減塩食を心がけましょう。減塩と聞くと、食事の楽しみを奪われるようなイメージを持つかもしれませんが、実はそうではなく、むしろ今までとりすぎていた塩分を「適正に戻す」ことなのだと考えてください。

日本人は塩分をとりすぎる傾向があり、減塩の意識が高まってきた現在でも平均して1日に約11gの食塩をとっています。健康な人の塩分摂取量の目標は、10g未満です。高血圧を招かないためにも、塩分の摂取量は1日10g以下にします。日ごろ自分が口にしている食品に塩分がどれだけ含まれているかをチェックしてみましょう。

塩分は、塩やしょうゆ、みそといった調味料のほか、肉や魚、卵といった天然・自然の食材自体にも含まれています。また、ハムやかまぼこといった肉や魚の加工食品にも多く含まれます。

1日の塩分摂取量は10g以下にします

薄味でもおいしいメニュー例

「牛肉の八幡巻き」 塩分 0.9g 150ページ

「うどの和風サラダ」 塩分 0.3g 180ページ

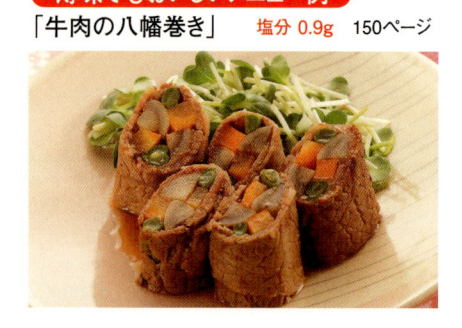

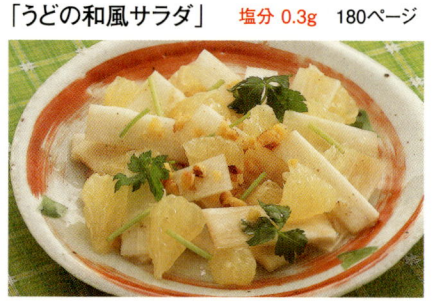

■覚えておきたい調味料の塩分量

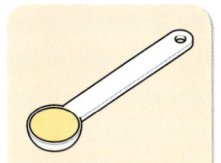

バター
目安量 小さじ1（4g）
塩分量 0.1g

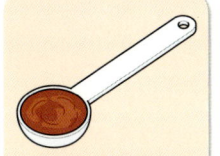

トマトケチャップ
目安量 大さじ1（18g）
塩分量 0.6g

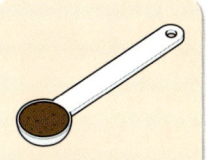

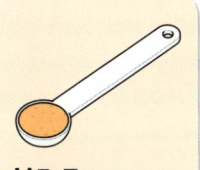

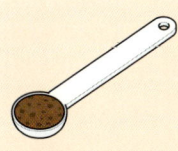

八丁みそ
目安量 小さじ1（6g）
塩分量 0.7g

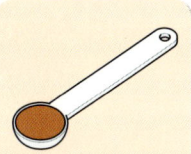

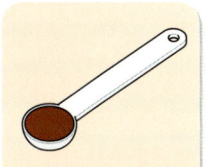

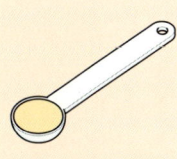

減塩しょうゆ
目安量 小さじ1（6g）
塩分量 0.5g

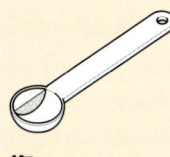

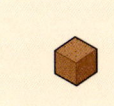

塩
目安量 小さじ$\frac{1}{5}$（1g）
塩分量 1.0g

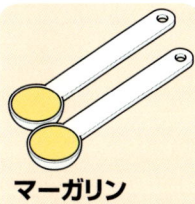

マーガリン
目安量 小さじ2（8g）
塩分量 0.1g

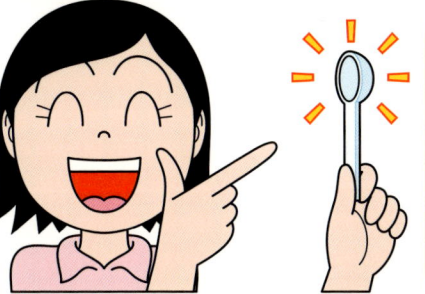

みそ（淡色辛口）
目安量 小さじ1（6g）
塩分量 0.7g

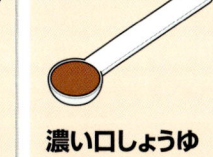

濃い口しょうゆ
目安量 小さじ1（6g）
塩分量 0.9g

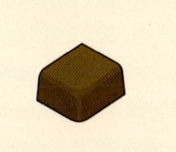

カレールウ（市販品）
目安量 1皿分（18g）
塩分量 1.9g

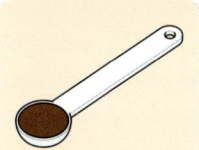

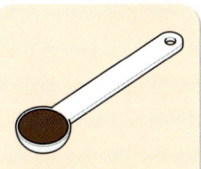

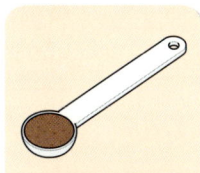

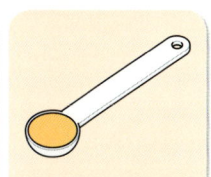

オイスターソース
目安量 小さじ1（6g）
塩分量 0.7g

ウスターソース
目安量 小さじ1（6g）
塩分量 0.5g

みそ（赤色辛口）
目安量 小さじ1（6g）
塩分量 0.8g

薄口しょうゆ
目安量 小さじ1（6g）
塩分量 1.0g

コンソメスープの素（固形）
目安量 1個（5g）
塩分量 2.3g

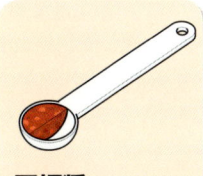

豆板醤
目安量 小さじ$\frac{1}{2}$（3g）
塩分量 0.5g

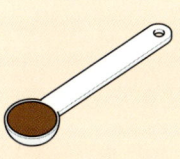

中濃ソース
目安量 小さじ1（6g）
塩分量 0.3g

甘みそ
目安量 小さじ1（6g）
塩分量 0.4g

たまりしょうゆ
目安量 小さじ1（6g）
塩分量 0.8g

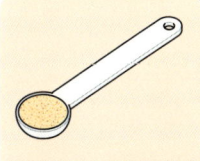

和風だしの素（顆粒）
目安量 小さじ1（3g）
塩分量 1.0g

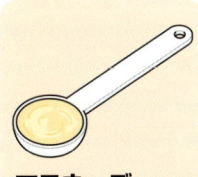

マヨネーズ
目安量 大さじ1（13g）
塩分量 0.3g

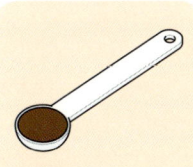

濃厚ソース
目安量 小さじ1（6g）
塩分量 0.3g

麦みそ
目安量 小さじ1（6g）
塩分量 0.6g

白しょうゆ
目安量 小さじ1（6g）
塩分量 0.9g

果物は決められた量をとりましょう

食べすぎは中性脂肪をふやします

果物にはビタミン、ミネラル、食物繊維などが含まれ、特にビタミンCの重要な供給源です。柿やキウイフルーツ、みかんなどのかんきつ類にはビタミンC・Eの抗酸化ビタミンが多く、動脈硬化の予防に役立ちます。

食物繊維は、中でもりんごに多く含まれるペクチン、かんきつ類の果肉を包んでいる薄皮や白い筋に含まれるグァーガムなどの水溶性食物繊維に、特にコレステロールや血圧低下作用が強いとされます。

1日に食べられる量は果物によって違うので、下段の表を参考にしてください。果物には果糖などの糖質も多く含まれるので、食べすぎると中性脂肪をふやします。エネルギーのとりすぎにもつながるので、必ず決められた量を守りましょう。果物は決められた量をとりすぎにもつながるので、必ず決められた量を守りましょう。

※正味量とは、皮や芯、種などを除いた実際に食べられる量のことです。

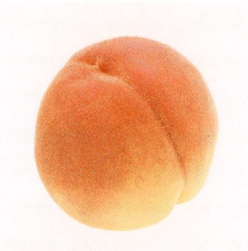

桃大1個
総重量270g　正味量200g

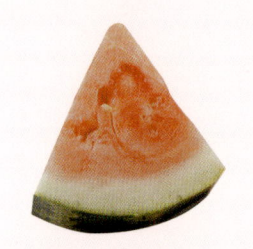

すいか中 $\frac{1}{8}$ 個
総重量420g　正味量220g

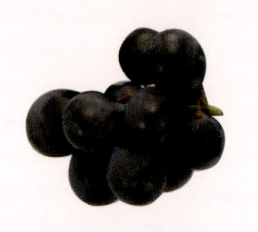

ぶどう(巨峰)8〜10粒
総重量200g　正味量160g

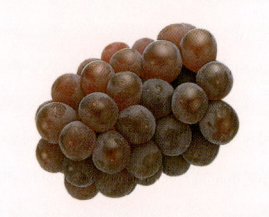

ぶどう(デラウェア)大1房
総重量200g　正味量130g

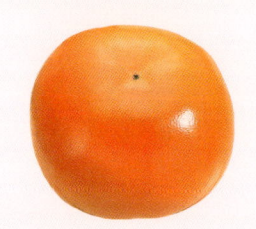

柿中 $\frac{3}{4}$ 個
総重量180g　正味量140g

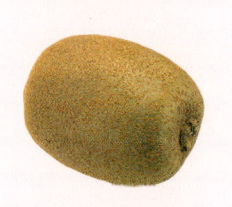

キウイフルーツ中2個
総重量200g　正味量170g

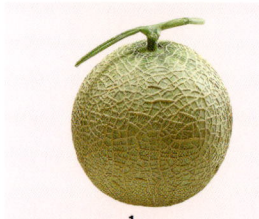

メロン中 $\frac{1}{3}$ 個
総重量460g　正味量190g

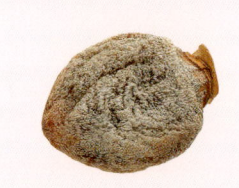

干し柿小1個
総重量35g　正味量30g

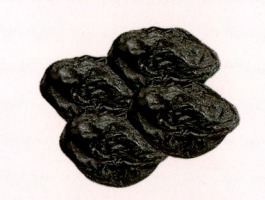

ドライプルーン4個
総重量40g　正味量35g

「五訂日本食品標準成分表」のデータをもとに作成

ミニ知識

干し柿、干しあんず、ドライプルーンなどのドライフルーツには、コレステロール低下に有効な食物繊維が豊富に含まれています。ただし糖分も多いので、食べすぎないように注意しましょう。

の適量の目安は、1日に80〜100kcal分くらいか、あるいは200gくらいです。「朝の果物は金」といわれるように、朝に果物を食べると、すばやく糖質が吸収され、日中の活動のエネルギーとして効率よく使われます。エネルギー消費の少ない夕方以降や就寝前などは、肥満につながるので控えましょう。

■1日に食べられる果物の量

1日にいずれか1種類の果物を、示されている分量だけとりましょう。または、2種類の果物を半量ずつとってもかまいません。

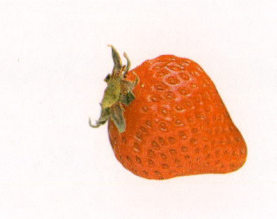

いちご中15粒
総重量300g　正味量290g

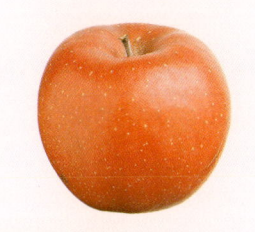

りんご大1/2個
総重量170g　正味量150g

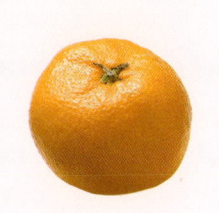

みかん中2個
総重量280g　正味量180g

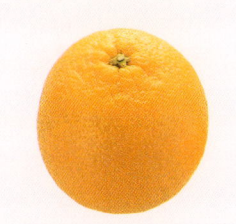

オレンジ中2個
総重量420g　正味量240g

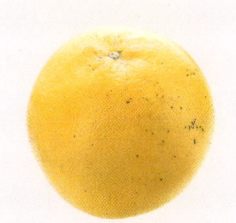

グレープフルーツ中1個
総重量340g　正味量200g

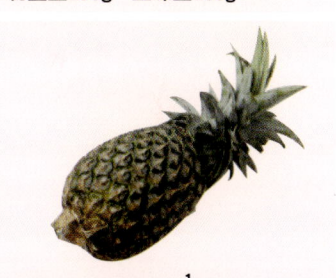

パイナップル中1/6個
総重量280g　正味量180g

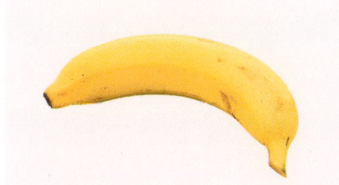

バナナ中1本
総重量180g　正味量90g

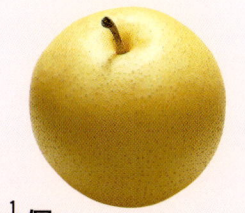

梨大1/2個
総重量260g　正味量200g

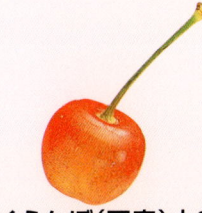

さくらんぼ（国産）小30粒
総重量200g　正味量130g

コレステロール値や中性脂肪値が高い人が控えたい食品・積極的にとりたい食品

コレステロール値が高い人、中性脂肪値が高い人、コレステロール値と中性脂肪値の両方が高い人では、積極的にとりたい食品は共通していますが、控えたい食品が異なります。自分に適した食事改善を実行するためにも、しっかりチェックしておきましょう。

コレステロール値と中性脂肪値が高い人

うなぎ、イクラ、レバー、卵類、、ベーコン、コンビーフ、バター、ラード、ヘット、和菓子、洋菓子、ジュース、炭酸飲料、アルコール飲料

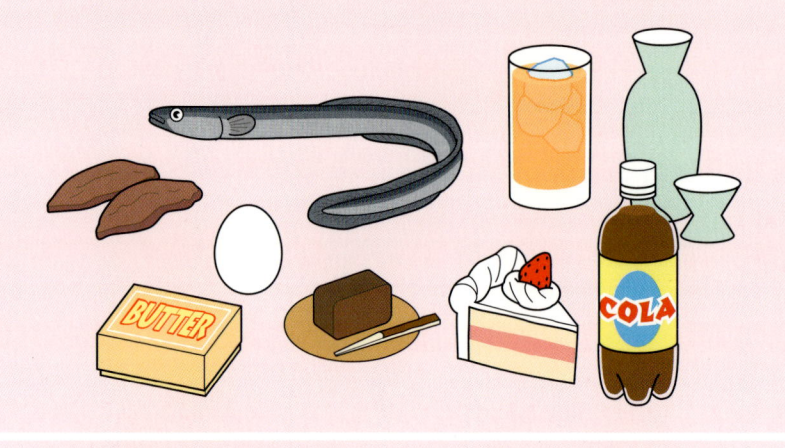

肉類、砂糖、果物、植物油、ご飯、パン、めん、いも、かぼちゃ

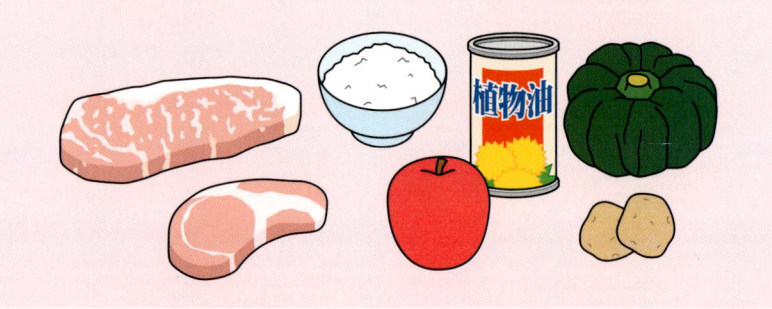

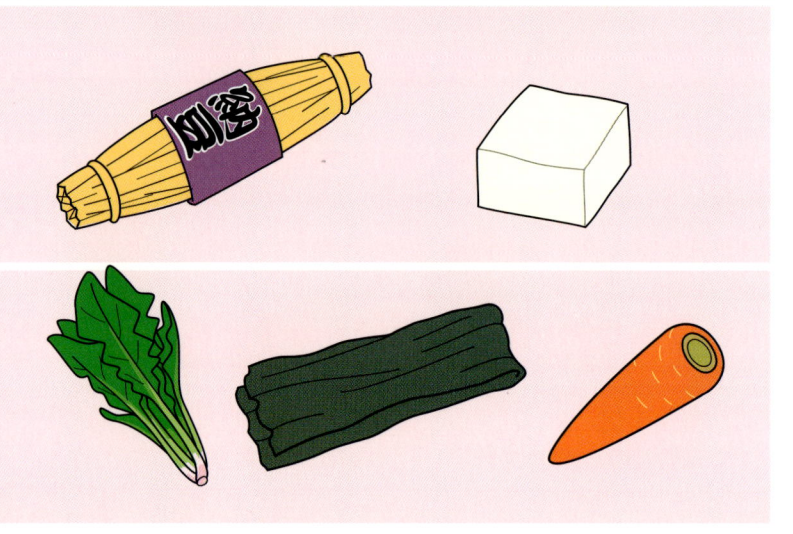

	コレステロール値が高い人	中性脂肪値が高い人
量をできるだけ控えたい食品	うなぎ、イクラ、レバー、卵類、ベーコン、コンビーフ、バター、ラード、ヘット 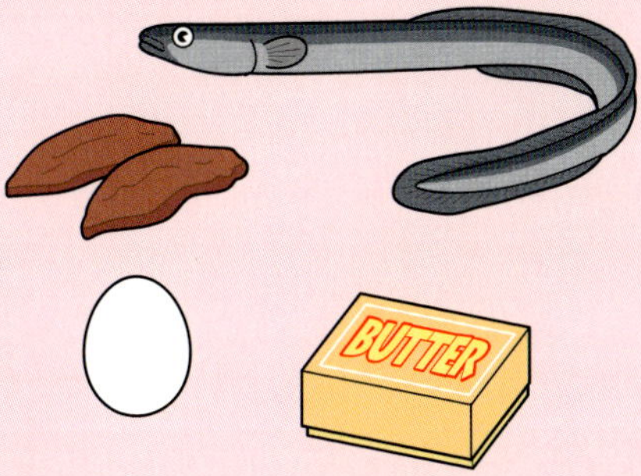	和菓子、洋菓子、ジュース、炭酸飲料、アルコール飲料
量をやや控えたい食品	肉類 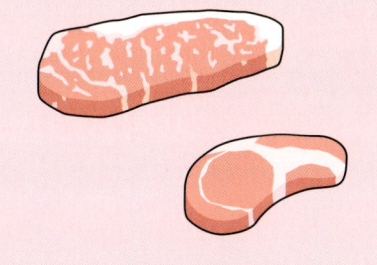	砂糖、果物、植物油、ご飯、パン、めん、いも、かぼちゃ
普通に食べていい食品	魚介類、大豆・大豆製品（豆腐、納豆、油揚げ、厚揚げなど）、牛乳、ヨーグルト、酢、しょうゆ、みそ、香辛料 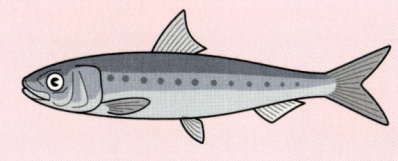	
積極的にとりたい食品	野菜、海藻、きのこ、こんにゃく	

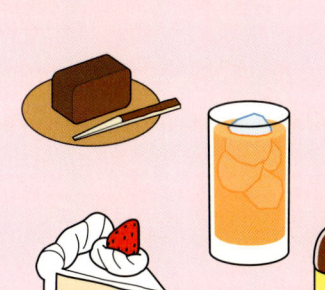

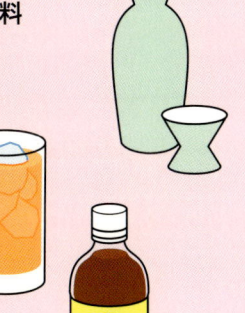

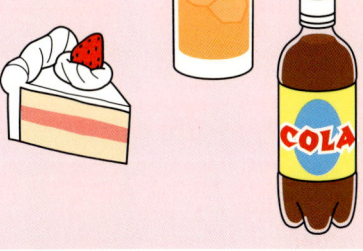

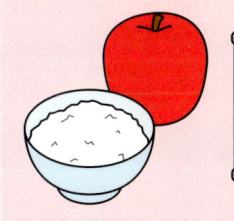

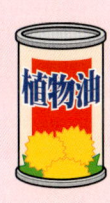

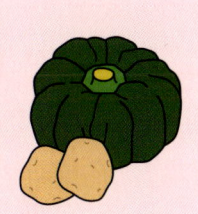

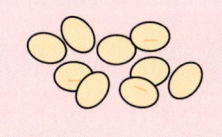

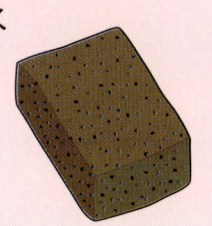

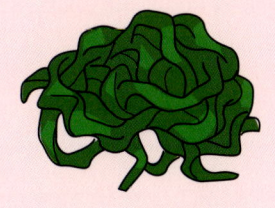

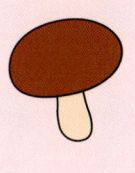

運動療法も脂質異常症の改善に欠かせません

脂質異常症の改善には有酸素運動が効果的

中性脂肪値やコレステロール値を上昇させる大きな要因のひとつが、運動不足です。

そのため、脂質異常症の治療では、食事療法とともに運動療法が欠かせません。

運動をすると血液の流れがよくなり、代謝が活発になります。また、心肺機能が鍛えられ、ストレス解消や緊張した筋肉をほぐす効果なども得られます。さらにHDL（善玉）コレステロールをふやして、動脈硬化の予防にもなります。

特に脂質異常症の改善には、有酸素運動（酸素をたくさん体内にとり入れながら行う運動）で体脂肪を燃焼させながら、筋力トレーニングもとり入れる方法が効果的です。有酸素運動には、ウォーキング（速足歩き）やジョギング、水中運動、サイクリングなどがあげられます。自分の体力や体調などに合わせて長つづきできそうなものを選ぶとよいでしょう。

一方の筋力トレーニングですが、自分の体重を負荷に使って行う方法や、ダンベルやセラバンド（トレーニング用のゴム製バンド）などの道具を利用する方法があります。

ウォーキングなら1日30分以上を目安に

ウォーキングの目安は、1日あたり、男性で9000歩（約90分）、女性では8000歩（約80分）を厚生労働省では推奨しています。ウォーキングなどの有酸素運動は、運動のし始めは糖質がエネルギー源として使われ、20分くらいたつと今度は脂肪が使われ始めます。この点からも、歩行時間はできれば30分以上はとりたいものです。これに筋力トレーニングを合わせた総合的な運動を、週に最低3回は行うことを習慣にしましょう。ふだん運動していない人は、10分程度から始めてみてもかまいません。これをできれば毎日実行し、徐々に時間をふやしていく

■代表的な有酸素運動

水中運動　　サイクリング　　ジョギング　　ウオーキング（速足歩き）

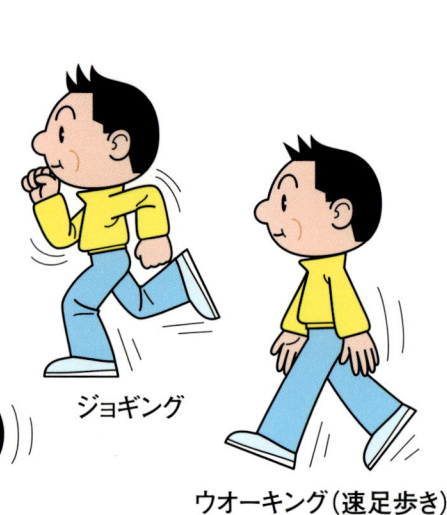

運動療法のポイント

■長つづきできる運動にする

短期間に集中的に行う運動より、長期間つづけられて習慣にできる運動のほうが効果があります。運動によって、中性脂肪値やHDL（善玉）コレステロール値は比較的早く改善しますが、LDL（悪玉）コレステロール値はある程度つづけないと下がってきません。すぐには効果が出なくても、気長に運動をつづけていくことがたいせつです。

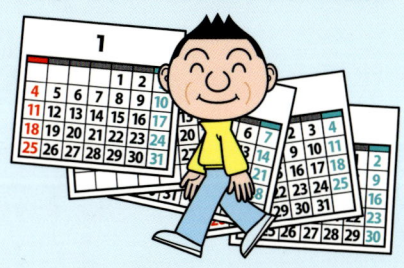

■強すぎない運動にする

軽く汗ばむ程度の強さの運動が効果的です。強すぎる運動だと、心臓や関節などに悪影響を及ぼす心配があります。

■毎日できる運動にする

運動は積み重ねていかないと効果が上がりません。間隔があいてしまうと効果が蓄積されにくいのです。週1回スポーツジムに通ったり、月に1～2回ゴルフをするだけでは、効果はあらわれにくいといえます。1日に合計30～60分の運動を、できれば毎日、少なくとも週3回は実行したいものです。

ていくようにします。

運動はどうも苦手という人は、まずはふだんの生活の中で意識して体を動かすようにしましょう。日常生活での動作や活動を少し活発にするだけでも基礎代謝量がふえて、脂質値の改善に効果があります。たとえば、外出時には、なるべく歩くようにし、エレベーターやエスカレーターは使わずに階段を利用するなど、できることから始めてみましょう。

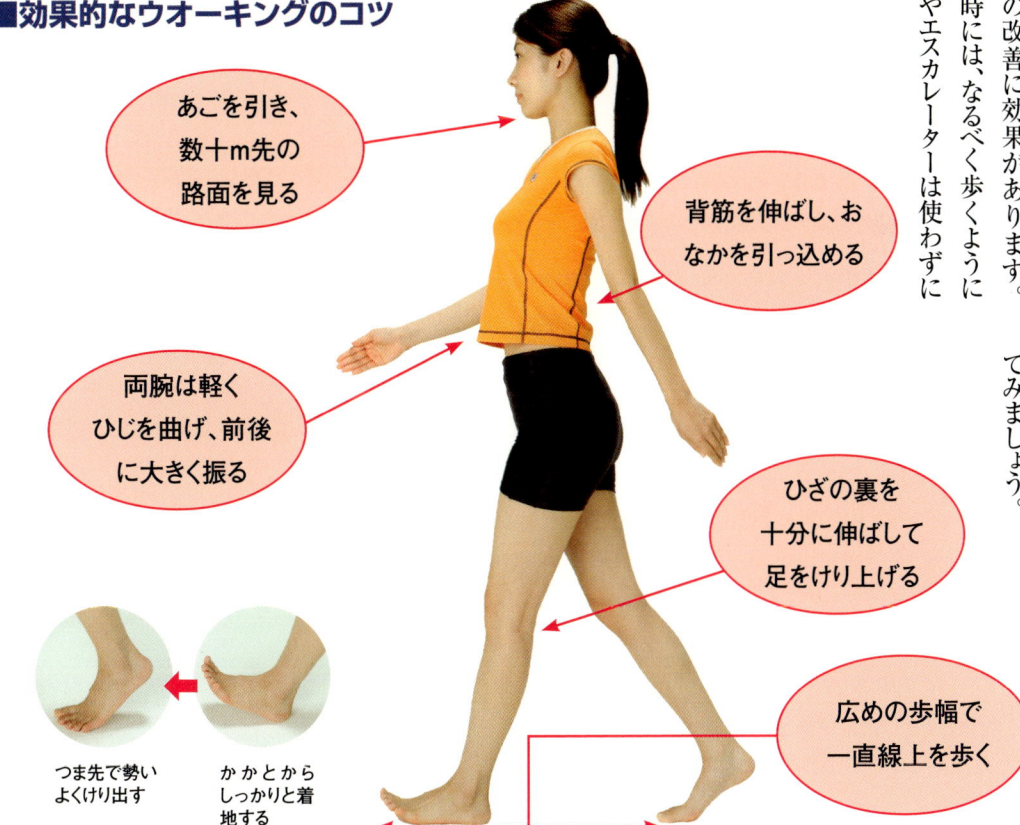

■効果的なウオーキングのコツ

- あごを引き、数十m先の路面を見る
- 背筋を伸ばし、おなかを引っ込める
- 両腕は軽くひじを曲げ、前後に大きく振る
- ひざの裏を十分に伸ばして足をけり上げる
- 広めの歩幅で一直線上を歩く
- つま先で勢いよくけり出す
- かかとからしっかりと着地する

薬物療法は食事療法などで改善が見られないときに行います

脂質異常症の薬は2種類に大別されます

食事療法や運動療法など生活習慣の改善を3〜6カ月つづけても、コレステロール値や中性脂肪値が下がらない場合は、医師の診断のもとで薬物療法が考えられます。使用する薬については、脂質異常症のタイプと患者さんの病状によって、医師が最も適切と考えられるものを選択し処方します。

脂質異常症の薬には、コレステロール値を下げる薬と中性脂肪を下げる薬があります。その作用は、体内でのコレステロールや中性脂肪の合成を阻害したり、吸収を抑制したりすることにあります。いずれも長期間服用をつづける薬なので、医師の指導や注意に従うことがたいせつです。

薬物療法をつづけて脂質値が下がってきても、それで脂質異常症が治ったわけではありません。患者さんが勝手に薬の量を減らしたり、服用をやめたりすると、薬でコントロールされていた脂質値が元に戻ってしまうこともあります。まして脂質値が改善していないうちに勝手に服用を中止すると、動脈硬化が進行して、心筋梗塞や脳梗塞を起こす可能性が高くなります。薬の服用に関して、素人判断は禁物です。

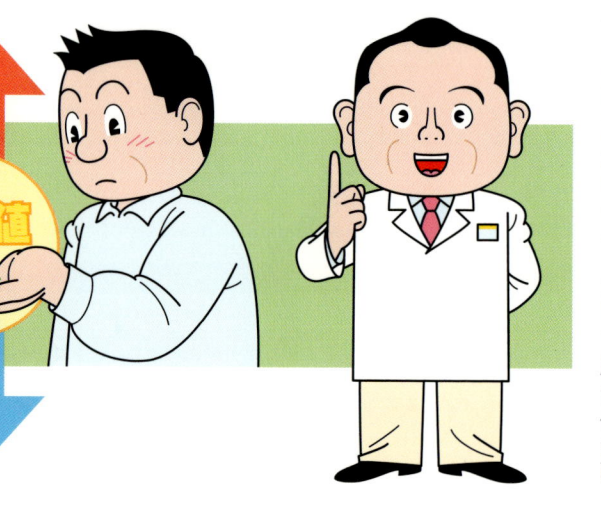

合併症がある場合は

脂質異常症のほかに合併症があり、すでに薬を何種類か常用している人もいます。このようにさまざまな治療薬を一度に使うときには注意が必要です。

薬の飲み合わせによっては、薬の効果がなくなったり、薄れたり、効果が強く出すぎたり、薬どうしの相互作用のせいで思いも寄らない副作用があらわれたりします。なんらかの合併症で薬物療法を行っている人、特に高齢者は、その薬を医師に報告するか直接見てもらってください。場合によっては、医師が薬の選択を変えることもあります。

現在、日本で使用されている薬には以下のようなものがあります。

■薬は2種類に大別されます

LDLコレステロールを減らす薬
- スタチン剤
- 陰イオン交換樹脂剤
- プロブコール

中性脂肪を減らす薬
- フィブラート系薬剤
- イコサペンタエン酸
- ニコチン酸系薬剤

■脂質異常症の薬とその作用

	LDLコレステロール	HDLコレステロール	中性脂肪	主な働き
スタチン剤	下げる	上げる		肝臓でコレステロールが合成されるのを抑える
プロブコール	下げる	下げる		コレステロールが酸化し、血管に付着するのを防ぐ
陰イオン交換樹脂剤	下げる			腸の中でコレステロールと胆汁酸の再吸収を抑える
ニコチン酸系薬剤	下げる	上げる	下げる	脂肪酸が集まって中性脂肪になるのを防ぐ
フィブラート系薬剤	下げる	上げる	下げる	中性脂肪の合成を抑制する
イコサペンタエン酸			下げる	血小板の働きを抑制して固まるのを防ぐ

メタボリックシンドロームの診断基準にLDLコレステロール値が入っていないのはどうしてでしょうか？

メタボリックシンドロームとは、9ページでも説明したように、いくつかの条件が重なって、動脈硬化が進行しやすく、動脈硬化性疾患の発症の危険性が高い状態のことです。その条件（危険因子）とは、内臓脂肪型肥満があることに加えて、血液中の脂質値の異常や血圧値、血糖値が上昇することです。

しかし、メタボリックシンドロームの診断基準には、LDL（悪玉）コレステロール値の上昇が入っていません。その理由は、メタボリックシンドロームは、高LDLコレステロール血症とは独立した、動脈硬化を促進する危険性の高い病態だからです。メタボリックシンドロームで条件となる脂質異常症は中性脂肪の増加やHDL（善玉）コレステロール値の低下です。

そのほかに、血糖値や血圧値の上昇も条件になります。ここで重要なのは、それらの数値です。糖尿病や高血圧の診断基準値には至っていないものの、それより少し低めの境界域的な数値が基準になっています。つまり、脂質値、血糖値、血圧値のひとつひとつについて、少しずつ悪い状態が集積しているのが問題なのです。

左のグラフを見てください。狭心症や心筋梗塞など動脈硬化性の心臓病を発症する危険度は、これらの危険因子を数多く持つほど高くなります。危険因子がない人のリスクを1とした場合、危険因子が1つあれば約5倍、2つでは約10倍、3つ以上となるとなんと約30倍にも増大します。

高LDLコレステロール血症は、単独でも動脈硬化の主要な危険因子であることが明らかで、それに対する治療の効果も確立されています。

高LDLコレステロール血症とメタボリックシンドロームが合併する場合は、狭心症や心筋梗塞といった冠動脈疾患がいっそう起こりやすくなるので、両方に対する治療を行うことが必要になってきます。

■危険因子の数がふえるにつれて動脈硬化性の心臓病の危険がこんなに高まります

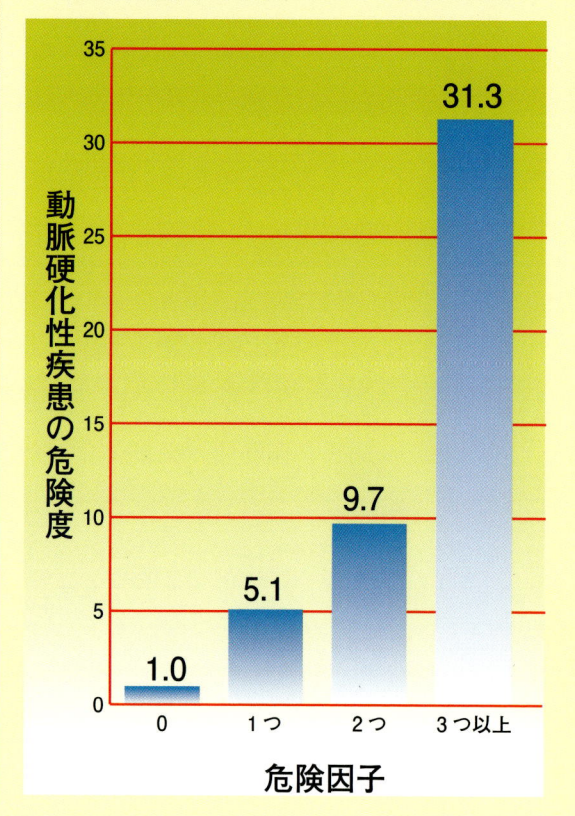

危険因子	動脈硬化性疾患の危険度
0	1.0
1つ	5.1
2つ	9.7
3つ以上	31.3

第2章

コレステロール・中性脂肪を下げる食事

実践編

主菜

生活習慣病のひとつである脂質異常症では、毎日の食生活が治療や予防の大きな鍵を握ります。まずは食べすぎを正し、次にコレステロール値や中性脂肪値を下げるための献立内容に変えていきましょう。ここでは、すぐに役立つ主菜料理の数々を紹介していきます。有効成分を豊富に含んだ青背の魚や大豆・大豆製品を使った料理を積極的にとるようにします。

- ■材料は、特に指定のないものは原則として、使用量は正味量（野菜ならへたや皮などを除いた、純粋に食べられる量）で表示してあります。
- ■材料は、特に指定のないものは原則として、水洗いをすませ、野菜などは皮をむくなどの下ごしらえしたものを使います。
- ■料理ごとに表示してあるエネルギー量、塩分量などの栄養データはすべて1人分です。エネルギー量は、一の位を四捨五入して10kcal刻みで示してあります。
- ■家族の分もまとめて作る場合は、材料の使用量を人数分だけ掛け算してふやします。

魚のあぶらは中性脂肪を減らしてHDL（善玉）コレステロールをふやし、血液をサラサラにします。生のままで、また、蒸す、煮るなどの調理法で汁ごと食べ、有効成分を逃さずとりましょう。

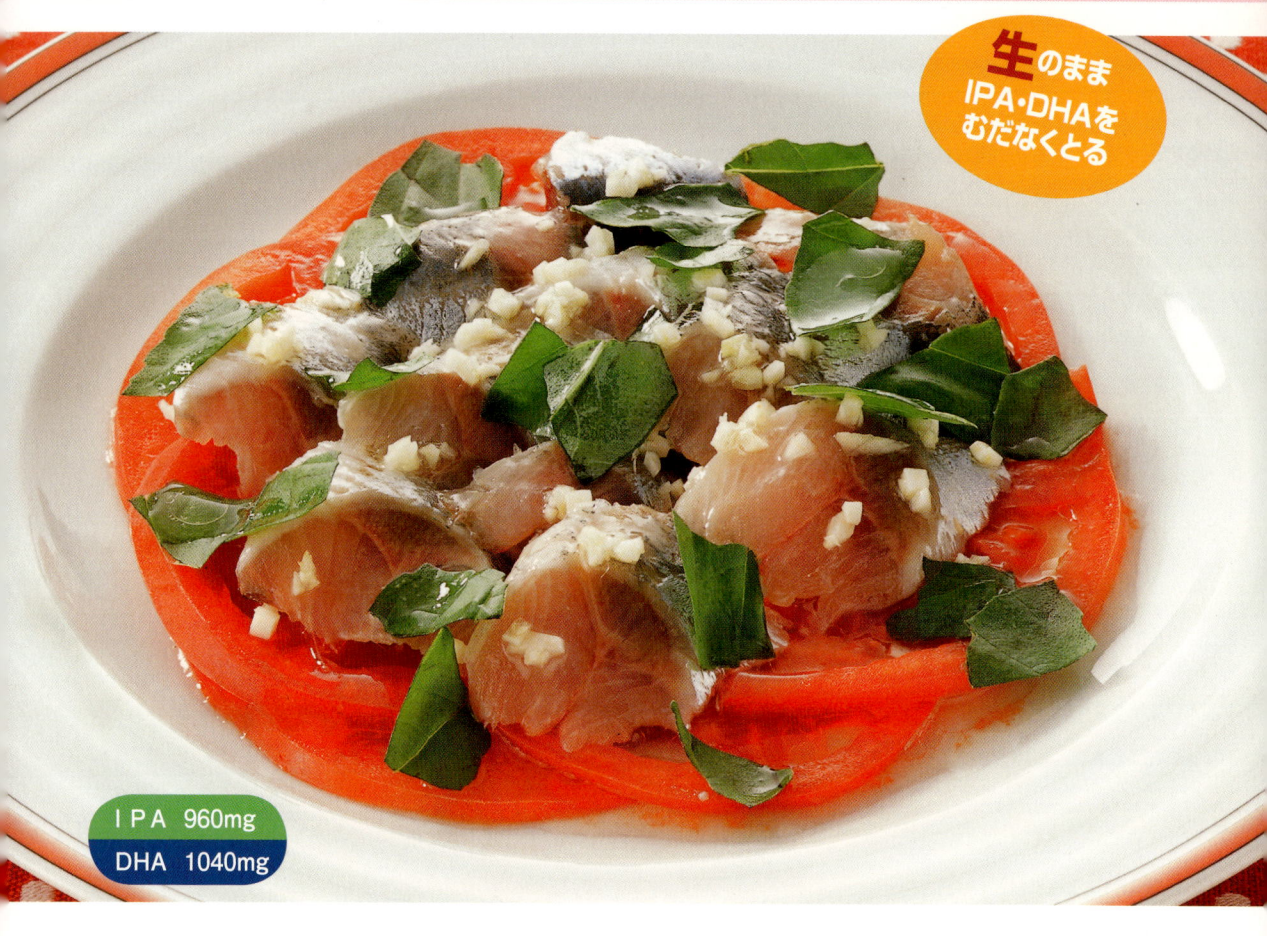

生のまま IPA・DHAをむだなくとる

IPA 960mg
DHA 1040mg

レモン汁の風味を生かして、塩分も控えめ。
ほかに、あじやさんまでもおいしくできます。

いわしのイタリアン風刺し身

エネルギー **210** kcal
コレステロール **52** mg
食物繊維 **0.7** g
塩分 **0.4** g

〈作り方〉

1. トマトは薄切りにする。バジルの葉は手でちぎっておく。
2. いわしは薄皮をむき、一口大のそぎ切りにする。
3. 皿にトマトを丸く敷いて②をのせ、にんにくと①のバジルを散らす。軽く塩、こしょうを振って、レモン汁とオリーブ油を回しかける。

参考メモ
バジルの生葉がない場合は、びん詰めのドライタイプを利用しましょう。

材料（1人分）

いわし（三枚おろしにしたもの）	80g
トマト	1/3個
にんにく（みじん切り）	小さじ1/3
バジル（生葉）	2枚
塩、こしょう	各少々
レモン汁	小さじ1
オリーブ油	小さじ1/2

主菜

IPA(EPA)・DHAが豊富なメニュー

薄味に仕上げてあるので蒸し汁ごと食べられます。
豆板醤（トウバンジャン）の辛みが味のアクセント。

さんまの香味蒸し（こうみむし）

エネルギー **200** kcal
コレステロール **33** mg
食物繊維 **1.3** g
塩分 **1.4** g

材料（1人分）

さんま	筒切りにしたもの50g
にんじん	20g
絹さや	2枚
しょうが（薄切り）	3枚
A ┌ 日本酒	大さじ1
├ しょうゆ	小さじ1
├ 砂糖	小さじ1/2
├ 中華スープの素（顆粒）	小さじ1/4
└ 豆板醤	小さじ1/3
長ねぎ	3cm

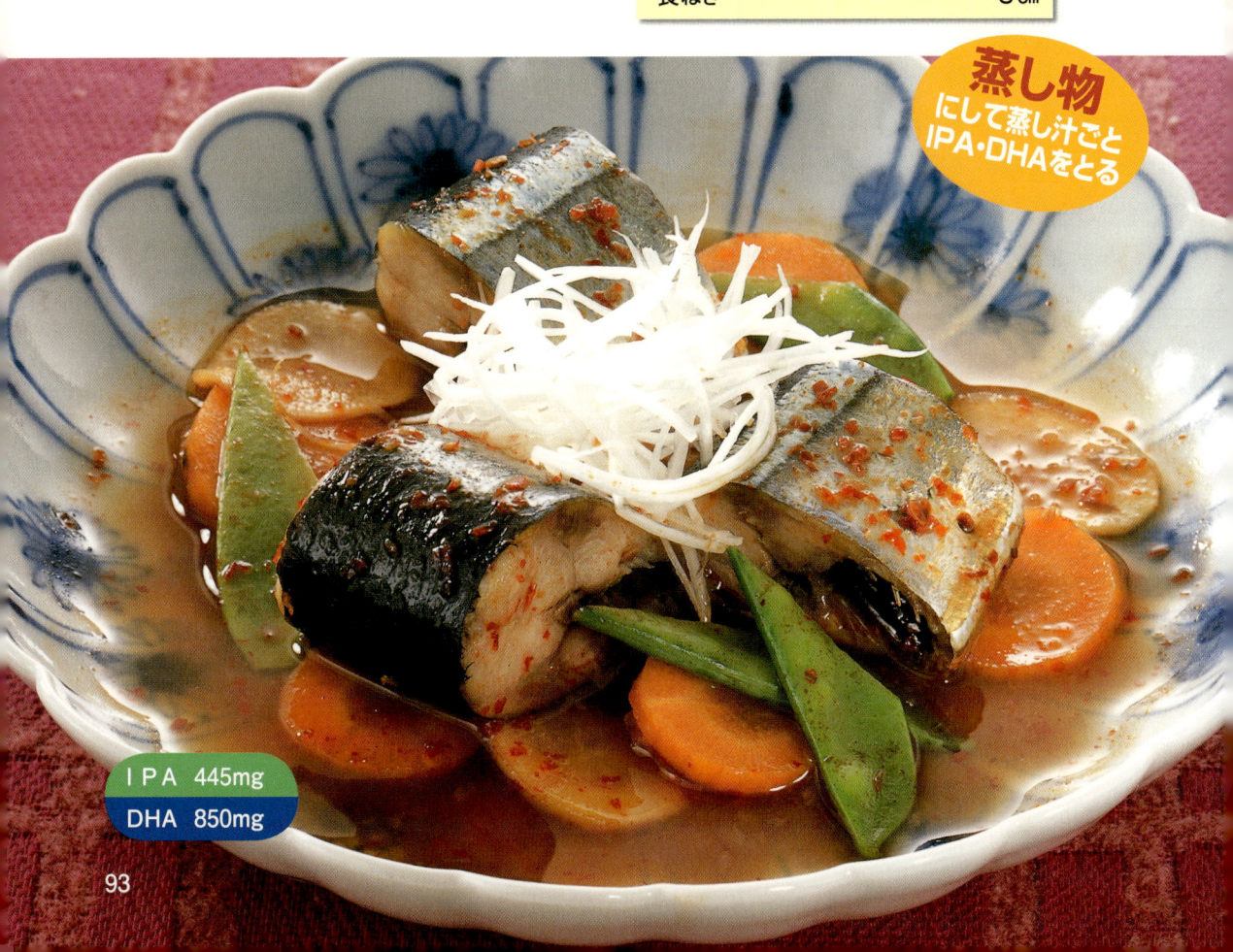

〈作り方〉

1. にんじんは2～3mm厚さの輪切りにする。絹さやは筋をとり、1枚を斜め半分に切る。
2. 長ねぎは白い部分のみをせん切りにして水にさらし、シャキッとさせて水けをきっておく。
3. ボウルにAを入れ、よくまぜ合わせておく。
4. 器にさんまと1、しょうがを入れ、3をかける。これを蒸気の上がった蒸し器に入れ、強火で3～4分蒸し、仕上げに2の白髪ねぎを散らす。

蒸し物にして蒸し汁ごとIPA・DHAをとる

IPA 445mg
DHA 850mg

日本酒としょうがが青背の魚の生ぐさみを消してくれます。
野菜をたくさん使うので食物繊維も豊富。

さばの酒蒸し(さかむ)あんかけ

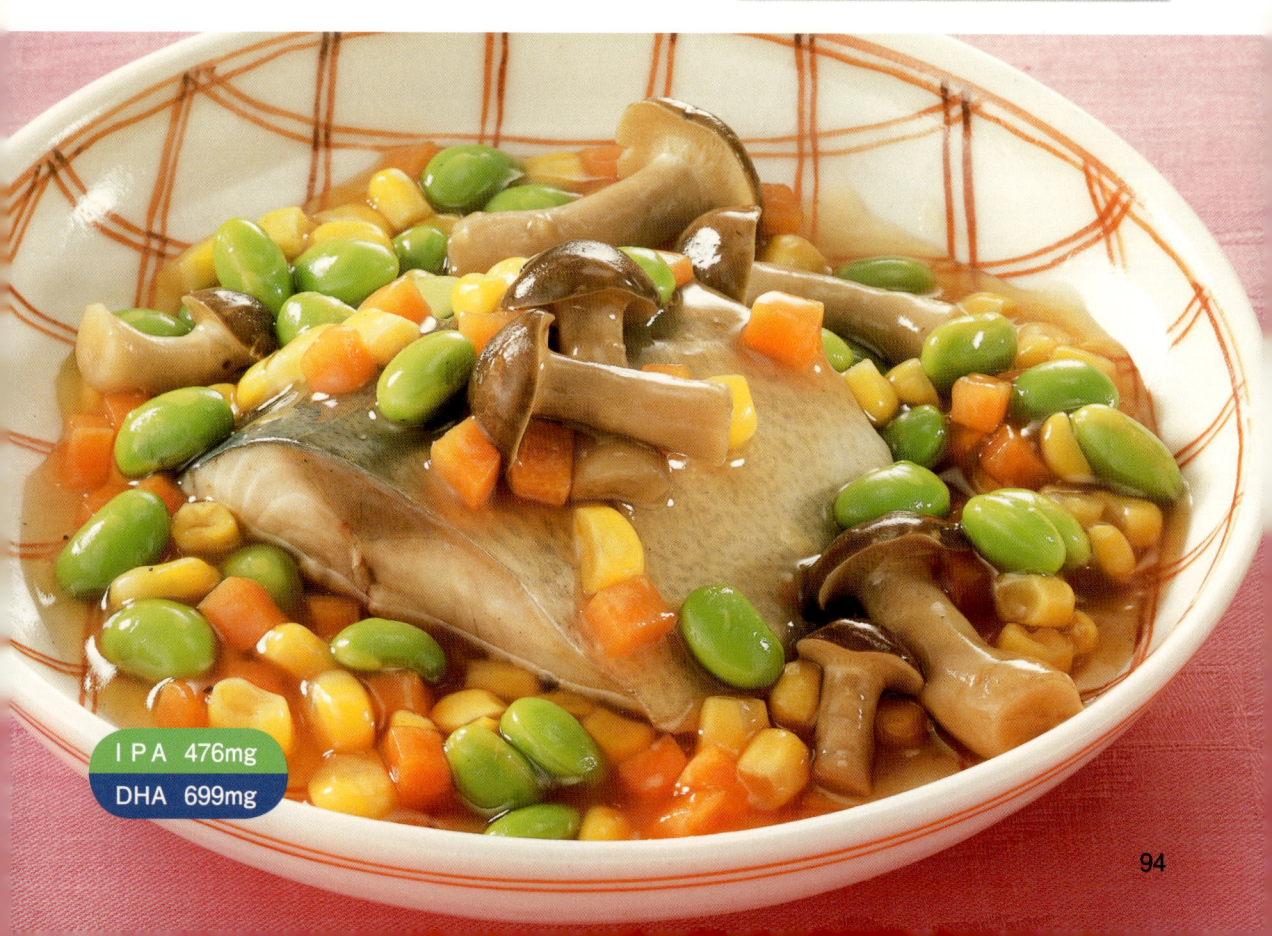

エネルギー **220** kcal
コレステロール **38**mg　食物繊維 **3.2**g　塩分 **1.2**g

材料(1人分)

さば(切り身)		60g
枝豆(ゆでてさやから出したもの)		20g
粒コーン(缶詰)		20g
しめじ		30g
にんじん		20g
A	だし汁	1/4 カップ
	しょうゆ	小さじ 1/2
	日本酒	小さじ 1
	みりん	小さじ 1
	しょうが汁	小さじ 1/2
塩		少々
日本酒		大さじ 1
B	かたくり粉	小さじ 1
	水	大さじ 1

〈作り方〉

1. さばは中央に浅く切り込みを入れ、軽く塩を振って5分ほどおく。これを蒸し器に入る大きさの皿にのせ、日本酒を振りかけて、蒸気の上がった蒸し器に入れて5分ほど強火で蒸す。

2. しめじは根元を切り落として小分けにし、にんじんは5mm角に切る。

3. 鍋にAを入れて強火にかけ、煮立ったら枝豆、粒コーン、②を入れて中火で2〜3分煮る。ここに、まぜ合わせたBを回し入れてとろみをつけ、①のさばの上にかける。

IPA 476mg
DHA 699mg

主菜

IPA(EPA)・DHAが豊富なメニュー

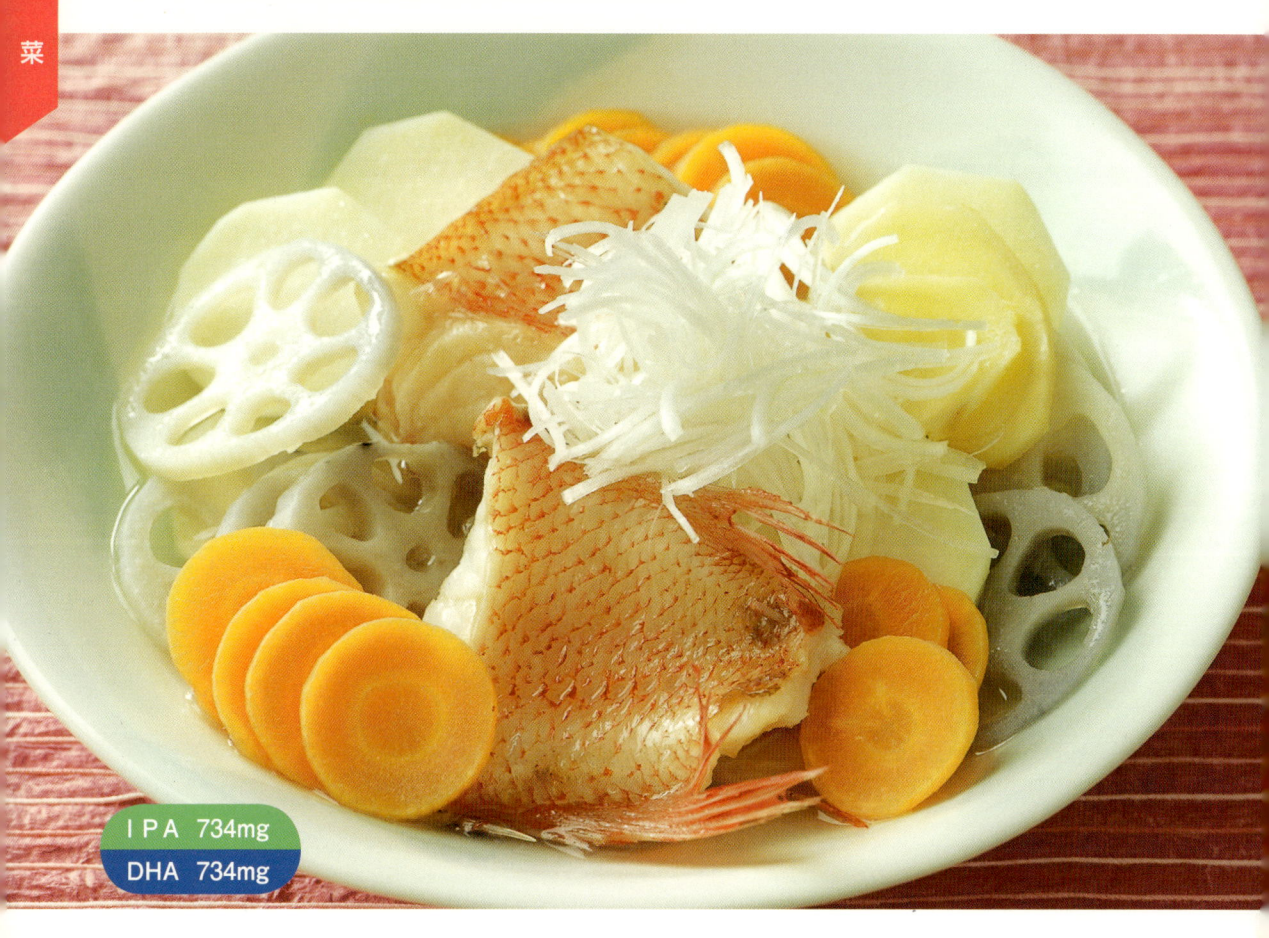

IPA 734mg
DHA 734mg

青背の魚以外では、きんきもIPAとDHAを多く含みます。ねぎやしょうがなどの香味野菜で香りを添えるのがポイント。

エネルギー **210** kcal
コレステロール **37** mg
食物繊維 **2.5** g
塩分 **0.9** g

きんきと根菜の蒸し物

材料(1人分)

きんき(切り身)	50g
れんこん	20g
にんじん	30g
里いも	1個
しょうが(薄切り)	2枚
A ┌ 昆布だし	$\frac{1}{4}$ カップ
├ 日本酒	大さじ1
├ みりん	小さじ1
└ 塩	少々
長ねぎ	20g

〈作り方〉

1. れんこんとにんじんは3mm厚さの、里いもは5mm厚さの輪切りにする。
2. きんきは、切り身を半分に切る。
3. 長ねぎは白い部分のみをせん切りにし、水に放してシャキッとさせる。
4. 耐熱皿に①と②を並べ入れ、しょうがも加えて、まぜ合わせたAを注ぐ。
5. 蒸気の上がった蒸し器に④を入れ、強火で4〜5分蒸す。
6. ⑤が蒸し上がったら、水けをきった③を上にのせて食卓へ。

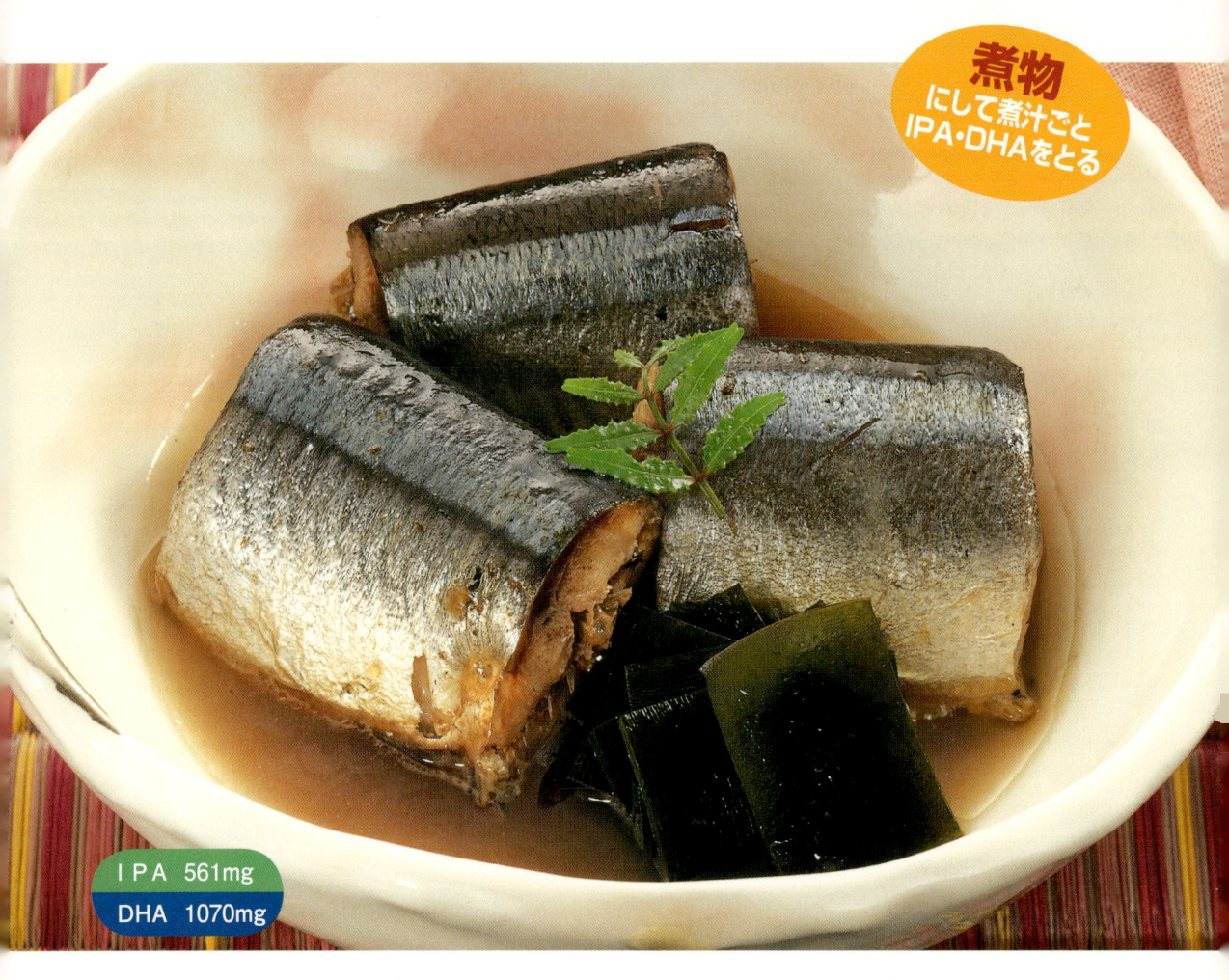

煮物にして煮汁ごとIPA・DHAをとる

IPA　561mg
DHA　1070mg

煮汁には有効成分IPA・DHAがとけ出ています。
煮汁もとる場合は塩分を控えて薄味に仕上げるのがポイント。

さんまと昆布のさんしょう煮

エネルギー **220** kcal
コレステロール **43** mg
食物繊維 **0.3** g
塩分 **1.1** g

材料（1人分）

さんま（筒切りにしたもの）	90g（正味63g）
昆布	5cm
粒ざんしょう（乾燥）	少々
A ┌ だし汁	2/3カップ
├ しょうゆ	小さじ1
├ 日本酒	小さじ2
└ 砂糖	小さじ1
木の芽	少々

〈作り方〉

1. 鍋にAと昆布、粒ざんしょうを入れて強火にかける。煮立ったら、さんまを重ならないように並べ入れて落としぶたをし、弱火で30分ほど煮込む。
2. 器に①のさんまを汁ごと盛って木の芽をのせ、やわらかくなった昆布も一口大に切って添える。

参考メモ
粒ざんしょうのかわりに、しょうがの薄切りを2～3枚加えて煮てもよいでしょう。

主菜

IPA(EPA)・DHAが豊富なメニュー

ぶりのあら（頭とカマ）を使ってもいいでしょう。あぶらが多く、身にまさるうまみがあります。

ぶり大根

エネルギー **200** kcal
コレステロール **36** mg
食物繊維 **3.3** g
塩分 **2.7** g

材料（1人分）

ぶり（切り身）	50g
大根	80g
しょうが（せん切り）	少々
米のとぎ汁	適量
A ┌ だし汁	2/3カップ
├ しょうゆ	大さじ1
├ 日本酒	小さじ2
└ みりん	小さじ2

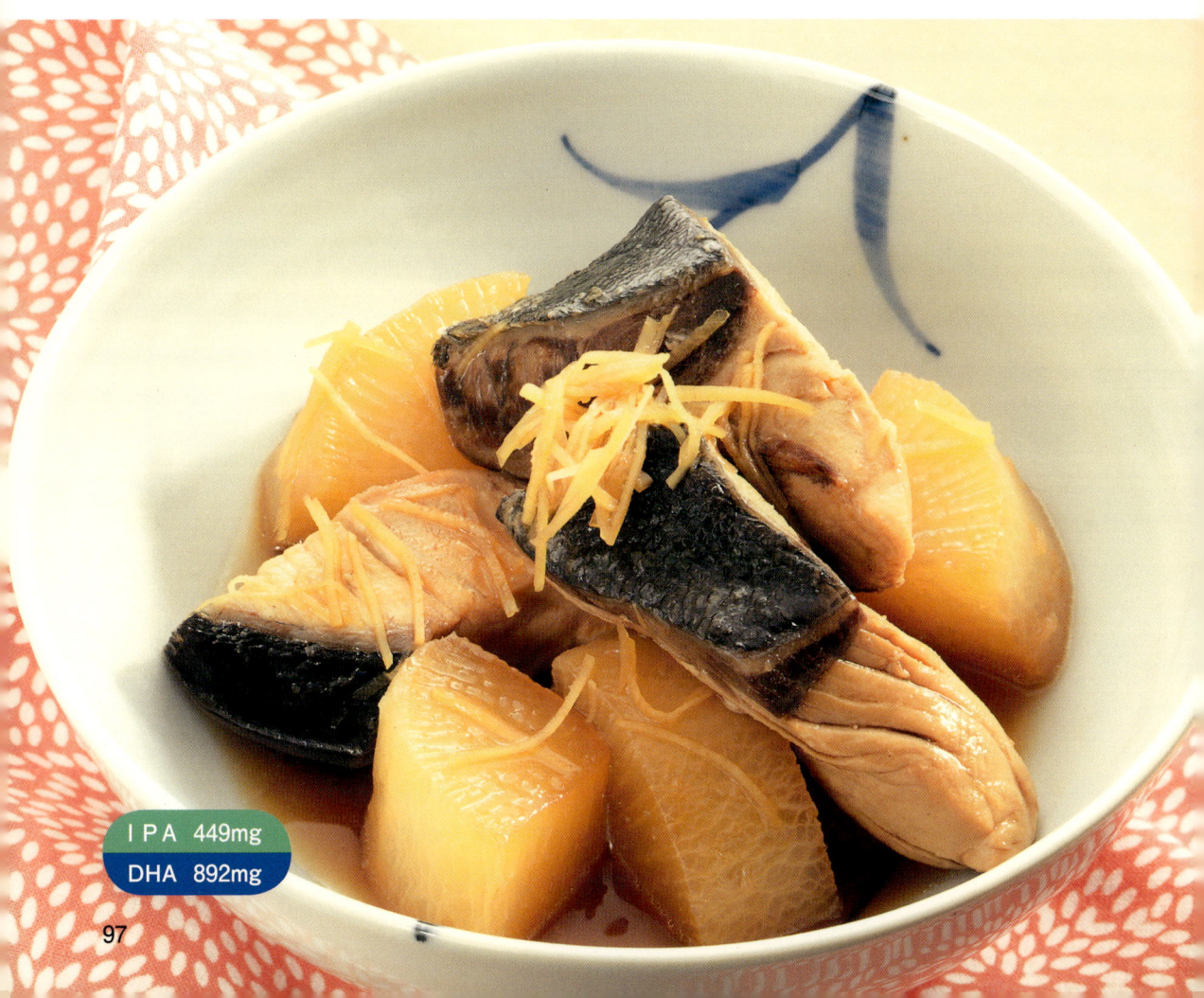

〈作り方〉

1. 大根は3cm厚さのいちょう切りにする。鍋に入れ、かぶるくらいの米のとぎ汁を加えて火にかけ、煮立ったら約10分ゆでてざるに上げる。
2. ぶりは3等分に切る。
3. 鍋にAとしょうがのせん切りを入れて強火にかける。煮立ったら①と②を加え、落としぶたをして30〜40分弱火で煮込む。途中、煮汁が少なくなったら、水を少量ずつ補って煮ていく。

IPA 449mg
DHA 892mg

IPA・DHAがむだなくとれる焼き物。
いわしのかわりに、さんまやあじを使ってもおいしくできます。

いわしのかば焼き

エネルギー	**370** kcal
コレステロール	**65** mg
食物繊維	**0.8** g
塩分	**2.2** g

〈作り方〉

1. いわしは頭と腹わたをとり除いて水洗いし、ペーパータオルなどで水けをふきとる。腹側から中骨に沿って包丁を入れ、身を開いて、中骨をはずす。
2. Aを合わせた中に①を15分ほどつけ、汁けをペーパータオルでふいて小麦粉をまぶす。つけ汁はとっておく。
3. フライパンに植物油を入れて熱し、つけ合わせ用のししとうがらしを中火で軽く炒めてとり出す。次に②を入れて弱めの中火で両面をこんがりと焼き、つけ汁を回しかけて全体にからめ、火を止める。
4. ③を皿に盛って粉ざんしょうを振りかけ、しょうがの甘酢漬けとししとうがらしをつけ合わせる。

材料（1人分）

いわし	小2尾(100g)
A ┌ しょうゆ	小さじ2
├ みりん	小さじ2
├ 砂糖	小さじ1/2
└ しょうが汁	少々
小麦粉	大さじ1
植物油	小さじ2
粉ざんしょう	少々
つけ合わせ	
ししとうがらし	2本
しょうがの甘酢漬け	少々

焼き物はフライパン焼きがおすすめ

IPA 1200mg
DHA 1300mg

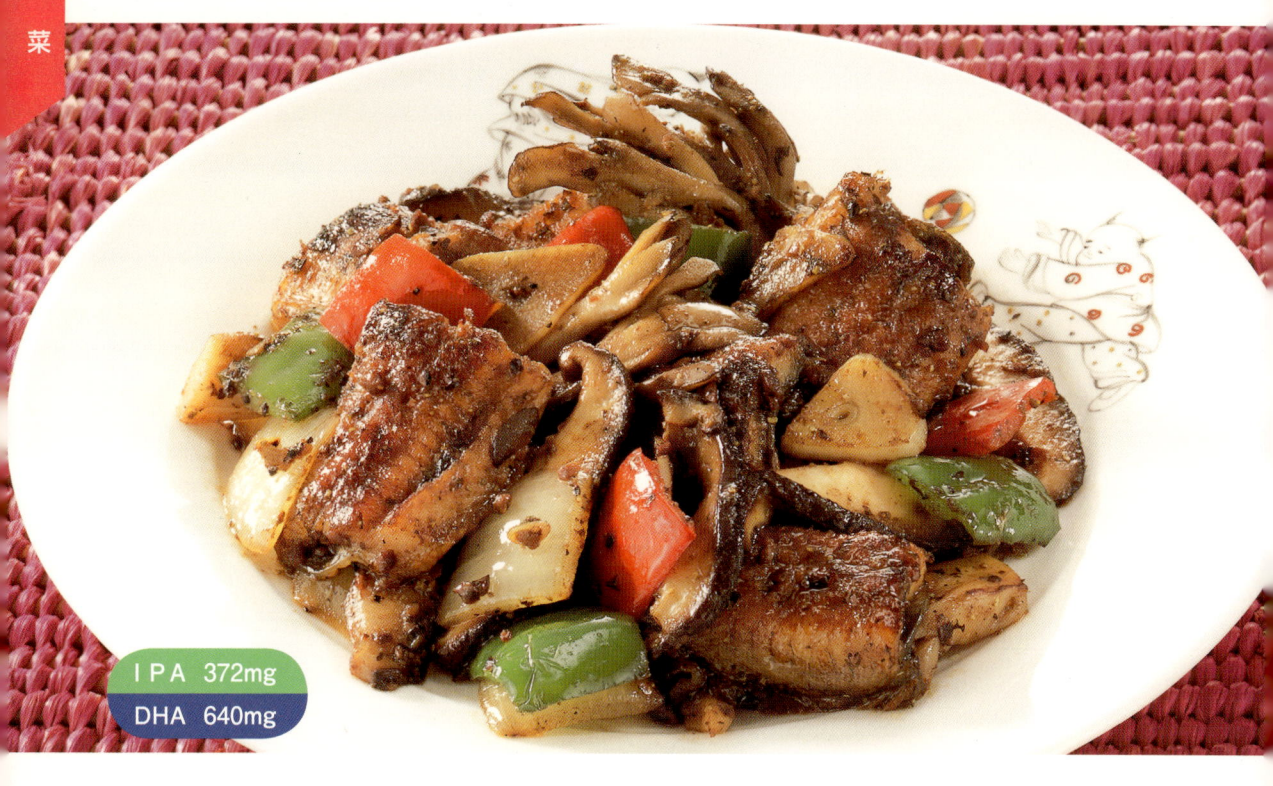

主菜

IPA(EPA)・DHAが豊富なメニュー

IPA 372mg
DHA 640mg

かば焼きを利用した手軽な炒め物です。
汁けがなくなるまで炒め合わせるのがIPA・DHAをむだなくとるコツ。

エネルギー **230** kcal
コレステロール **115** mg
食物繊維 **2.5** g
塩分 **1.5** g

うなぎと野菜のさんしょう炒め

〈作り方〉

① ピーマンと赤ピーマン、玉ねぎはそれぞれ2cm角に切る。

② 生しいたけは軸を切り落として薄切りに、まいたけは小分けにする。にんにくは薄切りにする。

③ うなぎのかば焼きは串をはずして一口大に切る。

④ Aの豆豉はみじん切りにして小さなボウルに入れ、残りのAの調味料とよくまぜ合わせておく。

⑤ フライパンにごま油と②のにんにくを入れて弱火にかけ、香りが出てきたら①と②のきのこ、③を入れて強火で炒め、④を加えて汁けがなくなるまで炒め合わせる。

材料(1人分)

うなぎのかば焼き	50g
ピーマン	1/4個
赤ピーマン	1/4個
玉ねぎ	30g
生しいたけ	1個
まいたけ	30g
にんにく	1/2片
A ┌ 粉ざんしょう	少々
┃ しょうゆ	小さじ 1/2
┃ 日本酒	小さじ 1/2
┃ 豆豉(トウチ)	大さじ 1/2
┃ チキンスープの素(固形)	1/4個
└ 水	大さじ 2
ごま油	小さじ 1

参考メモ

豆豉は、中国特有の調味料の一つ。蒸した大豆を発酵させて干した豆状のみそで、塩辛さと特有のうまみがあります。大型スーパーや中華食材専門店などで購入できます。

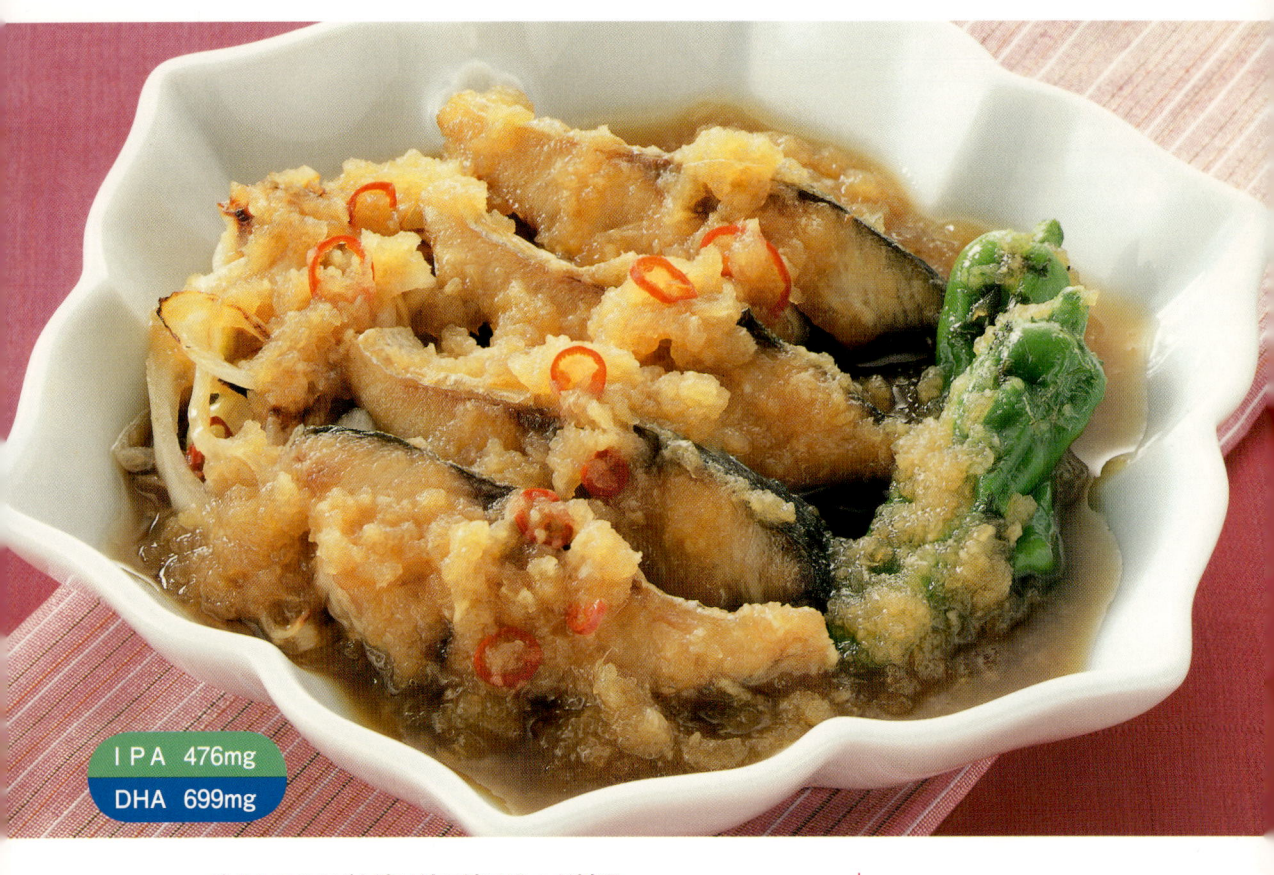

IPA 476mg
DHA 699mg

焼きたてのさばを漬け汁に漬け込んだ料理。
塩分が多いので、この漬け汁はできるだけ残しましょう。

さばの韓国風焼きびたし

エネルギー **230** kcal
コレステロール 39mg
食物繊維 2.3g
塩分 3.3g

〈作り方〉

1. 長ねぎは斜め薄切りにし、ししとうがらしはつまようじでところどころに穴をあけておく。
2. Aをボウルに入れ、よくまぜ合わせる。
3. さばは一口大に切る。
4. フライパンに植物油を入れて熱し、強火で③を皮側から先に焼き、焼き色がついたら裏返して身のほうも焼く。フライパンのあいているところに①も入れ、中火で焼き色がつくまで焼く。
5. ④の焼きたてを熱いうちに②に入れ、1時間ほど漬け込む。
6. ⑤を漬け汁ごと器に盛る。

材料（1人分）

さば（切り身）	60g
長ねぎ	1/2本
ししとうがらし	2本
A 玉ねぎのすりおろし	30g
りんごのすりおろし	40g
おろししょうが	小さじ1
おろしにんにく	小さじ1/2
しょうゆ	大さじ1
日本酒	大さじ1/2
チキンスープ	1/3カップ
赤とうがらし（小口切り）	1/2本分
植物油	小さじ1

※チキンスープは、チキンスープの素（固形）1/5個を湯1/3カップにといたもの。

主菜

IPA(EPA)・DHAが豊富なメニュー

フライパンで焼いて、あぶらを逃さずとります。
焼き網で焼いた場合のIPA・DHAの損失率は約20%。

さわらのみそ焼き

エネルギー **210** kcal
コレステロール **60** mg
食物繊維 **0.5** g
塩分 **1.3** g

材料(1人分)

さわら(切り身)		100g
A	みそ	大さじ 1/2
	みりん	小さじ 1
	日本酒	小さじ 1
ゆずの皮(すりおろし)		少々
酢どりしょうが		1本
サラダ菜		1枚

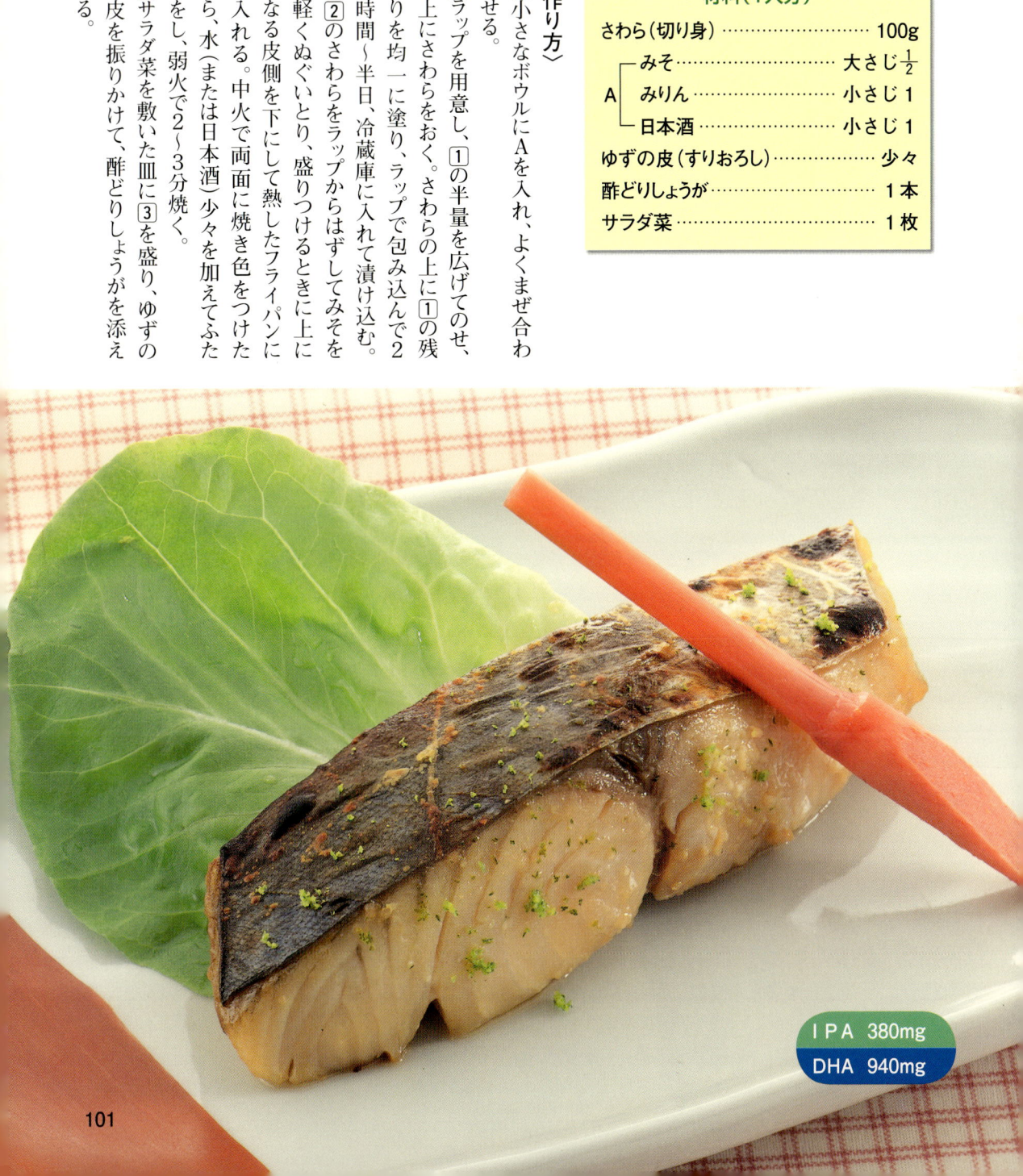

〈作り方〉

1 小さなボウルにAを入れ、よくまぜ合わせる。

2 ラップを用意し、①の半量を広げてのせ、上にさわらをおく。さわらの上に①の残りを均一に塗り、ラップで包み込んで2時間～半日、冷蔵庫に入れて漬け込む。

3 ②のさわらをラップからはずしてみそを軽くぬぐいとり、盛りつけるときに上になる皮側を下にして熱したフライパンに入れる。中火で両面に焼き色をつけたら、水(または日本酒)少々を加えてふたをし、弱火で2～3分焼く。

4 サラダ菜を敷いた皿に③を盛り、ゆずの皮を振りかけて、酢どりしょうがを添える。

IPA 380mg
DHA 940mg

101

大豆に含まれる植物性のタンパク質や脂質は、中性脂肪やLDL（悪玉）コレステロールを減らすだけでなく、HDL（善玉）コレステロールをふやす働きがあります。また、食物繊維も多く含み、脂質異常の改善に一役買ってくれます。毎日の食卓に1品はのせるようにしましょう。

煮豆にするとたっぷり食べられます。
食物繊維も、この1品で約8gもとれるおすすめメニュー。

大豆とこんにゃくのおかか煮

エネルギー	180 kcal

コレステロール	食物繊維	塩分
22 mg	7.9 g	1.7 g

材料（1人分）

大豆（水煮缶詰）	80g
板こんにゃく	100g
しょうが（薄切り）	2枚
花がつお	12g
A　だし汁	1/2カップ
しょうゆ	大さじ1/2
みりん	小さじ1
絹さや	1枚

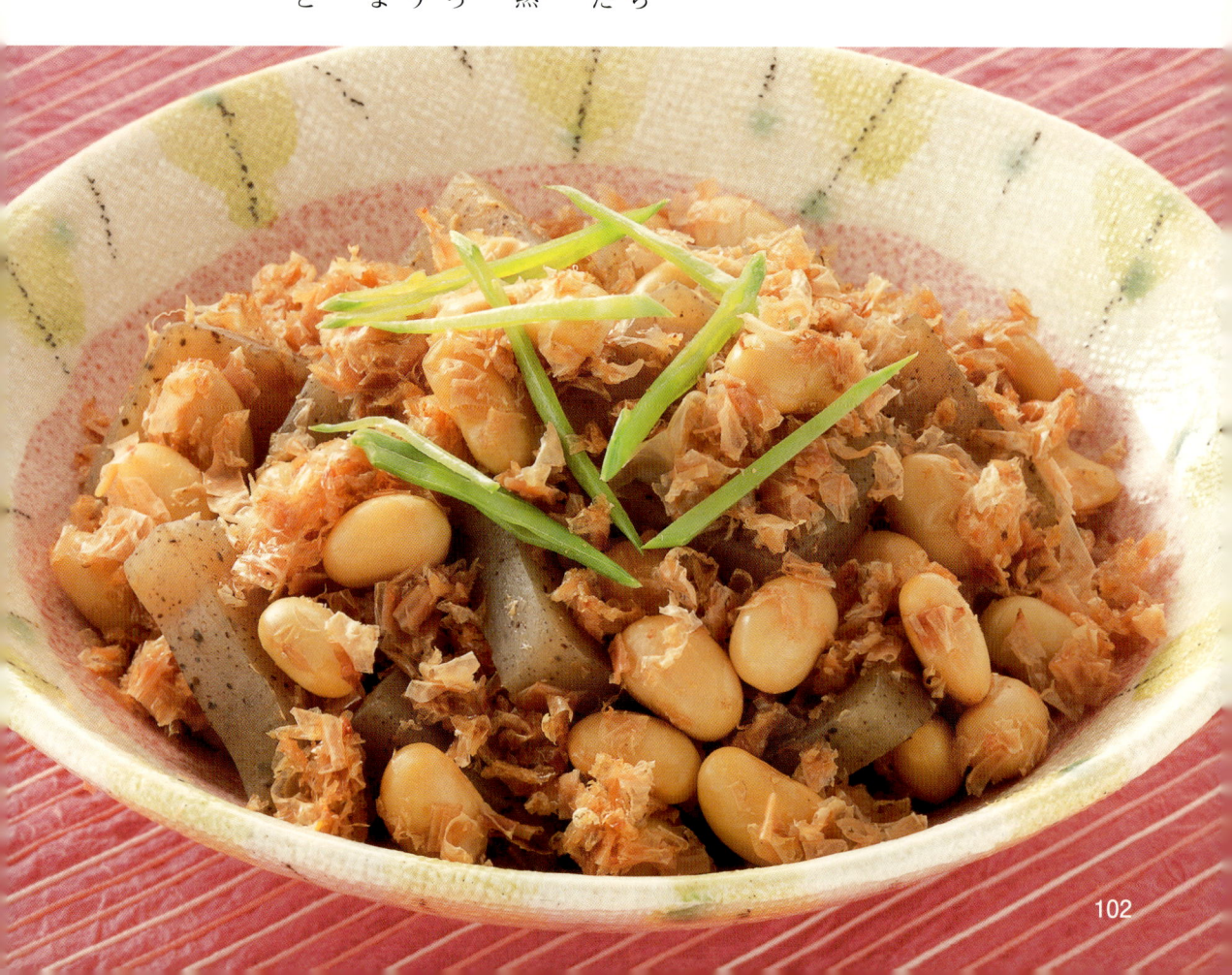

〈作り方〉

1. 板こんにゃくは5mm幅に切ってからさらに縦半分に切り、鍋に沸かした熱湯でさっとゆでておく。
2. 絹さやは筋をとって鍋に沸かした熱湯でさっとゆで、せん切りにする。
3. 鍋にAを入れて強火にかけ、煮立ったら大豆と①のこんにゃく、しょうがを入れて弱火で煮含め、煮汁が少し残る程度まで火を止める。
4. ③に花がつおを加えて全体をさっとまぜ合わせる。
5. ④を器に盛り、上から②を散らす

主菜

大豆・大豆製品を使ったメニュー

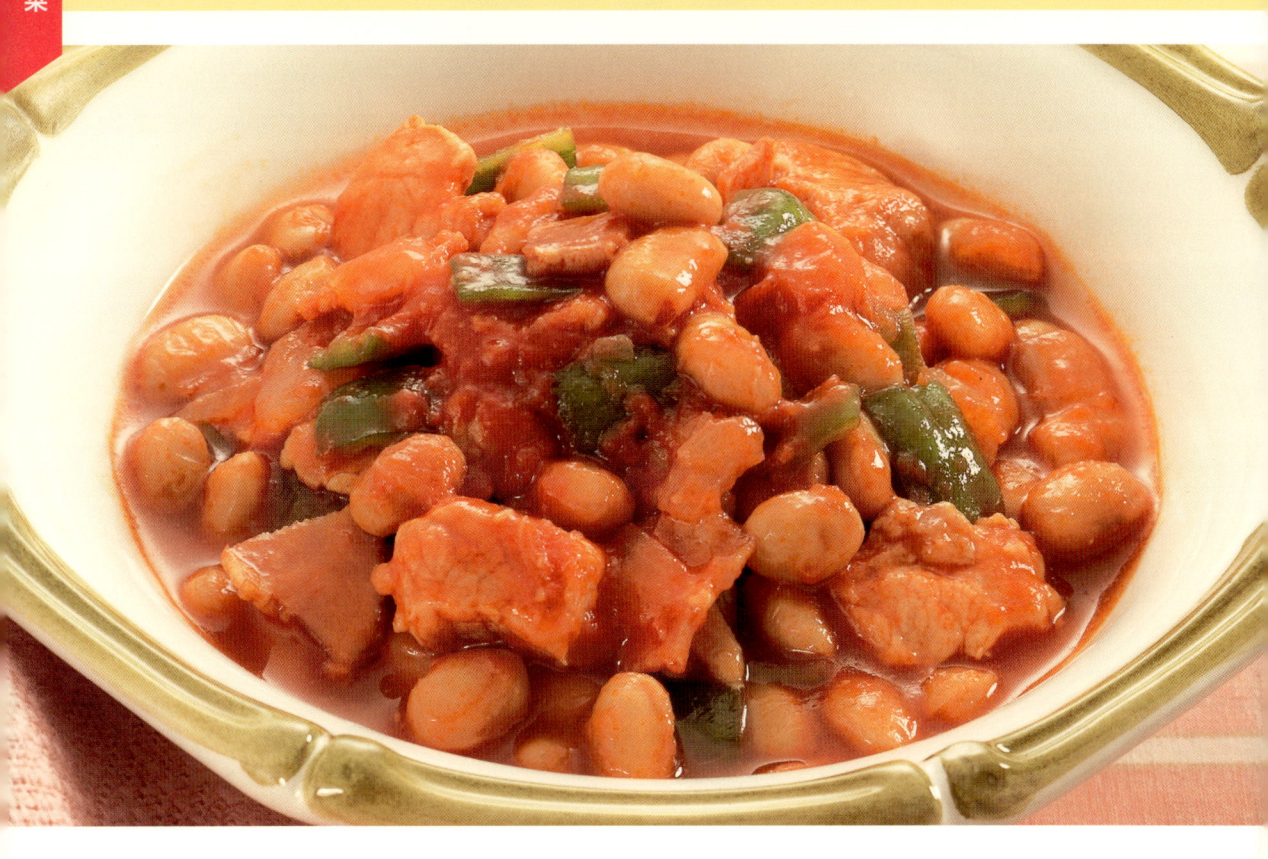

甘くない煮豆の代表選手。大豆の有効成分をまるごととれるうえ、食物繊維たっぷりのうれしいメニューです。

エネルギー **300** kcal
コレステロール **34** mg　食物繊維 **7.8** g　塩分 **1.8** g

ポークビーンズ

材料（1人分）

豚もも肉	40g
ベーコン	10g
大豆（水煮缶詰）	90g
玉ねぎ	1/3 個
ピーマン	20g
A　トマトジュース	1/4 カップ
トマトケチャップ	小さじ1
砂糖	小さじ 2/3
コンソメスープの素（固形）	1/4 個
塩、こしょう	各少々
植物油	小さじ 1/2

〈作り方〉

① 豚もも肉は2cm角に、ベーコンと玉ねぎ、ピーマンは1cm角に切る。

② 鍋に植物油を入れて熱し、①のベーコンを弱火で炒め、少しあぶらが出たら玉ねぎを加えて、さらに2分ほど炒める。次に強火にして豚肉を加え、肉の色が変わったら大豆も加えてさっと炒め合わせる。

③ ②の鍋に材料がかぶるくらいの水を注いで煮立て、弱火で1時間ほど煮込む。途中、水分が少なくなったら水を足す。

④ ③にAを加えて味をなじませ、塩とこしょうで味をととのえる。最後にピーマンを入れて一煮し、火を止める。

大豆を消化のよい形にしたのが豆腐。
大豆に含まれるほとんどの有効成分をとることができます。
豆腐に少ない食物繊維は、きのこを添えてカバー。

くずし豆腐のきのこあんかけ

エネルギー **140** kcal
コレステロール **0** mg
食物繊維 **3.3** g
塩分 **1.9** g

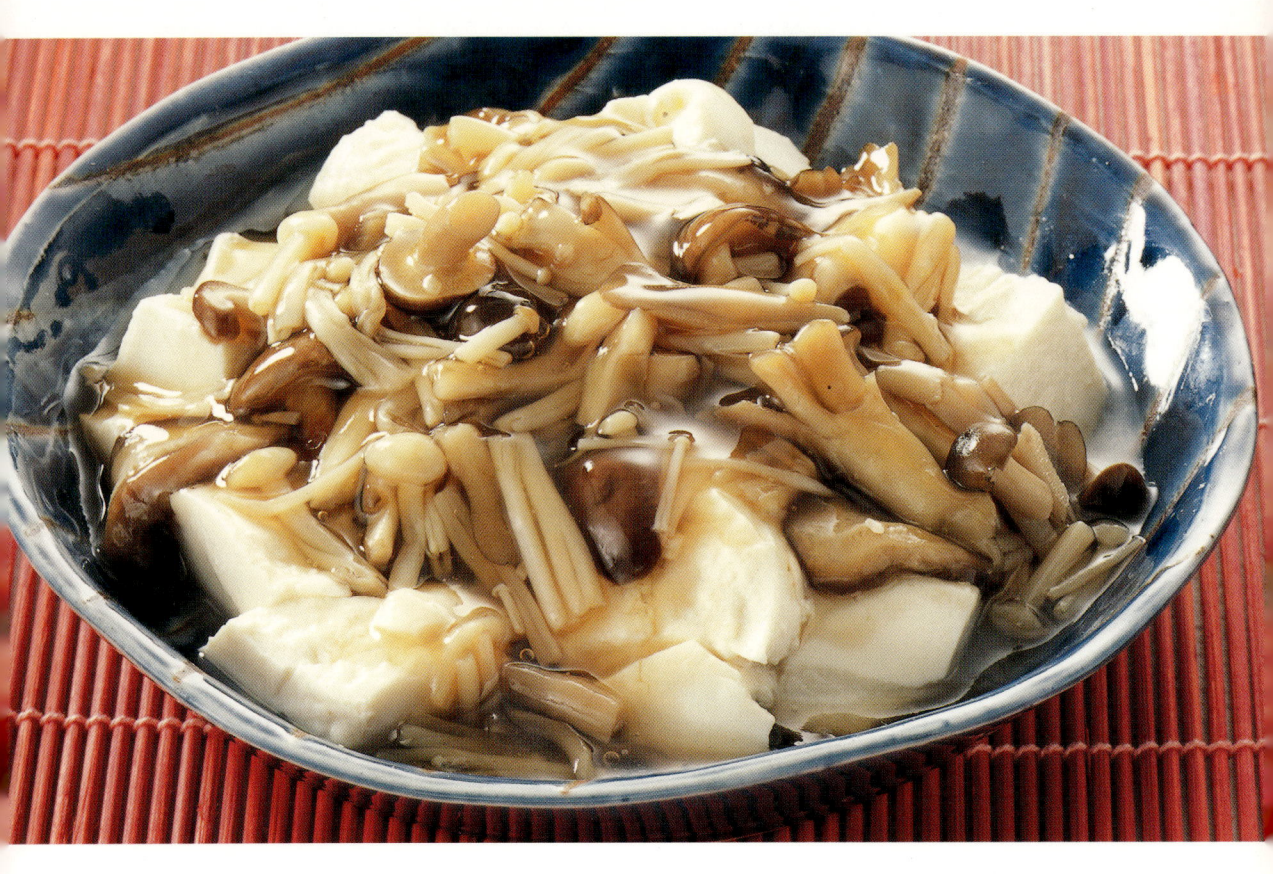

〈作り方〉

1. 生しいたけは石づきを切り落として薄切りにし、しめじは根元を切り落とし、まいたけとともに小分けにする。えのきだけは根元を切り落とし、3cm長さに切る。
2. 鍋にAを入れ強火にかけ、煮立ったら①を入れて中火で2〜3分煮る。ここに、まぜ合わせたBを回し入れてとろみをつけ、火を止める。
3. 絹ごし豆腐は鍋に沸かした熱湯で2〜3分中火でゆで、ざるに上げる。
4. ③を大きめにくずして皿に盛り、上から②をかける。

材料（1人分）

絹ごし豆腐		1/2 丁(150g)
生しいたけ		1/2 個
しめじ		20g
まいたけ		30g
えのきだけ		30g
A	だし汁	1/3 カップ
	しょうゆ	小さじ 1
	日本酒	大さじ 1
	みりん	小さじ 1
	塩	小さじ 1/5
B	かたくり粉	小さじ 1
	水	大さじ 1

大豆・大豆製品を使ったメニュー

主菜

大豆製品の焼き豆腐と油揚げを使ったおなじみ料理。
焼き豆腐には、木綿豆腐や絹ごし豆腐より食物繊維が多く含まれます。

おでん

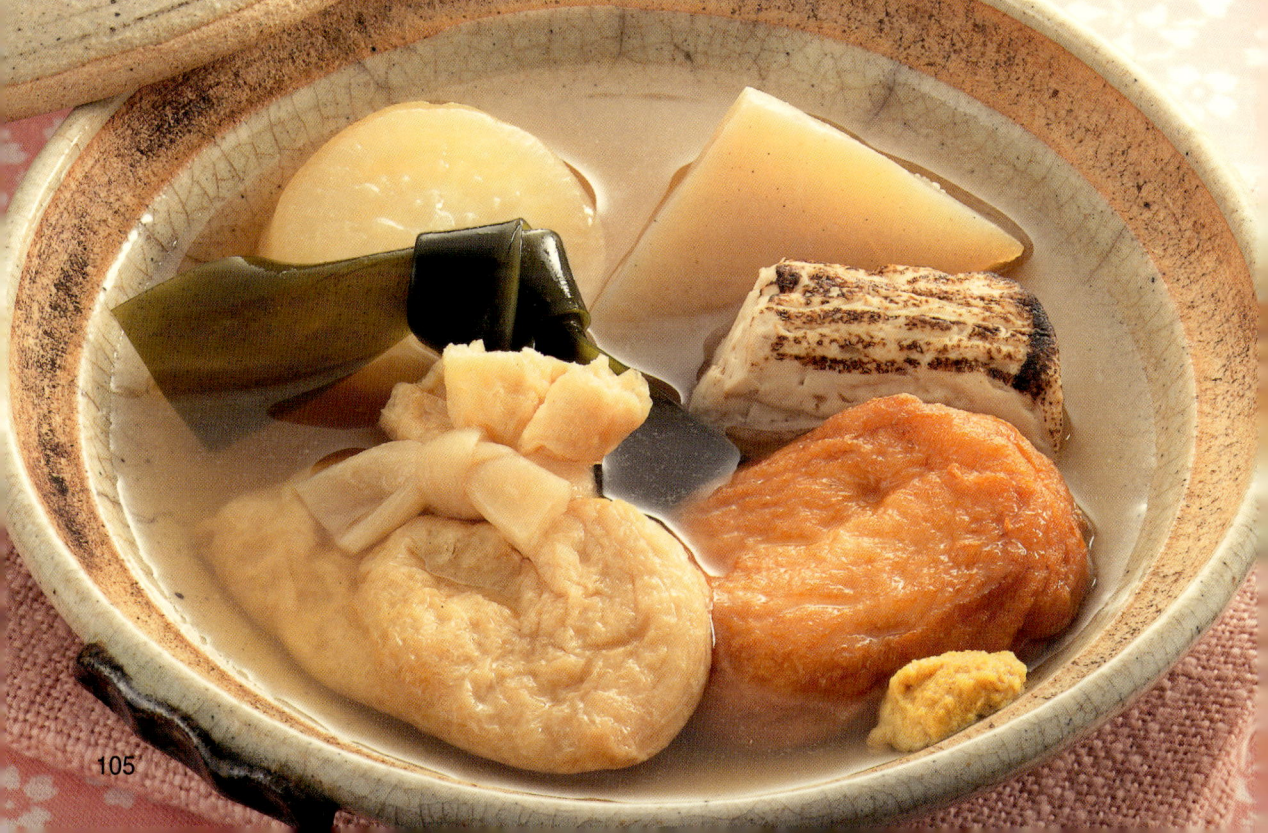

エネルギー **170** kcal
コレステロール **6** mg
食物繊維 **3.6** g
塩分 **3.1** g

〈作り方〉
1. 大根は輪切りにし、鍋に沸かした熱湯で10分ほどゆでておく。
2. 板こんにゃくは三角に切り、鍋に沸かした熱湯で1～2分ゆでる。
3. さつま揚げと油揚げはざるにのせ、熱湯を回しかけて油抜きし、油揚げは切り口から指を入れて袋状に開く。かんぴょうは水洗いし、塩少々（分量外）をまぶしてもむ。塩を洗い流し、水に5～10分つけたあと、10分ほど弱めの中火でゆでてもどす。
4. もやしはひげ根をつみ、ざく切りにする。にんじんは細切り、生しいたけは石づきを切り落として薄切りにする。
5. 鍋に4を入れて中火にかけ、日本酒を加えてまぜ、全体にしんなりしたら火を止めて冷ます。
6. 3の油揚げに5を詰め、口をかんぴょうで結ぶ。
7. 昆布は水につけ、やわらかくなったら一結びにする。
8. 土鍋にAと材料のすべてを入れて強火にかけ、煮立ったら弱火にして味がしみるまで煮込む。
9. 土鍋のまま、練りがらしを添えて食卓へ。

材料（1人分）

大根	60g
板こんにゃく	40g
焼き豆腐	50g
さつま揚げ	30g
油揚げ	$\frac{1}{2}$枚
もやし	20g
にんじん	10g
生しいたけ	1個
かんぴょう	5～6cm
昆布	1g
日本酒	小さじ1
A ┌ だし汁	1カップ
├ しょうゆ	小さじ2
├ 日本酒	小さじ2
└ 塩	小さじ$\frac{1}{5}$
練りがらし	少々

高野豆腐には、タンパク質のほかに、食物繊維やカルシウム、ビタミンEも多く含まれます。

高野豆腐の炊き合わせ

エネルギー **150** kcal
コレステロール **0** mg
食物繊維 **3.5** g
塩分 **2.2** g

材料（1人分）

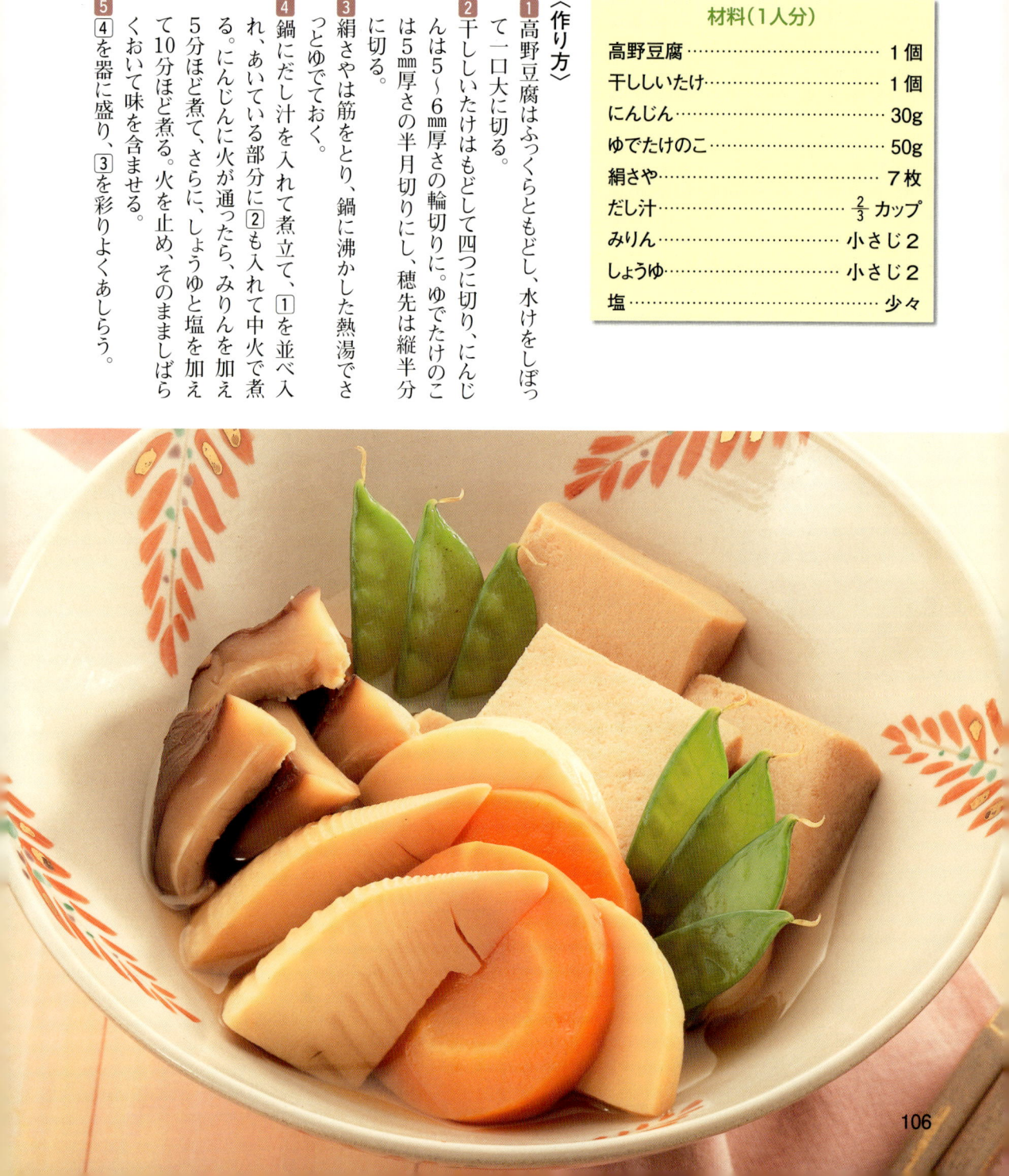

高野豆腐	1個
干ししいたけ	1個
にんじん	30g
ゆでたけのこ	50g
絹さや	7枚
だし汁	2/3カップ
みりん	小さじ2
しょうゆ	小さじ2
塩	少々

〈作り方〉

1. 高野豆腐はふっくらともどし、水けをしぼって一口大に切る。
2. 干ししいたけはもどして四つに切り、にんじんは5～6mm厚さの輪切りに。ゆでたけのこは5mm厚さの半月切りにし、穂先は縦半分に切る。
3. 絹さやは筋をとり、鍋に沸かした熱湯でさっとゆでておく。
4. 鍋にだし汁を入れて煮立て、①を並べ入れ、あいている部分に②も入れて中火で煮る。にんじんに火が通ったら、みりんを加え5分ほど煮て、さらに、しょうゆと塩を加えて10分ほど煮る。火を止め、そのまましばらくおいて味を含ませる。
5. ④を器に盛り、③を彩りよくあしらう。

主菜

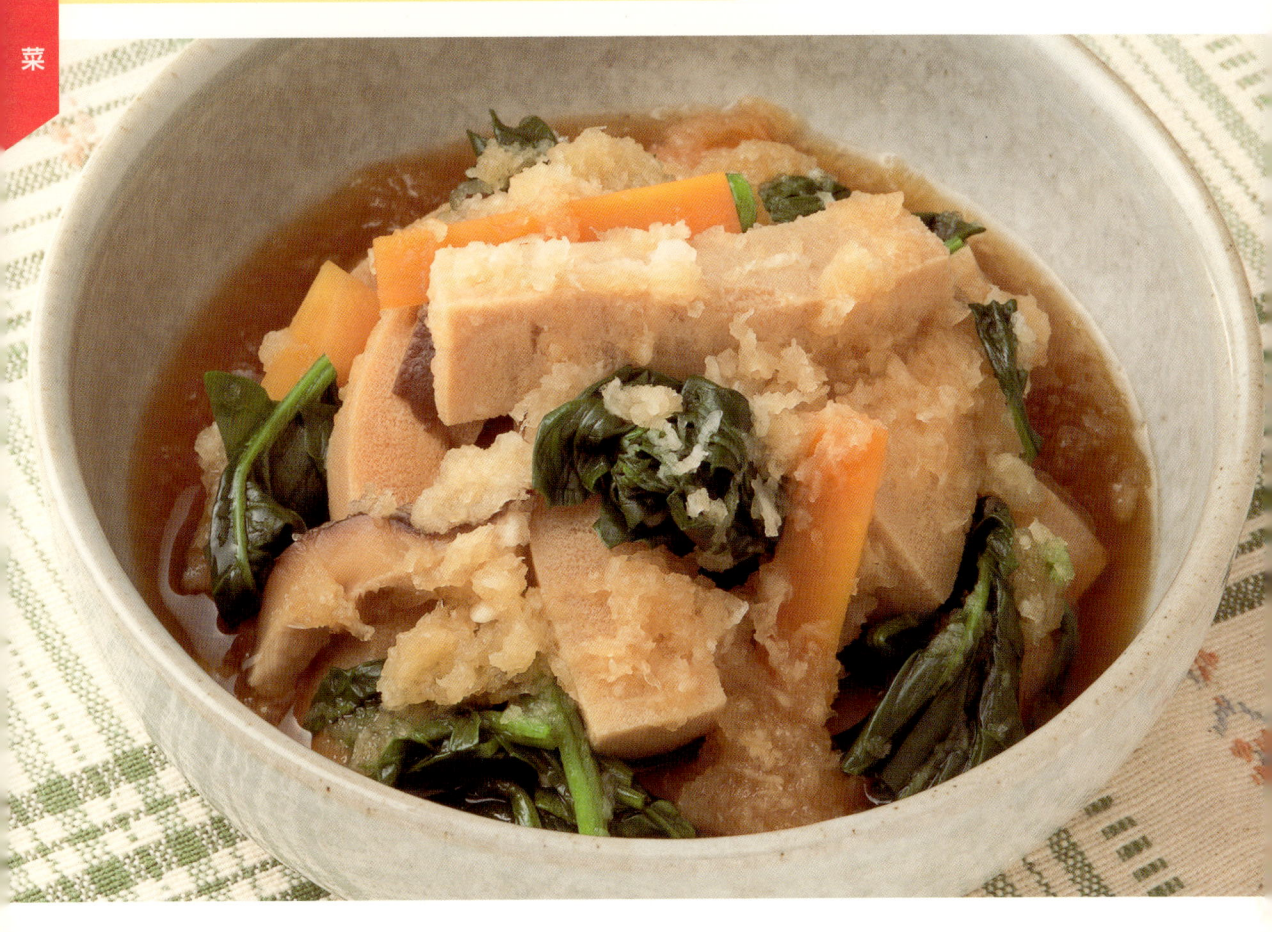

大豆・大豆製品を使ったメニュー

高野豆腐1個には、木綿豆腐100gより多いタンパク質が含まれています。食物繊維もいっしょにとれるうれしい一品。

高野豆腐のみぞれ煮

エネルギー **180** kcal
コレステロール **0** mg
食物繊維 **3.5** g
塩分 **2.3** g

〈作り方〉

1. 高野豆腐はふっくらともどし、水けをしぼって1個を縦に4等分に切る。
2. 干ししいたけはもどし、軸を切り落として薄切りにする。にんじんは薄い短冊切りにする。
3. ほうれんそうは鍋に沸かした熱湯でしんなりするまでゆで、水にとって冷まし、水けをしぼって3cm長さに切る。
4. 大根はすりおろして、軽く水けをきる。
5. 鍋にAを入れて煮立て、1と2を入れて弱火で煮る。高野豆腐に味がしみ込んだら3を加えてさっと煮、4を入れて一煮し、火を止める。

材料(1人分)	
高野豆腐	1½個
干ししいたけ	1個
にんじん	20g
ほうれんそう	30g
大根	100g
A　だし汁	⅔カップ
しょうゆ	小さじ2
日本酒	大さじ½
塩	少々

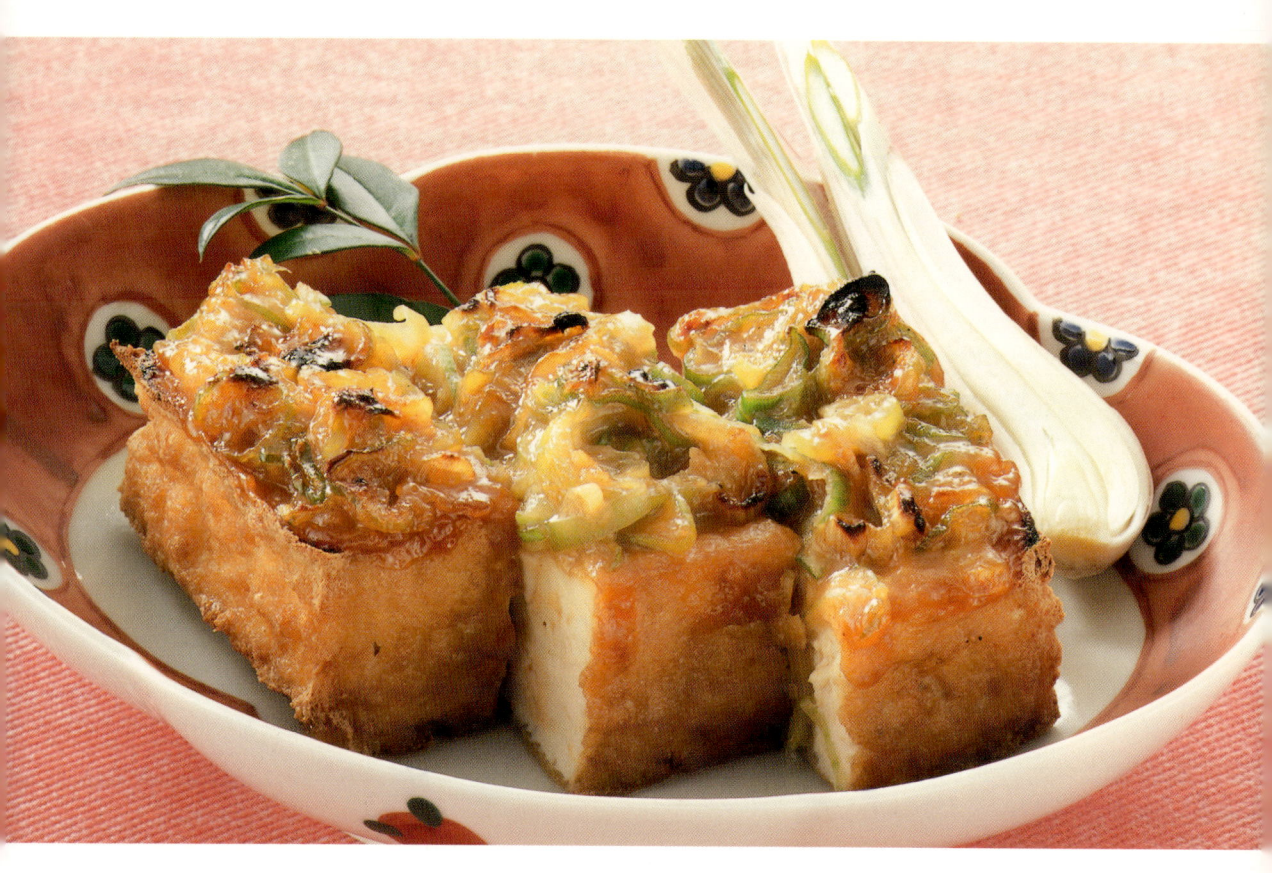

厚揚げは揚げてある分、豆腐よりエネルギーは高めですが、タンパク質は豆腐より約1.5～2倍多くとれます。

厚揚げのねぎみそ焼き

エネルギー	**220** kcal

コレステロール	食物繊維	塩分
0 mg	2.9 g	1.5 g

材料（1人分）

厚揚げ	2/3 枚（100g）
長ねぎ	1/3 本
A　みそ	小さじ2
日本酒	小さじ1
みりん	小さじ1
砂糖	小さじ1/2
エシャロット	1本

〈作り方〉

1. 長ねぎは小口切りにする。
2. 厚揚げはざるにのせ、熱湯を回しかけて油抜きをする。
3. 小さなボウルにAを合わせ、①を加えてよくまぜ、ねぎみそを作っておく。
4. ②の厚揚げの表面に③のねぎみそを塗り、オーブントースターでみそに焦げ目がつくまで焼き、食べやすい大きさに切る。
5. ④を皿に盛り、縦半分に切ったエシャロットを添える。

参考メモ

日本でエシャロットの名で売られているのは、らっきょうを軟白栽培して若いうちに収穫したもの。ピリッとした独特の辛みがある根元の白くふくらんだ部分を、生のまま食べます。フランス料理に使う玉ねぎの変種とは別物です。

大豆・大豆製品を使ったメニュー

主菜

油揚げも大豆製品です。
さっと熱湯をかけてから使うと、余分な油を落とせます。

袋煮

エネルギー **210** kcal
コレステロール **108** mg
食物繊維 **3.8** g
塩分 **2.1** g

材料（1人分）

油揚げ	1枚
合いびき肉	20g
うずらの卵（ゆでたもの）	2個
しらたき	1/3玉
干ししいたけ	1個
にんじん	20g
A　だし汁	1カップ
しょうゆ	小さじ2
みりん	小さじ1
砂糖	小さじ1
塩	少々
絹さや	3枚

〈作り方〉

1. 油揚げはざるにのせて熱湯を回しかけ、油抜きをする。これを半分に切って、切り口から指を入れて袋状に開く。
2. 干ししいたけはもどして軸を切り落とし、にんじんとともにみじん切りにする。しらたきは鍋に沸かした熱湯で1〜2分ゆでて、ざく切りにする。
3. ボウルに②と合いびき肉を入れてよくまぜ合わせる。
4. 油揚げに③を等分に詰め、うずらの卵も1個ずつ入れて、口をようじで止める。
5. 鍋にAを入れて強火で煮立て、④を入れて落としぶたをし、弱火で15分ほどじっくりと煮含める。
6. ⑤を器に盛って煮汁をかけ、筋をとって熱湯でさっとゆでた絹さやを添える。

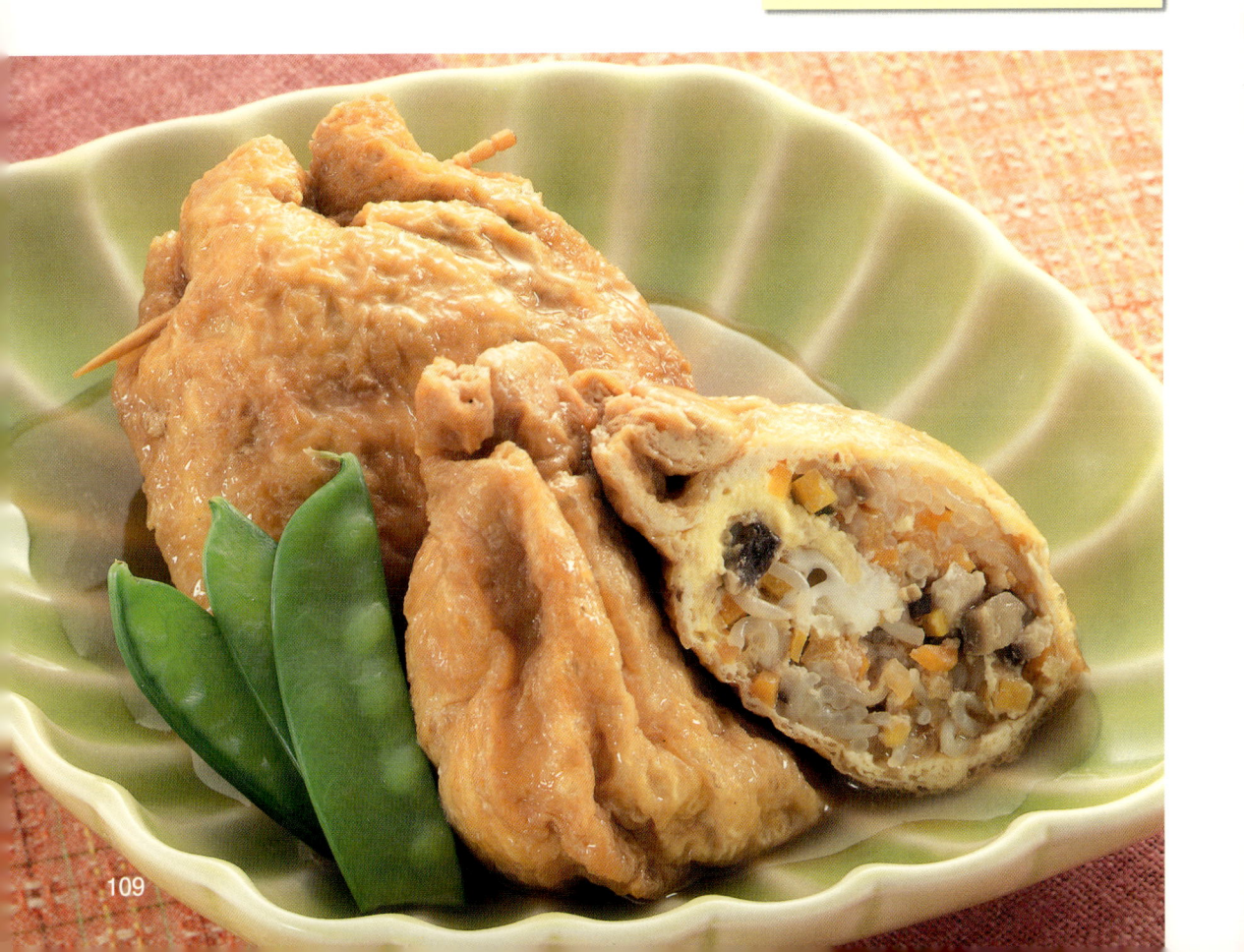

肉の脂はエネルギーを上げるだけでなく、LDL(悪玉)コレステロールをふやす飽和脂肪酸を多く含んでいます。牛肉や豚肉は、脂肪の多いバラ肉やロース肉などより、脂肪の少ないヒレ肉やもも肉を使いましょう。鶏肉では、ささ身が脂肪が少なく、もも肉や胸肉も皮なしなら低脂肪です。

脂肪の少ないもも肉を、油を使わずにグリルパンまたはフッ素樹脂加工のフライパンで焼き、低エネルギーに仕上げたおすすめのメニューです。

牛もも肉とグリーン野菜のバルサミコ酢がけ

エネルギー **100** kcal
コレステロール 40mg　食物繊維 1.0g　塩分 1.0g

材料(1人分)

牛もも薄切り肉(赤身)	60g
グリーンアスパラガス	1本
さやいんげん	1本
ピーマン	$\frac{1}{4}$個
絹さや	2枚
塩、こしょう	各少々
A [バルサミコ酢	大さじ2
しょうゆ	小さじ$\frac{1}{2}$
粉チーズ	小さじ$\frac{1}{2}$

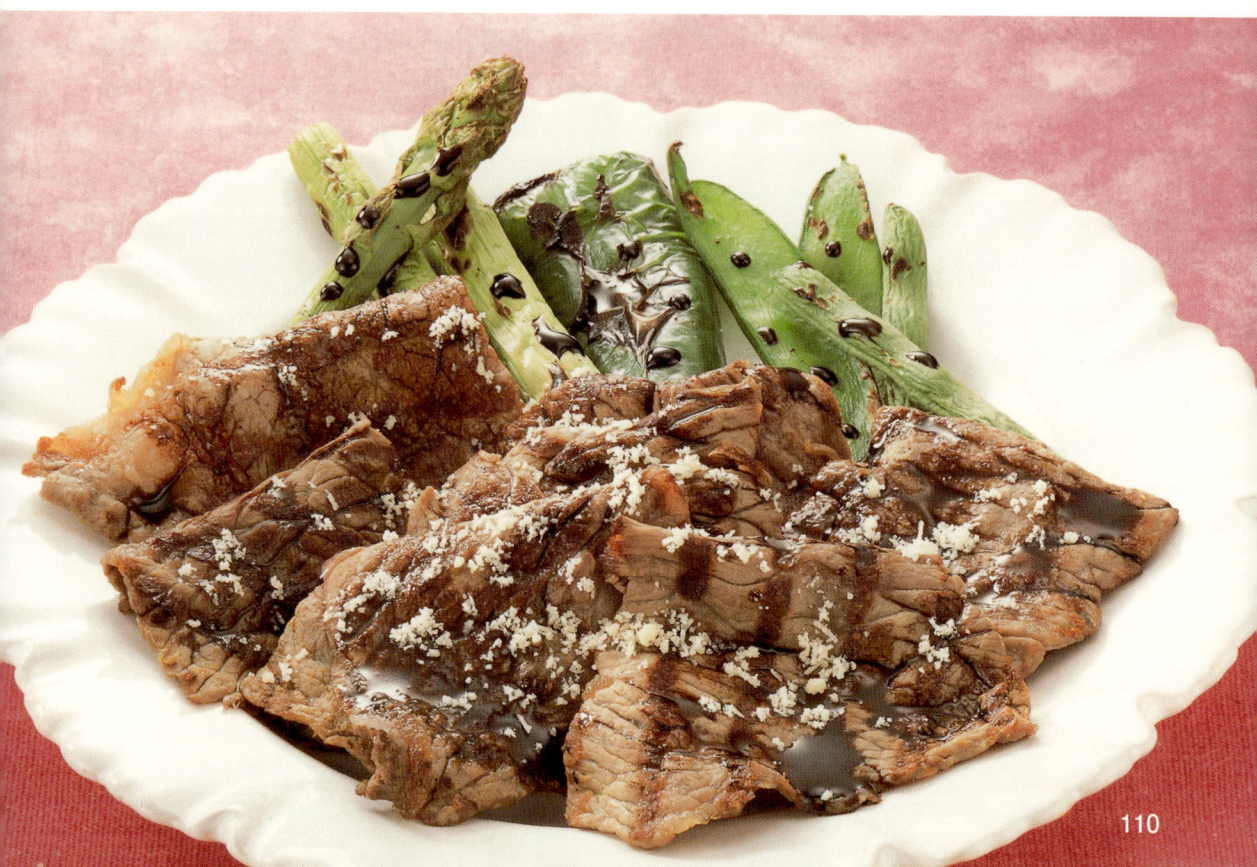

〈作り方〉

1 グリーンアスパラガスは、根元のかたい部分を切り落とすか皮をむき、長さを3等分に切る。

2 さやいんげんと絹さやは筋をとり、さやいんげんは長さを半分に切る。

3 牛もも肉は長さを二~三つに切る。

4 グリルパンまたはフッ素樹脂加工のフライパンを熱し、油を使わずに3を強火でこんがりと焼いて軽く塩、こしょうを振り、皿に盛る。

5 4のグリルパンまたはフッ素樹脂加工のフライパンで1と2、ピーマンも中火でこんがりと焼き、軽く塩、こしょうを振って4の皿に盛り合わせる。

6 小鍋にAを入れて弱火にかけ、1~2分煮詰めて5の上からかけ、粉チーズを振る。

脂肪の少ない部位を使った肉のメニュー

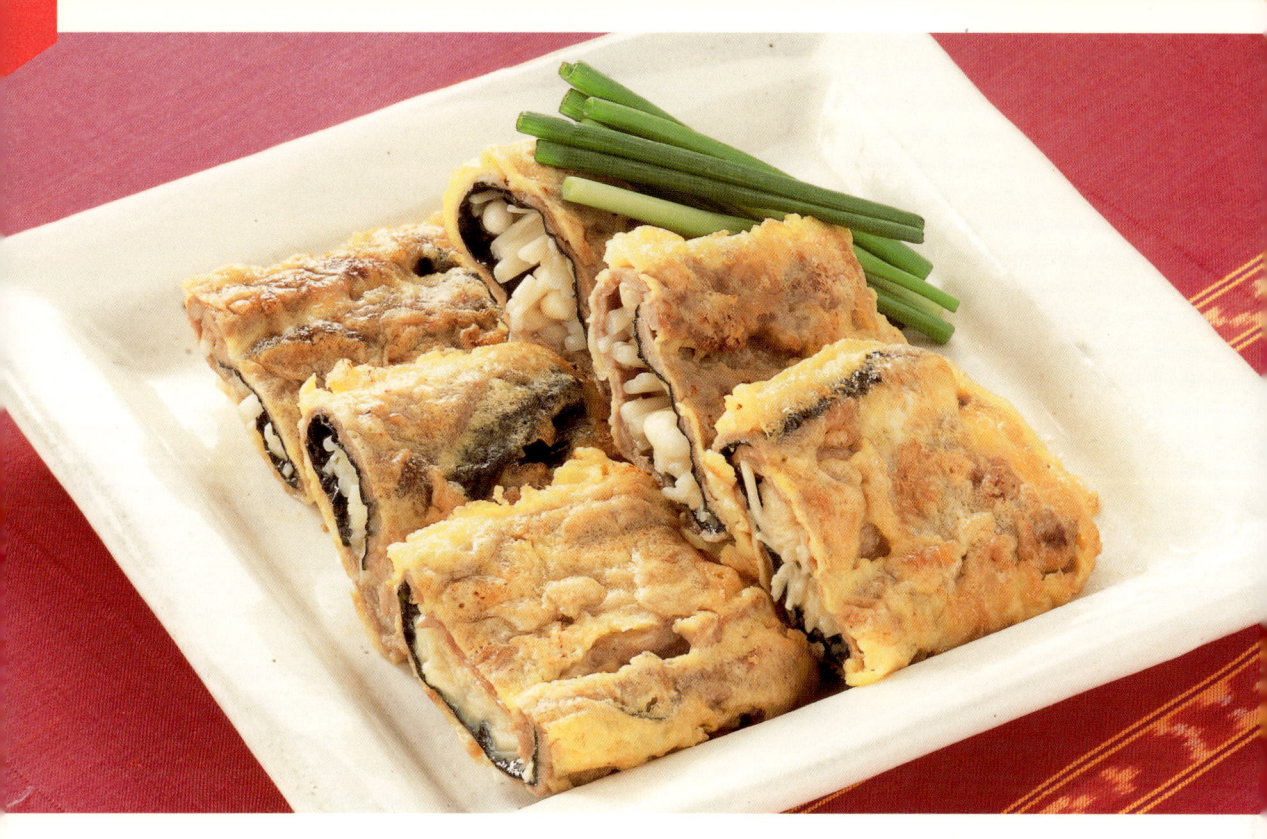

主菜

牛もも肉に含まれる脂質は、バラ肉やロース肉にくらべておよそ $\frac{1}{3}$〜$\frac{1}{2}$です。きのこといっしょにとき卵の衣を着せて、もの足りなさをカバー。

エネルギー **250** kcal
コレステロール **147** mg
食物繊維 **2.1** g
塩分 **2.0** g

牛もも肉のジョン

材料（1人分）

牛もも薄切り肉（赤身）		60g（3枚）
えのきだけ		$\frac{1}{2}$ 袋
焼きのり		$\frac{1}{3}$ 枚
A	しょうゆ	小さじ $\frac{1}{2}$
	日本酒	小さじ 1
小麦粉		大さじ 1
卵		$\frac{1}{2}$ 個
B	塩	小さじ $\frac{1}{5}$
	和風だしの素（顆粒）	小さじ $\frac{1}{3}$
ごま油		小さじ 1
万能ねぎ		1本

〈作り方〉

1. 牛もも肉はボウルに入れ、Aを振りかけて手でなじませ、下味をつけておく。
2. えのきだけは根元を切り落として長さを半分に切る。焼きのりは3等分に切る。
3. 万能ねぎは4〜5cm長さに切りそろえる。
4. まな板の上に 1 を1枚ずつ広げ、それぞれの手前に 2 の焼きのり1切れとえのきだけの$\frac{1}{3}$量をのせ、何ものせていない部分の肉をかぶせ、小麦粉を全体にまぶす。
5. ボウルに卵を入れてとき、Bを加えてまぜる。
6. フライパンを熱してごま油を入れ、5 をくぐらせた 4 を入れて中火で両面をこんがりと焼く。
7. 6 を半分に切って器に盛り、3 を添える。

脂肪の少ない牛ヒレ肉のエネルギー量は、牛バラ肉の約1/3。
肉を使っていても、低エネルギーな一品に仕上がります。

エネルギー **190** kcal

コレステロール **33**mg　食物繊維 **2.0**g　塩分 **1.9**g

牛ヒレ肉と大根の韓国風煮込み

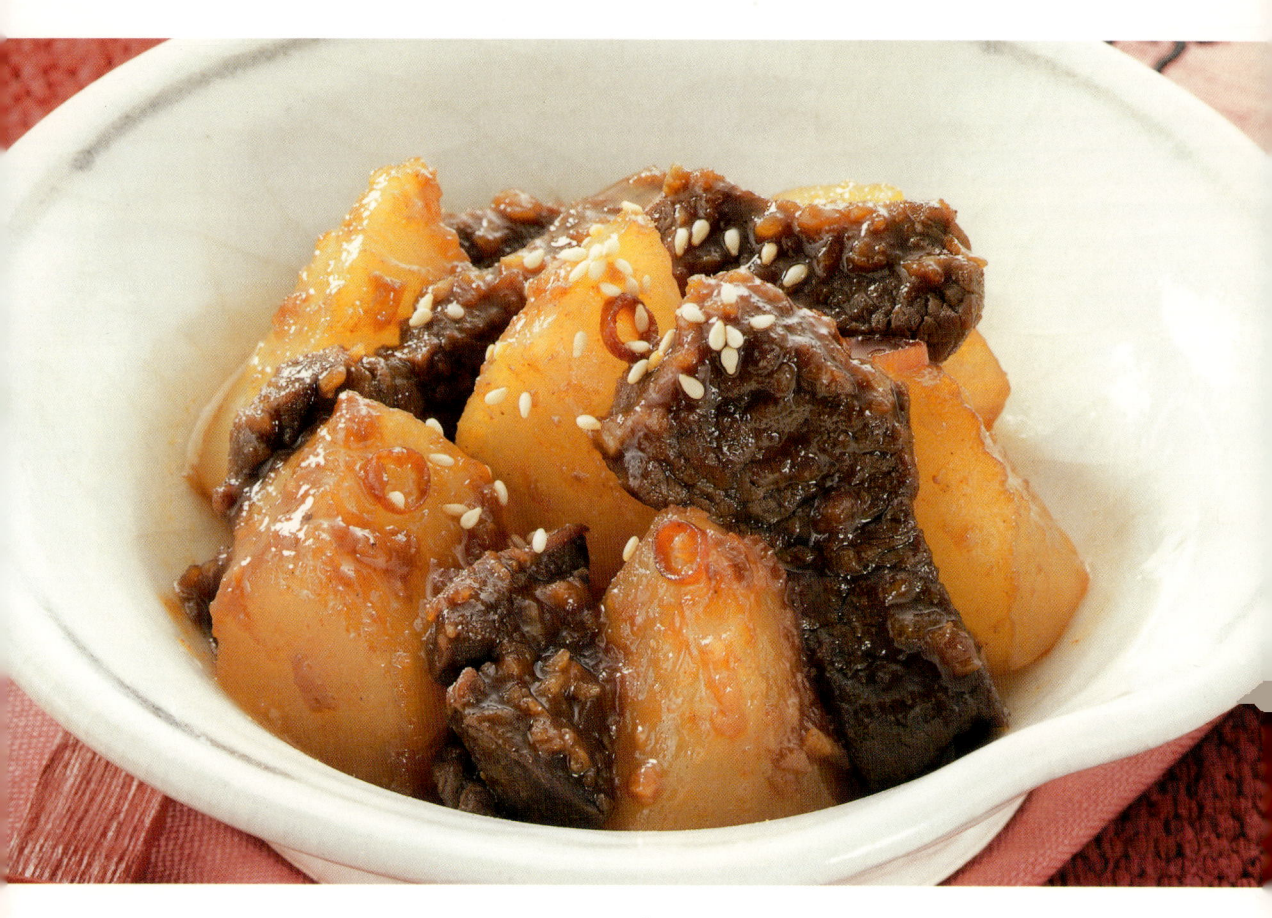

〈作り方〉

1. 大根は一口大の乱切りにする。
2. しょうがとにんにくはみじん切りにする。
3. 牛ヒレ肉は1cm幅に切る。
4. 鍋にごま油と②、赤とうがらしを入れて弱火で炒め、香りが出てきたら③と①を加えて強火でよく炒め合わせる。
5. ④にAを加え、大根が透明になって煮汁がなくなるまで弱火で煮込む。
6. ⑤を器に盛り、いりごまを振りかける。

参考メモ

コチュジャンは、韓国の調味料でとうがらしそのこと。びん詰めのものが大型スーパーや韓国食材専門店などで売られています。

材料(1人分)

牛ヒレ肉	50g
大根	100g
しょうが	1/2 かけ
にんにく	1/2 片
赤とうがらし(小口切り)	1/2 本分
A　水	1カップ
しょうゆ	大さじ 1/2
砂糖	小さじ 1
コチュジャン	小さじ 1
ごま油	小さじ 1
いり白ごま	小さじ 1

主菜

脂肪の少ない部位を使った肉のメニュー

脂肪の少ない豚もも肉と根菜の組み合わせ。
食物繊維もたっぷりとれる、ヘルシーメニューです。

豚もも肉と根菜の煮物

エネルギー **190** kcal
コレステロール **27** mg
食物繊維 **5.5** g
塩分 **1.8** g

材料（1人分）

豚もも薄切り肉	40g
れんこん	40g
ごぼう	40g
里いも	1個
絹さや	2枚
干ししいたけ	1個
和風だしの素（顆粒）	小さじ1
A ┌ しょうゆ	小さじ1
│ 砂糖	小さじ1
│ みりん	小さじ1
└ 日本酒	小さじ1

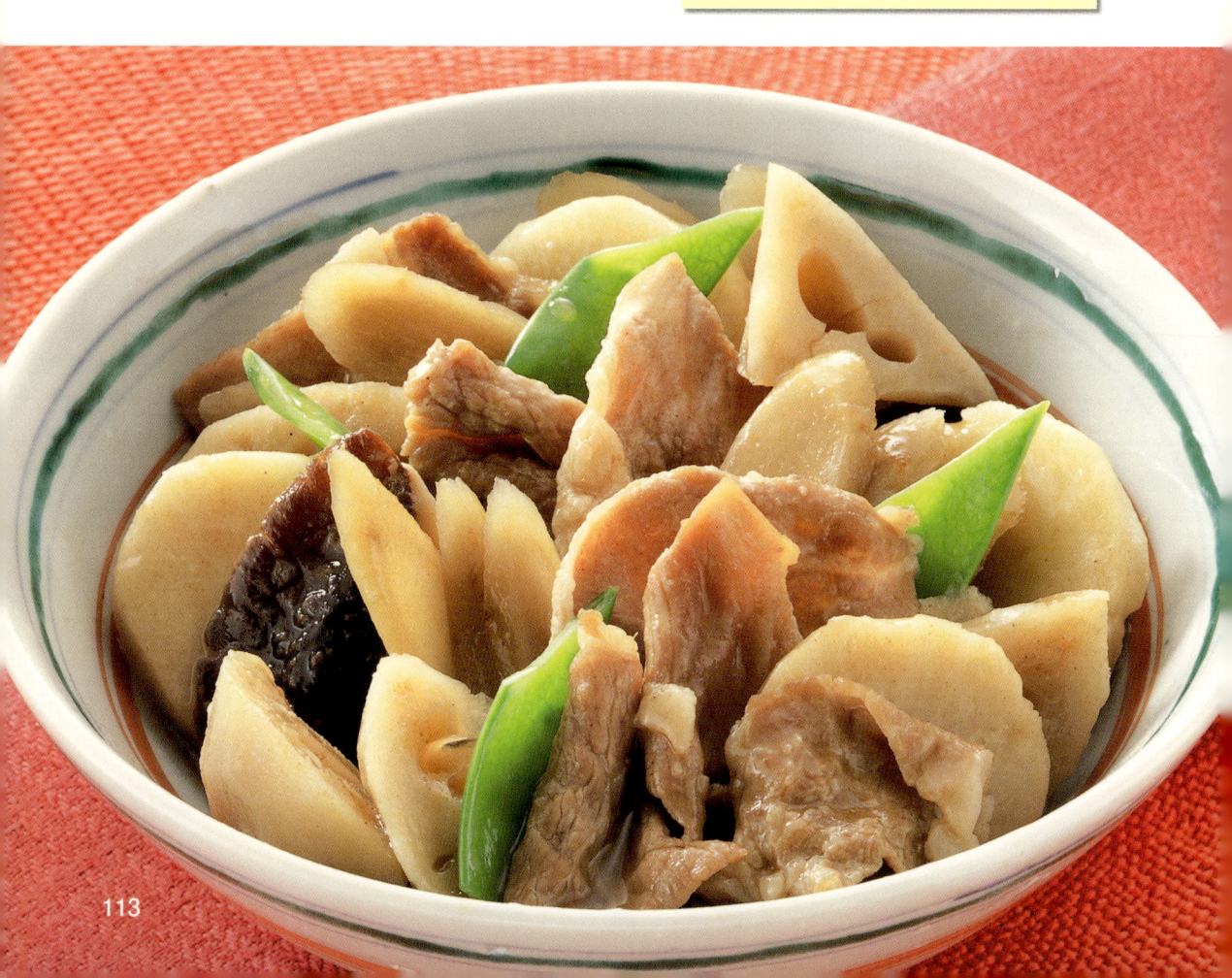

〈作り方〉

1. れんこんは乱切りにする。
2. ごぼうは皮をこそげて斜め薄切りにし、里いもは5mm厚さに切る。
3. 干ししいたけはもどして軸を切り落とし、包丁を斜めに入れて半分に切る。絹さやは筋をとり、鍋に沸かした熱湯でさっとゆで、斜め半分に切っておく。
4. 豚もも肉は一口大に切る。
5. 鍋に水1カップと①～②を入れて強火にかけ、里いもがやわらかくなったら、和風だしの素と③の干ししいたけ、④の豚肉、Aを加えて煮汁がなくなるまで弱火で煮る。
6. ⑤を器に盛り、③の絹さやを散らす。

鶏ささ身はエネルギー量を減らす心強い味方。
火を通すと肉がパサつきがちですが、豆乳あんがそれをカバーしてくれます。

鶏ささ身の豆乳あんかけ

エネルギー	**130** kcal
コレステロール	40 mg
食物繊維	2.0 g
塩分	1.5 g

材料（1人分）

鶏ささ身		1 1/2 本（60g）
生しいたけ		1個
さやいんげん		1本
ゆでたけのこ		30g
チキンスープ		1/3 カップ
A	豆乳	1/3 カップ
	日本酒	小さじ1
	塩	小さじ1/5
B	かたくり粉	小さじ1
	水	大さじ1

※チキンスープは、チキンスープの素（固形）1/5 個を湯1/3 カップにといたもの。

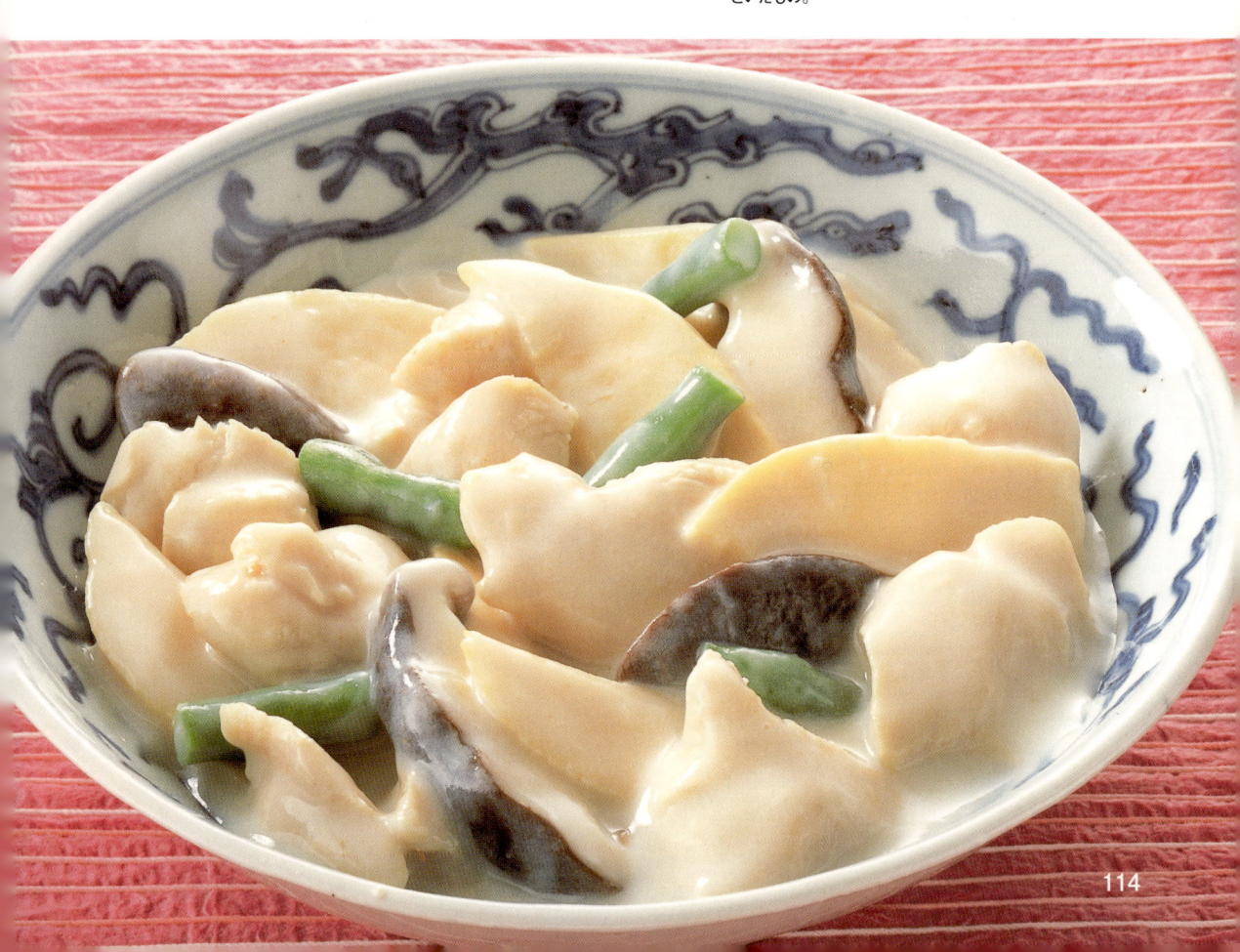

〈作り方〉

1. 生しいたけは軸を切り落とし、縦4等分に切る。
2. さやいんげんは筋をとって2cm長さに切る。ゆでたけのこは薄切りにする。
3. 鶏ささ身は、切り目を浅く入れて白い筋を包丁でとり除き、薄いそぎ切りにする。
4. 鍋にチキンスープを入れて煮立て、3を入れて中火で煮、肉の色が変わったら1と2の野菜類を加えて弱火で2〜3分煮る。
5. 4にAを加えて弱火でさらに2〜3分煮、よくまぜ合わせたBを回し入れてとろみをつけ、火を止める。

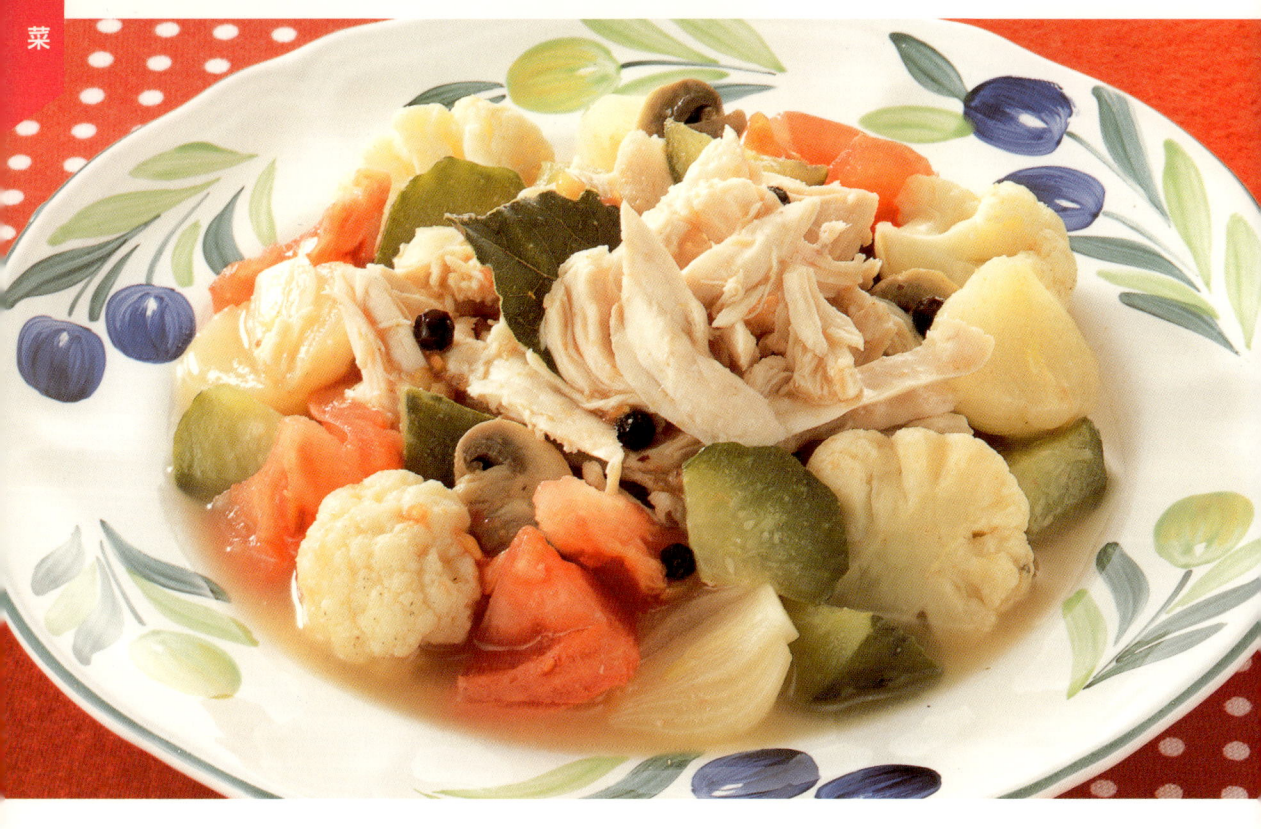

主菜 | 脂肪の少ない部位を使った肉のメニュー

マリネ液に油を使わずに、さっぱりと仕上げた低エネルギーメニューです。
ささ身の味が淡泊なので、香辛料をプラスして味にアクセントを。

蒸し鶏のギリシャ風マリネ

エネルギー **180** kcal
コレステロール **87**mg　食物繊維 **2.7**g　塩分 **1.6**g

材料（1人分）

鶏ささ身	2 1/2 本
小玉ねぎ	2個
カリフラワー	40g
生マッシュルーム	2個
きゅうり	40g
トマト	1/4 個
A　チキンスープ	1/2 カップ
レモン汁	大さじ1
ローリエ	1/2 枚
黒粒こしょう	5粒
コリアンダー（ドライ）	小さじ 1/2
塩	少々
白ワイン	大さじ1

※チキンスープは、チキンスープの素（固形）1/4 個を湯 1/2 カップでといたもの。

〈作り方〉

1. 鶏ささ身は切り目を浅く入れて白い筋を包丁でとり除く。これを耐熱皿にのせて白ワインを振りかけ、ラップをかけて電子レンジで6分加熱する。冷めたら、手で大きめに裂く。
2. 小玉ねぎは半分に切り、カリフラワーは小房に切り分ける。きゅうりは乱切りにする。
3. マッシュルームは石づきを切り落として半分に切り、トマトはざく切りにする。
4. 鍋にAを入れて強火にかけ、煮立ったら②と③のマッシュルームを入れて中火で7～8分煮、火を止める。
5. ④に①とトマトを入れて合わせ、食べる直前まで冷蔵庫で冷やす。

肉は脂肪の少ない部位を選んだら、さらに、調理法を工夫するようにします。そうすれば、脂肪やコレステロールを一段と減らすことができます。その調理法とは、ゆでる、網焼きにする、煮る、蒸すなど。ここでは、じょうずに脂肪を落としながら、味は格段においしいメニューを紹介します。

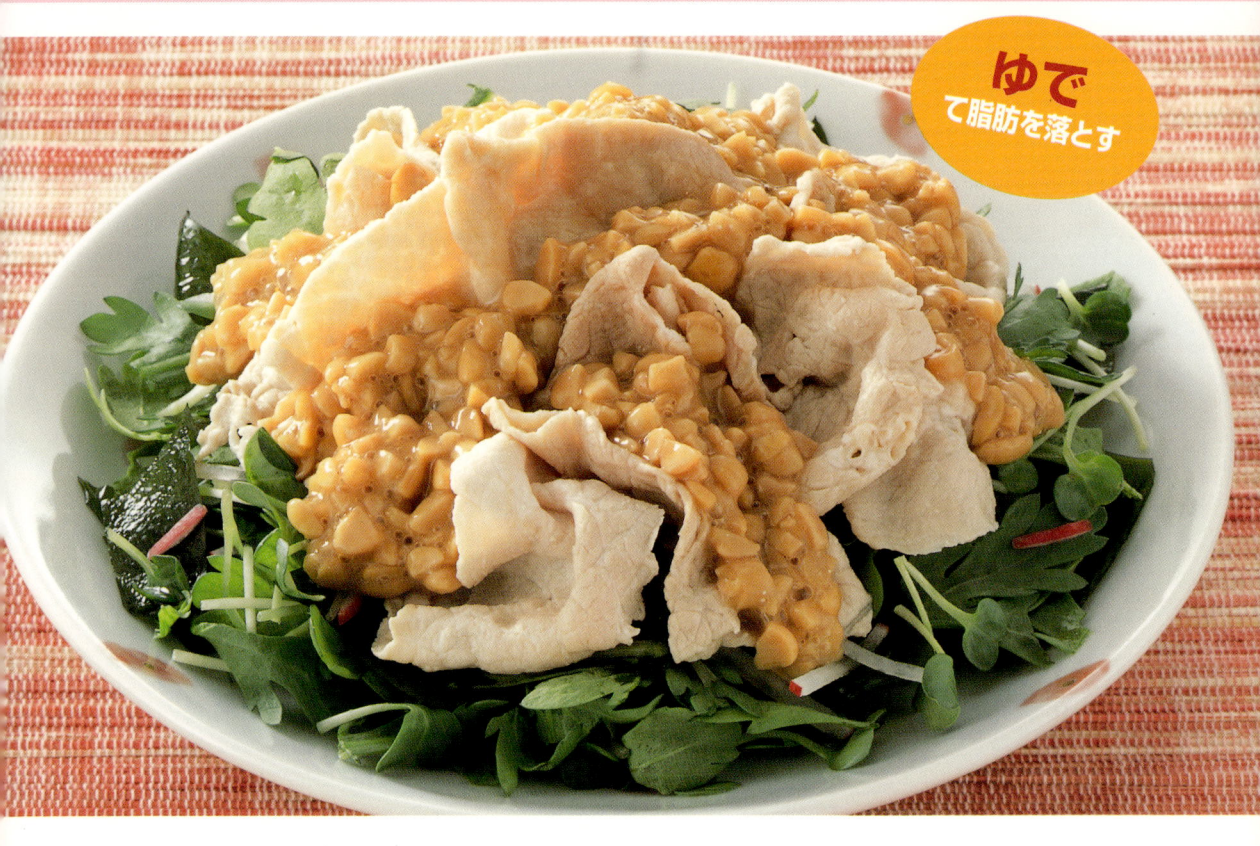

ゆでて脂肪を落とす

脂肪の少ないもも肉を熱湯でゆで、さらに脂肪分を落とします。
薄切り肉は1枚ずつ広げて熱湯に入れるのがコツ。

冷しゃぶの納豆ドレッシングがけ

エネルギー **230** kcal
コレステロール 53mg　食物繊維 4.7g　塩分 1.1g

材料(1人分)

豚ももしゃぶしゃぶ用薄切り肉(赤身)	80g
わかめ(もどしたもの)	10g
春菊	20g
貝割れ菜	20g
ラディシュ	1個
A ひき割り納豆	1パック(50g)
しょうゆ	小さじ1
酢	小さじ1
だし汁	大さじ1
練りがらし	少々

〈作り方〉

1. わかめはざく切りにする。
2. 春菊は葉を手でちぎっておく。貝割れ菜は根元を切り落として長さを3等分に切り、ラディシュはせん切りにする。
3. ②を水に放してシャキッとさせ、水けをよくきって、①と合わせておく。
4. 小さなボウルにAを入れてよくまぜ、納豆ドレッシングを作る。
5. 豚もも肉は一口大に切り、鍋に沸かした熱湯に1枚ずつ広げて入れてゆでる。肉の色が変わったら冷水にとり、ペーパータオルで水けをふく。
6. 皿に③を敷いて⑤をのせ、④をかける。

主菜

肉の脂肪分を減らしたメニュー

もも肉のかたまりをウーロン茶でゆでて脂肪分を落としたメニューです。
エネルギーのわりにボリューム満点。

ウーロン茶ゆで豚 さんしょう黒酢たれ

エネルギー **200** kcal
コレステロール **66**mg
食物繊維 **2.5**g
塩分 **1.9**g

材料（1人分）

豚ももかたまり肉（赤身）	100g
ウーロン茶の茶葉	大さじ1
日本酒	大さじ1
塩	小さじ$\frac{1}{5}$
A ┌ しょうゆ	小さじ1
├ 黒酢	大さじ1
├ 粉ざんしょう	少々
└ ラー油	少々
万能ねぎ（みじん切り）	大さじ1
ブロッコリー	50g

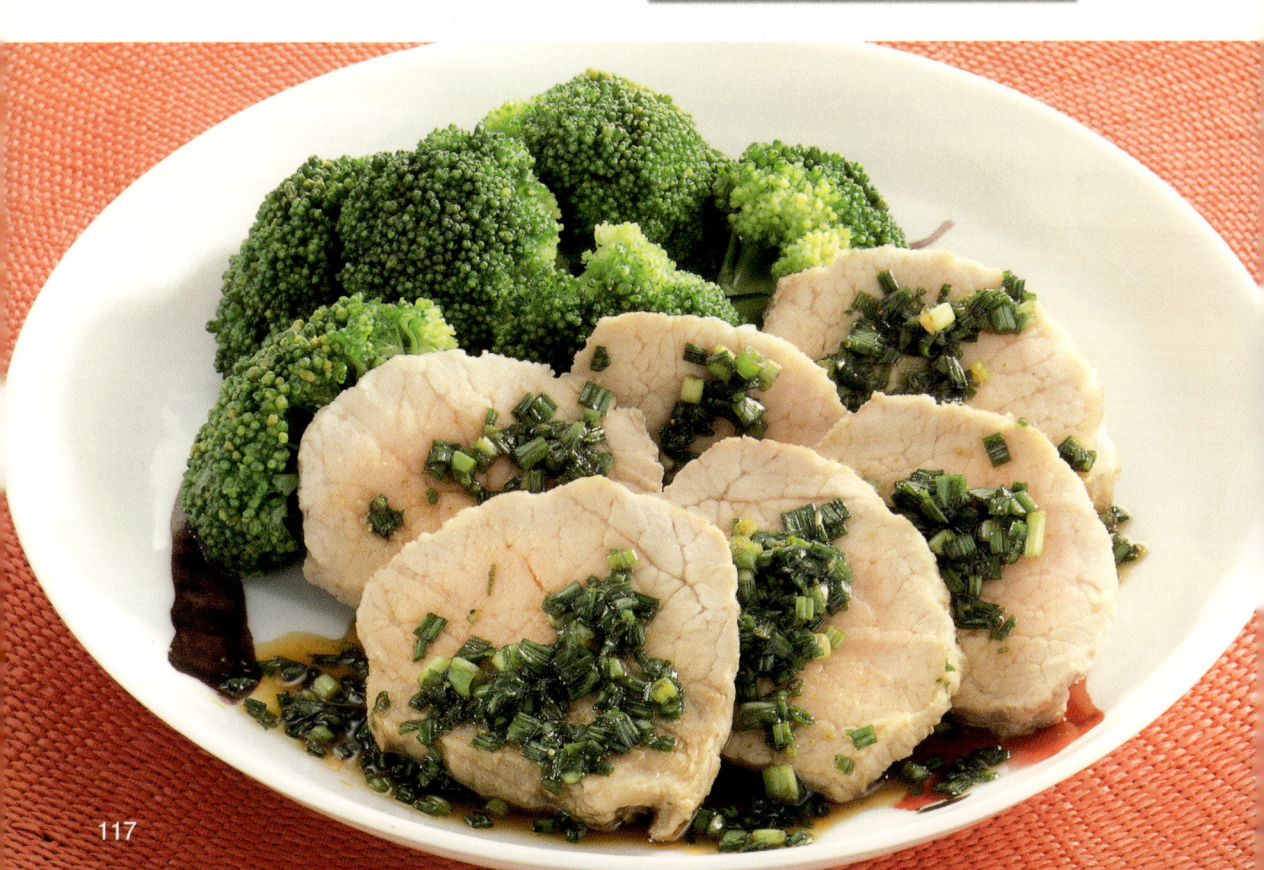

〈作り方〉

1. 鍋に豚もも肉とそれがかぶるくらいの水を注ぎ入れ、ウーロン茶の茶葉、日本酒、塩を入れて火にかけ、中火で20分ほど煮る。火を止めてそのまま鍋の中で冷まし、5～6mm厚さに切る。
2. 小さなボウルにAと万能ねぎを入れて合わせ、たれを作っておく。
3. ブロッコリーは小房に切り分け、鍋に沸かした熱湯で好みのかたさにゆで、ざるに上げて水けをきっておく。
4. 皿に1を盛って2をかけ、3を添える。

脂身のついたロース肉を、鍋料理でじょうずにエネルギーダウン。この調理法ならロース肉を70g食べられます。

常夜鍋（じょうやなべ）

エネルギー **200** kcal
コレステロール **43** mg
食物繊維 **3.2** g
塩分 **1.7** g

材料（1人分）

豚ロース薄切り肉	70g
ほうれんそう	100g
A　水	1カップ
日本酒	1/4カップ
塩	少々
B　薄口しょうゆ	大さじ1/2
酢	大さじ1
ゆずのしぼり汁	小さじ1
大根おろし	大さじ1
一味とうがらし	少々

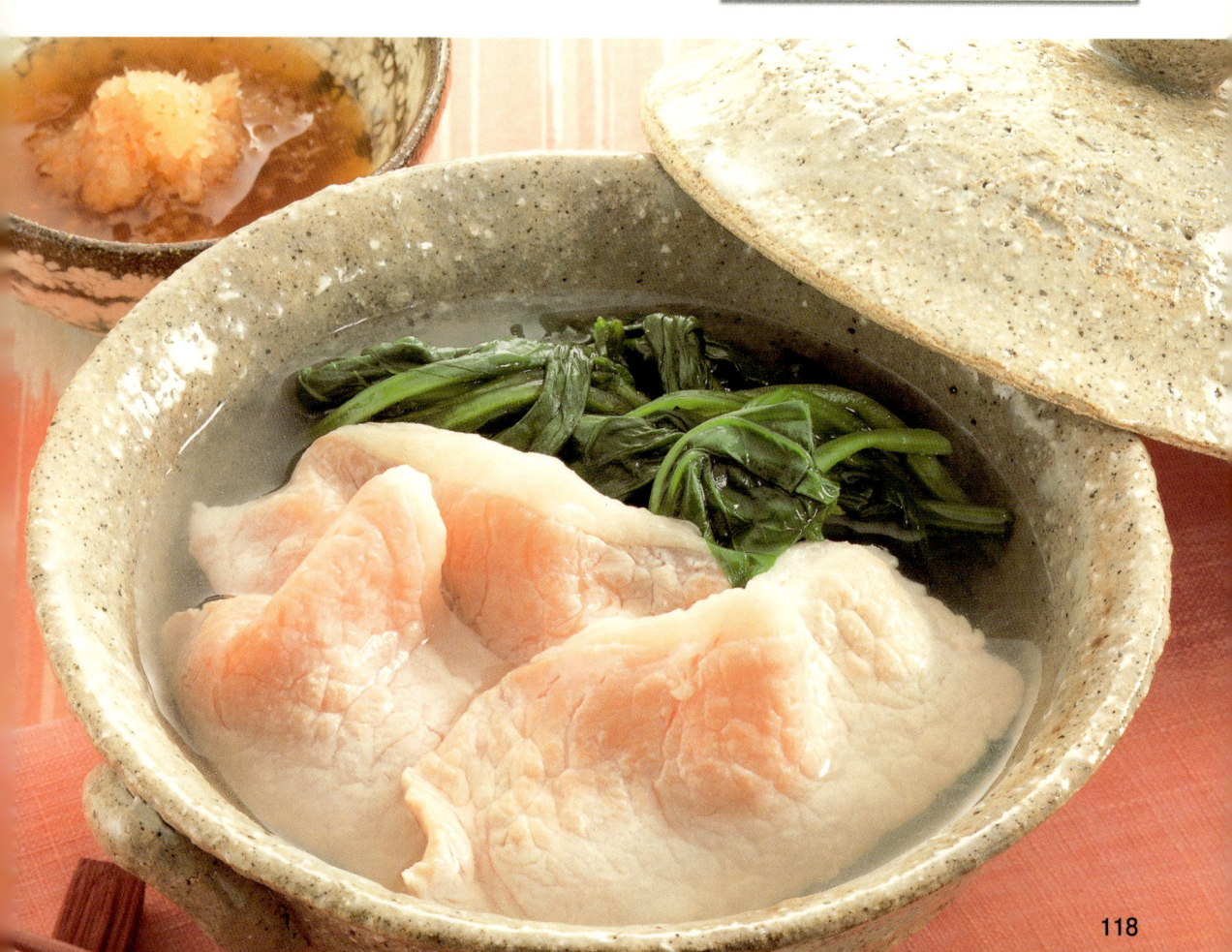

〈作り方〉

1. ほうれんそうは鍋に沸かした熱湯でかためにゆでて水にとり、水けをしぼって長さを2〜3等分に切る。
2. 小さなボウルにBを合わせてポン酢しょうゆを作り、取り鉢に入れておく。
3. 大根おろしに一味とうがらしをまぜ合わせ、もみじおろしを作る。
4. 豚ロース肉は長さを半分に切る。
5. 土鍋にAを入れて強火で煮立て、4を1枚ずつ広げ入れて完全に火を通し、1も加えてさっと煮る。
6. 2のポン酢しょうゆに3を適量加えたものに、5をつけて食べる。

| 主菜 | 肉の脂肪分を減らしたメニュー |

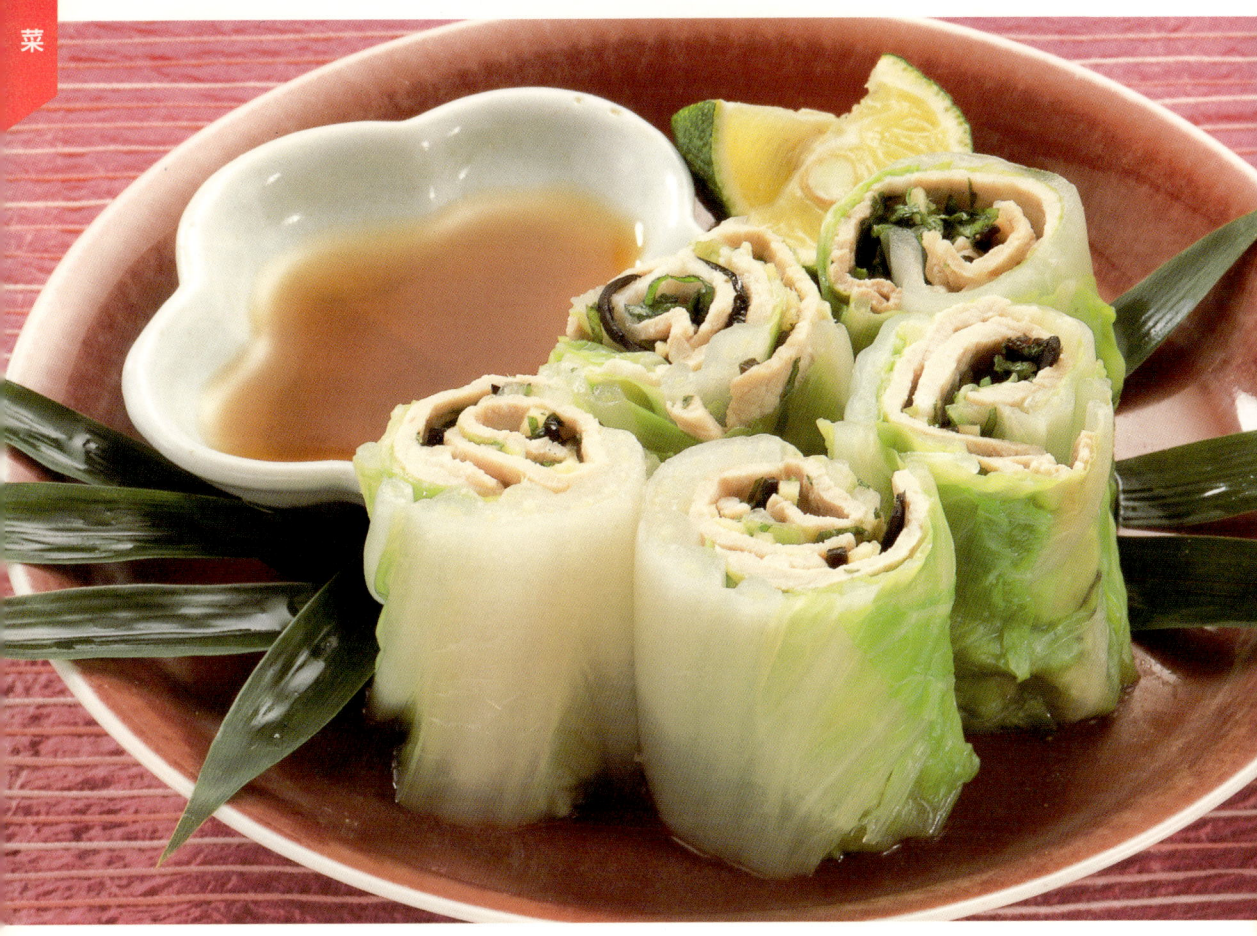

もも肉をゆでてから使うので、脂肪、エネルギーともダウン。低エネルギーなのに満足感を得られるうれしいメニューです。

エネルギー **110** kcal
コレステロール **40**mg　食物繊維 **1.6**g　塩分 **0.9**g

豚肉の白菜巻き

材料（1人分）

豚もも薄切り肉（赤身）	60g
白菜	1枚
しょうが（薄切り）	3枚
青じそ	2枚
塩昆布	2枚
A　酢	小さじ1
しょうゆ	小さじ$\frac{1}{2}$
すだち	$\frac{1}{2}$個

〈作り方〉

1. 白菜は鍋に沸かした熱湯にまるごと入れてしんなりするまでゆで、ざるに上げて水けをきっておく。
2. 豚もも肉は一口大に切り、鍋に沸かした熱湯に1切れずつ広げ入れる。肉の色が変わったらざるに上げ、ペーパータオルで水けをふく。
3. しょうがと青じそ、塩昆布はせん切りにする。
4. 巻きすに白菜の葉を敷き、②を広げてのせ、③を均等にのせてくるると巻き、そのまま5分ほどおく。
5. ④の巻きすをはずして食べやすい大きさに切り、器に盛る。まぜ合わせたAを小皿に入れて添え、半分に切ったすだちを添える。

網焼きにして脂肪を落とす

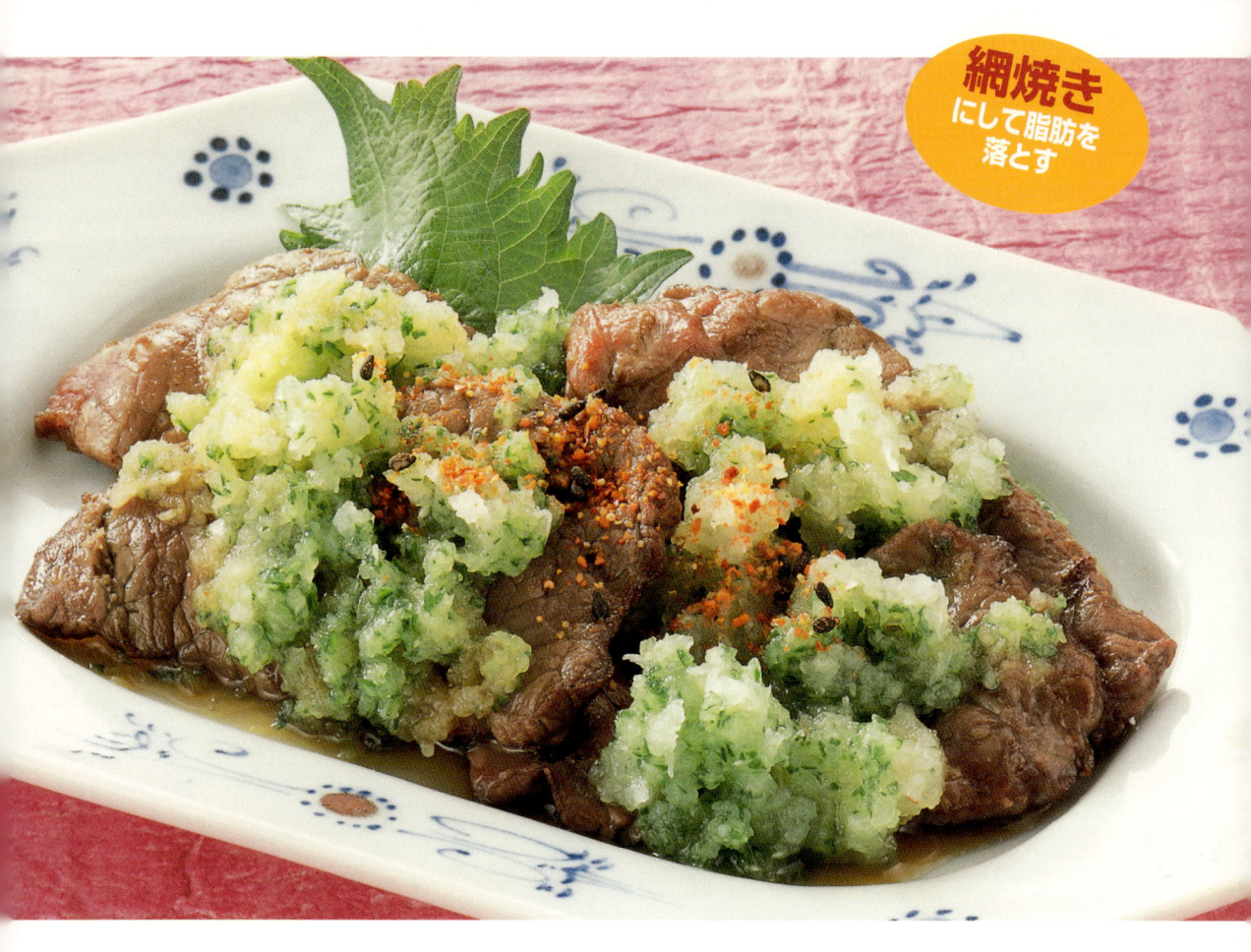

脂肪の少ないもも肉を、焼いてさらに低脂肪に。
肉の脂は、フライパンで焼くよりグリルや網で焼くとよく落ちます。

牛肉のおろしあえ

エネルギー **170** kcal
コレステロール **41** mg
食物繊維 **2.6** g
塩分 **1.4** g

材料（1人分）

牛もも肉（バター焼き用）	60g
大根	80g
きゅうり	40g
A ┌ しょうゆ	小さじ 1/2
└ 日本酒	小さじ 1
B ┌ しょうゆ	小さじ 1
└ 酢	大さじ 1
青じそ	1枚
七味とうがらし	少々

〈作り方〉

1 牛もも肉はまな板にのせてめん棒などで全体を軽くたたいてから（繊維をつぶして、肉をやわらかくするため）、長さを半分に切る。これをボウルに入れ、Aで下味をつけておく。

2 大根ときゅうりはおろし金ですりおろし、目のこまかいざるに入れて自然に水けをきり、ざっとまぜ合わせておく。

3 焼き網をガス台にのせてこんがりと熱し、1 を両面とも中火でこんがりと焼く。

4 青じそを敷いた器に 3 を盛って上に 2 をのせ、七味とうがらしを振って、まぜ合わせたBを回しかける。または肉を 2 とBで先にあえてから器に盛ってもよい。

主菜

肉の脂肪分を減らしたメニュー

煮汁に脂がとけ出るので、アクといっしょに浮いてきた脂をとり除きます。器に盛った煮汁は残すようにします。

ロールキャベツ

エネルギー **210** kcal
コレステロール **88** mg　食物繊維 **4.1** g　塩分 **2.0** g

材料（1人分）

豚ひき肉	60g
キャベツ	2枚（100g）
A ┌ 玉ねぎ（みじん切り）	30g
├ パン粉	小さじ2
├ とき卵	小さじ2
└ 塩、こしょう	各少々
コンソメスープの素（固形）	1/2個
塩、こしょう	各少々
つけ合わせ	
ブロッコリー	40g

〈作り方〉

1. 大きめの鍋に湯を沸かし、キャベツの葉をまるごと入れて1～2分ゆでる。
2. キャベツがしんなりしたらざるに広げて冷まし、太い茎の部分を、葉の厚みと同じくらいになるように包丁でそぎとる。
3. ボウルに豚ひき肉を入れ、Aを加えて粘りが出るまで手でよく練りまぜ、2等分にしてそれぞれ俵形にまとめる。
4. まな板の上に②を1枚ずつ広げ、手前寄りに③をのせてきっちりと巻き込み、巻き終わりをつまようじで止める。同様にしてもう1個作る。
5. 鍋に④を並べ入れ、ひたひたの水とコンソメスープの素を入れて強火にかける。煮立ったらアクをとり、落としぶたをして弱火で20～30分煮る。小房に切り分けたブロッコリーを加えて火を通し、塩とこしょうで味をととのえる。器に盛るときに、つまようじをはずす。

煮て脂肪を落とす

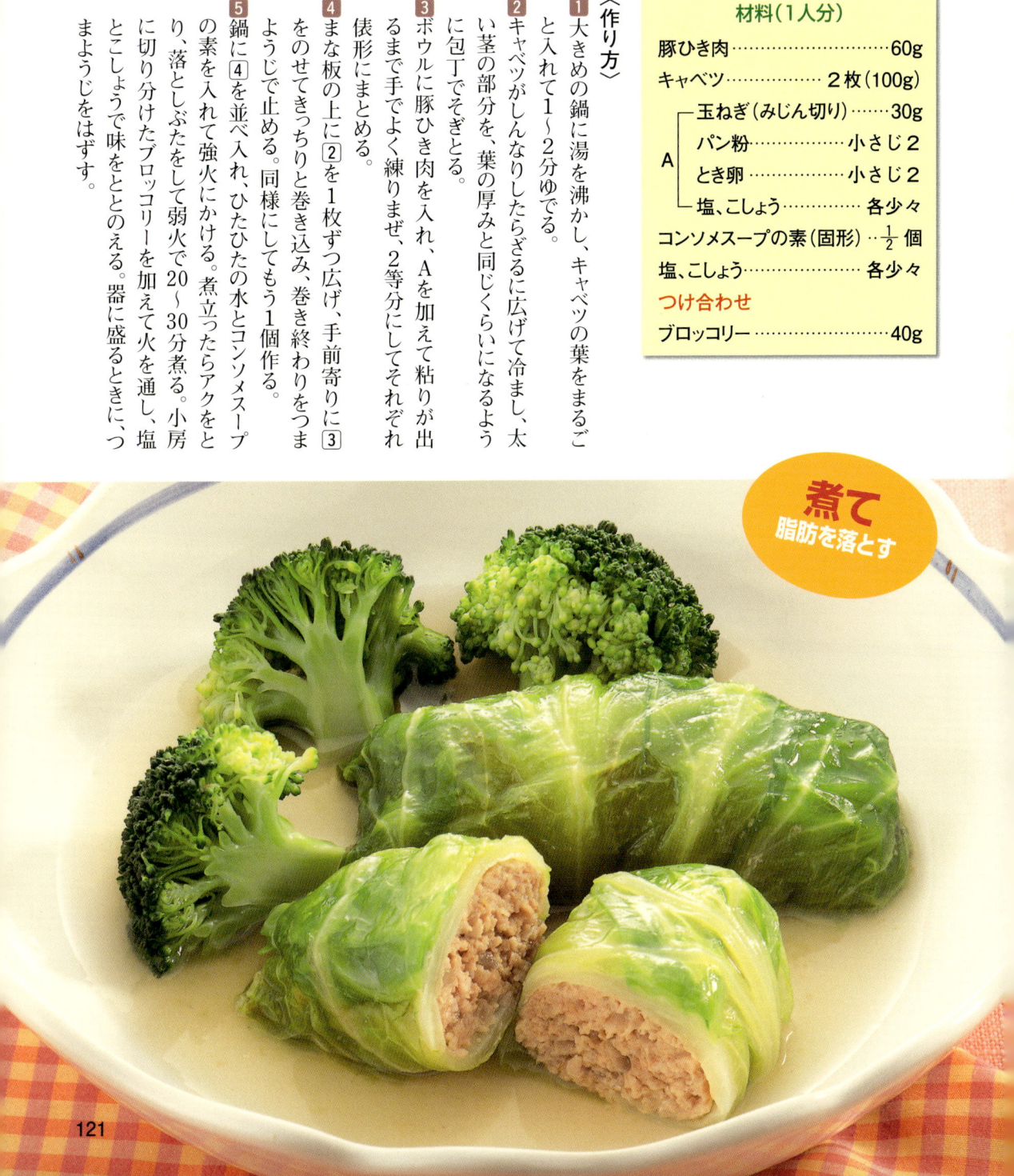

121

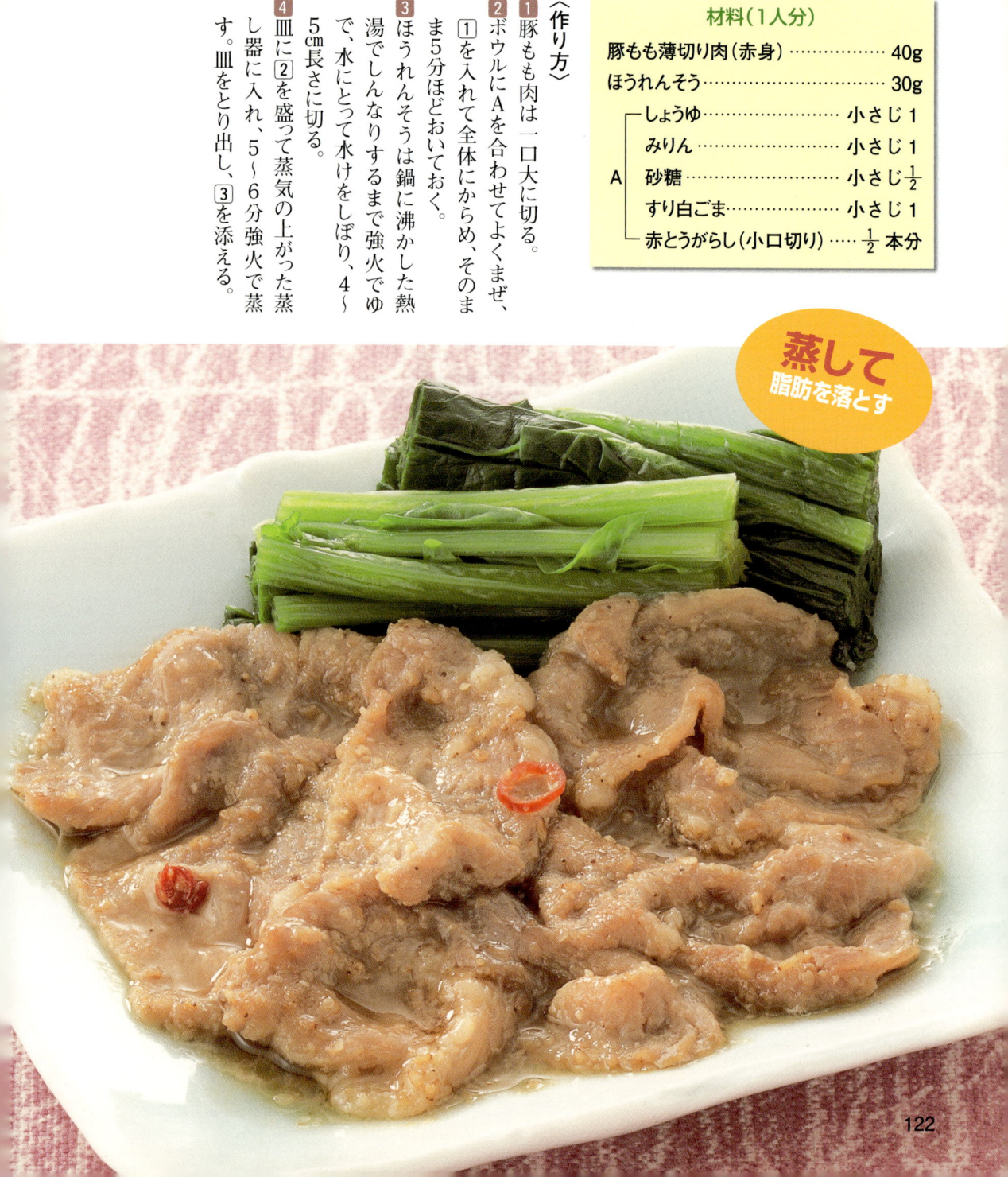

蒸したあと脂のとけ出たたれはできるだけ残すようにします。
風味のよいごまだれがコクを補ってくれるメニューです。

豚肉の南部蒸し

エネルギー **120** kcal
コレステロール **26** mg
食物繊維 **1.5** g
塩分 **0.9** g

材料（1人分）

豚もも薄切り肉（赤身）		40g
ほうれんそう		30g
A	しょうゆ	小さじ1
	みりん	小さじ1
	砂糖	小さじ$\frac{1}{2}$
	すり白ごま	小さじ1
	赤とうがらし（小口切り）	$\frac{1}{2}$本分

〈作り方〉

1. 豚もも肉は一口大に切る。
2. ボウルにAを合わせてよくまぜ、1を入れて全体にからめ、そのまま5分ほどおいておく。
3. ほうれんそうは鍋に沸かした熱湯でしんなりするまで強火でゆで、水にとって水けをしぼり、4〜5cm長さに切る。
4. 皿に2を盛って蒸気の上がった蒸し器に入れ、5〜6分強火で蒸す。皿をとり出し、3を添える。

蒸して脂肪を落とす

主菜

肉の脂肪分を減らしたメニュー

豚肉の豆豉蒸し

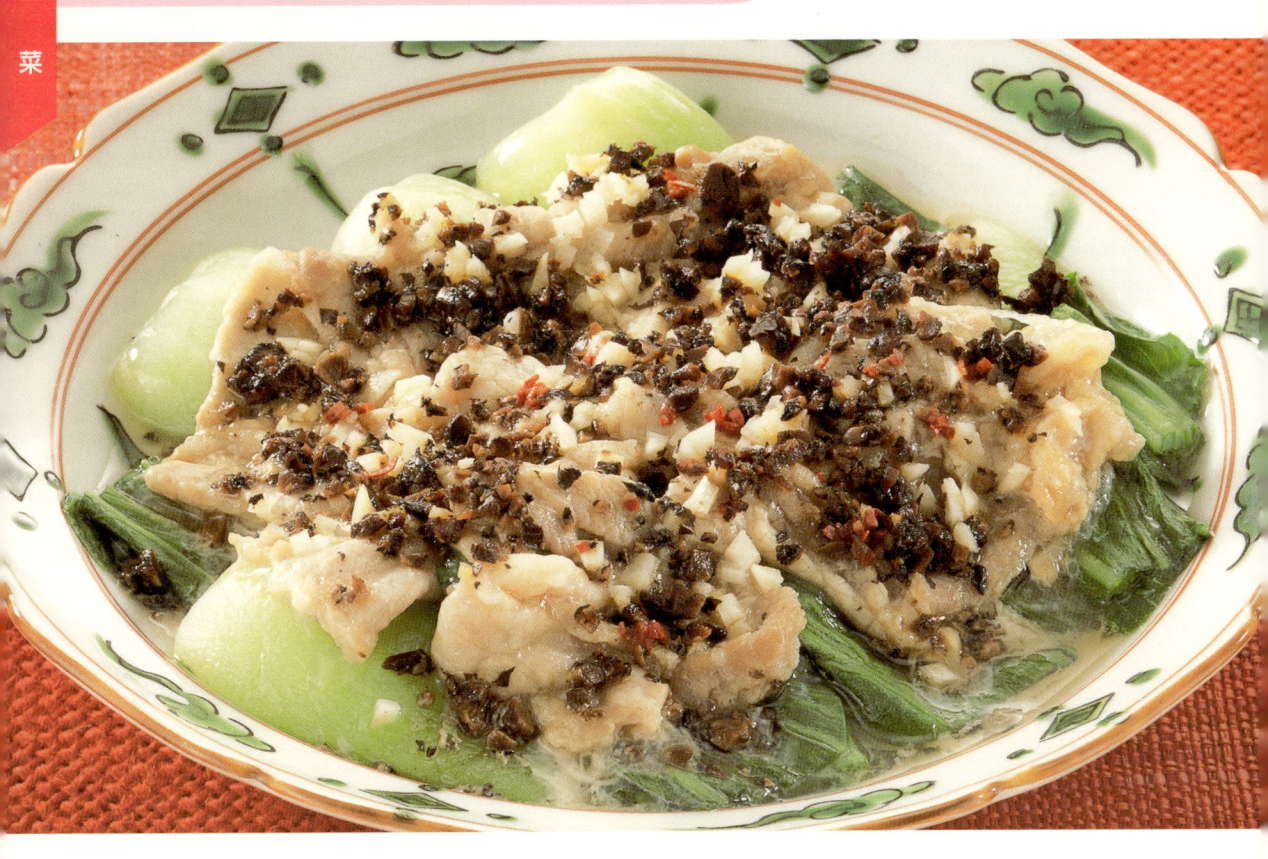

特有のうまみと風味がきいた中華おかずです。蒸したあと脂のとけ出た蒸し汁は残すようにします。

エネルギー	130 kcal
コレステロール	40 mg
食物繊維	1.6 g
塩分	2.0 g

材料（1人分）

豚もも薄切り肉（赤身）	60g
A しょうゆ	小さじ 1/2
A 日本酒	大さじ 1
A かたくり粉	小さじ 1
A 塩	少々
青梗菜（チンゲンサイ）	1株
豆豉	大さじ 1/2
にんにく（みじん切り）	小さじ 1
赤とうがらし（みじん切り）	1/2 本分

〈作り方〉

1. 豚もも肉は一口大に切ってボウルに入れ、Aをからめて下味をつけておく。
2. 青梗菜は根元を切り落として4～5cm長さのざく切りにし、鍋に沸かした熱湯でしんなりするまで強火でゆで、ざるに上げて水けをきっておく。
3. 豆豉は水に1～2分つけ、やわらかくなったら水けをきってみじん切りにし、にんにく、赤とうがらしをまぜ合わせる。
4. 皿に②を敷いて①をのせ、③を全体に散らす。これを蒸気の上がった蒸し器に入れ、強火で5分蒸す。

参考メモ

豆豉は、中国特有の調味料の一つで、蒸した大豆から作る豆状のみそ。99ページ参照。

食物繊維はコレステロール値を下げる強い味方です。毎回の食事で、たっぷりとるように心がけましょう。
1日にとりたい食物繊維の目標量は25gです。1食あたり約8gを目安にします。

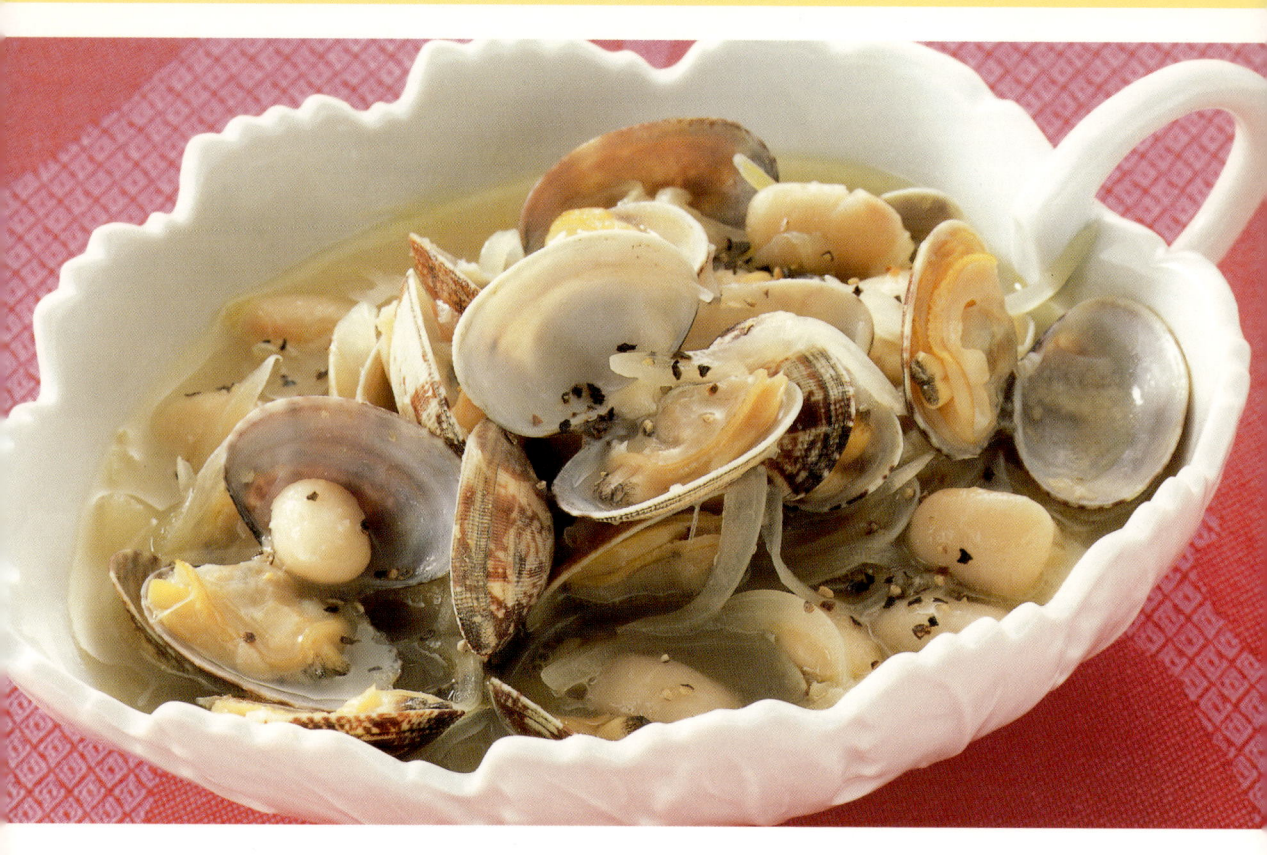

豆類は食物繊維の宝庫。この一品で、食物繊維が11.3gもとれます。また、あさりにも血液中のコレステロールを減らす有効成分が含まれます。

エネルギー **190** kcal
コレステロール **24** mg　食物繊維 **11.3** g　塩分 **1.8** g

あさりと白いんげん豆のスープ煮

材料（1人分）

あさり（殻つき）	150g
白いんげん豆（水煮缶詰）	80g
玉ねぎ	40g
A　白ワイン	大さじ1
水	1カップ
チキンスープの素（固形）	$\frac{1}{4}$個
あらびき黒こしょう	少々
オリーブ油	小さじ1

〈作り方〉

1. あさりは海水程度の塩水（水$\frac{1}{2}$カップに塩大さじ1を加えたもの）に2〜3時間つけて砂を吐かせ、流水の下で殻どうしをこすり合わせてよく洗う。
2. 玉ねぎは薄切りにする。
3. 鍋にオリーブ油を入れて熱し、②を中火で炒める。玉ねぎが透き通ってきたら①を加えてAを注ぎ、ふたをしてあさりの殻が開くまで中火で蒸し煮にする。殻が開いたら、あさりはいったんとりおく。
4. ③にチキンスープの素と白いんげん豆を入れて弱火で10分ほど煮込む。あさりを戻し入れて強火にし、煮立つ直前にあらびき黒こしょうを振って火を止める。

主菜

食物繊維もいっしょにとれる優秀メニュー

大豆には食物繊維が多いほか、ビタミンEも含まれます。
抗酸化成分を含むトマトとにんにくも組み合わせた最強メニュー。

いかと大豆のトマト煮

エネルギー	240 kcal

コレステロール	食物繊維	塩分
216 mg	4.8 g	2.3 g

材料(1人分)

いか(胴)	80g
大豆(水煮缶詰)	50g
にんにく(みじん切り)	小さじ1
玉ねぎ(みじん切り)	大さじ1
トマト(水煮缶詰)	80g
白ワイン	1/4 カップ
チキンスープ	1/3 カップ
塩、こしょう	各少々
オリーブ油	小さじ1
パセリ(みじん切り)	少々

※チキンスープは、チキンスープの素(固形)1/4個を湯1/3カップにといたもの。

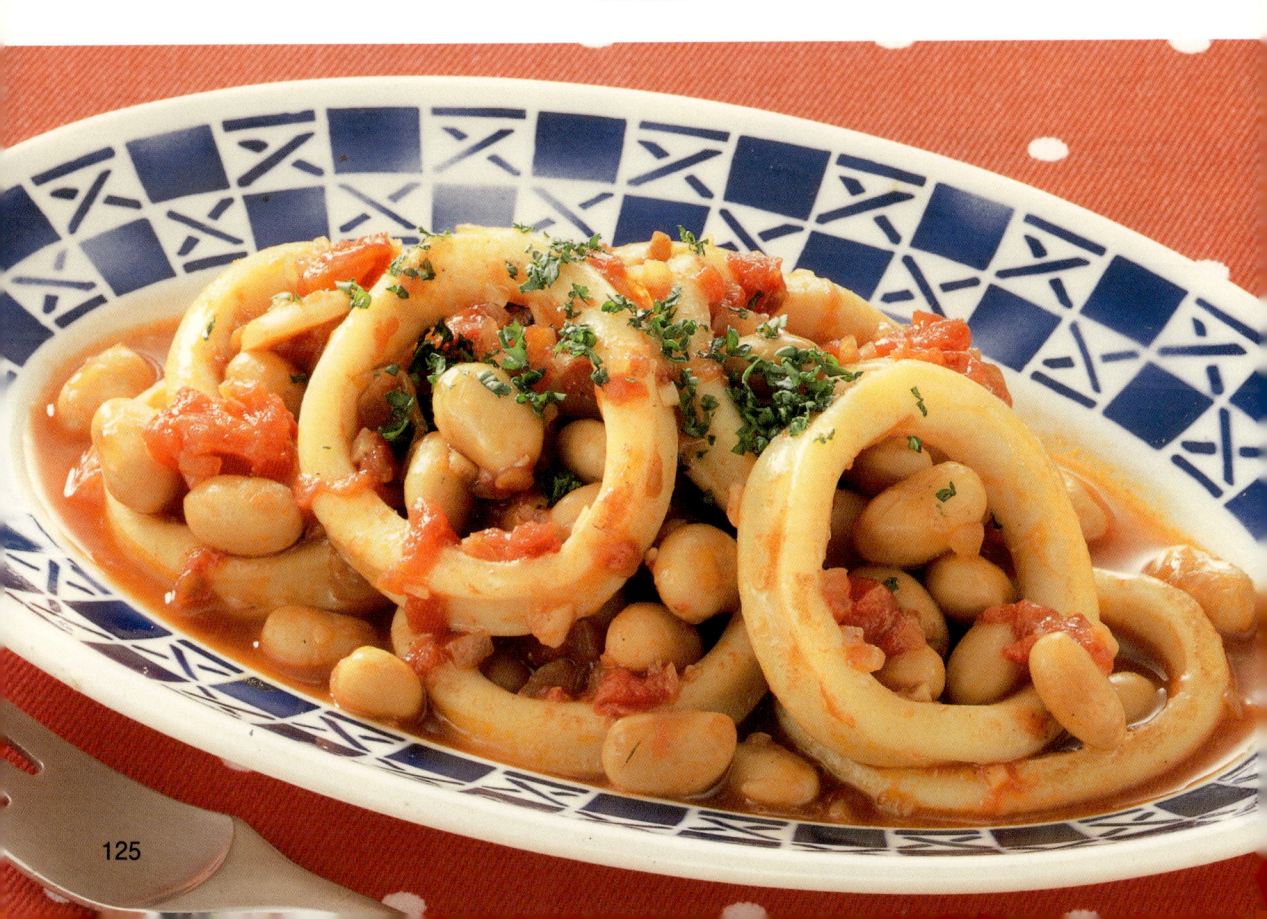

〈作り方〉

1. いかは皮をむいて5mm幅の輪切りにする。
2. 鍋にオリーブ油、にんにく、玉ねぎを入れて弱火で炒め、香りが出てきたら1を加えて強火で炒める。
3. いかの色が変わったら大豆を加え、白ワインを注ぎ入れる。トマトとチキンスープも加え、弱火に変えてトマトを木べらでつぶしながら15分ほど煮込み、塩とこしょうで味をととのえる。
4. 3を器に盛り、パセリを振りかける。

野菜がいっしょにとれる魚料理。カレー粉の黄色い色のもとであるターメリックには抗酸化成分が含まれます。

きんめだいのエスニック煮

エネルギー **220** kcal
コレステロール **60** mg
食物繊維 **3.6** g
塩分 **2.0** g

材料(1人分)

きんめだい(切り身)	100g
ゆでたけのこ	40g
紫玉ねぎ	30g
赤ピーマン	$\frac{1}{4}$ 個
オクラ	1本
マッシュルーム(缶詰)	1個
にんにく	$\frac{1}{2}$ 片
赤とうがらし	$\frac{1}{2}$ 本
A チキンスープ	$\frac{2}{3}$ カップ
A ナンプラー	小さじ1
A しょうゆ	小さじ $1\frac{1}{2}$
A レモン汁	小さじ2
A カレー粉	小さじ1
塩、こしょう	各少々
香菜(コウサイ)	少々

※チキンスープは、チキンスープの素(固形)$\frac{1}{3}$個を湯$\frac{2}{3}$カップにといたもの。

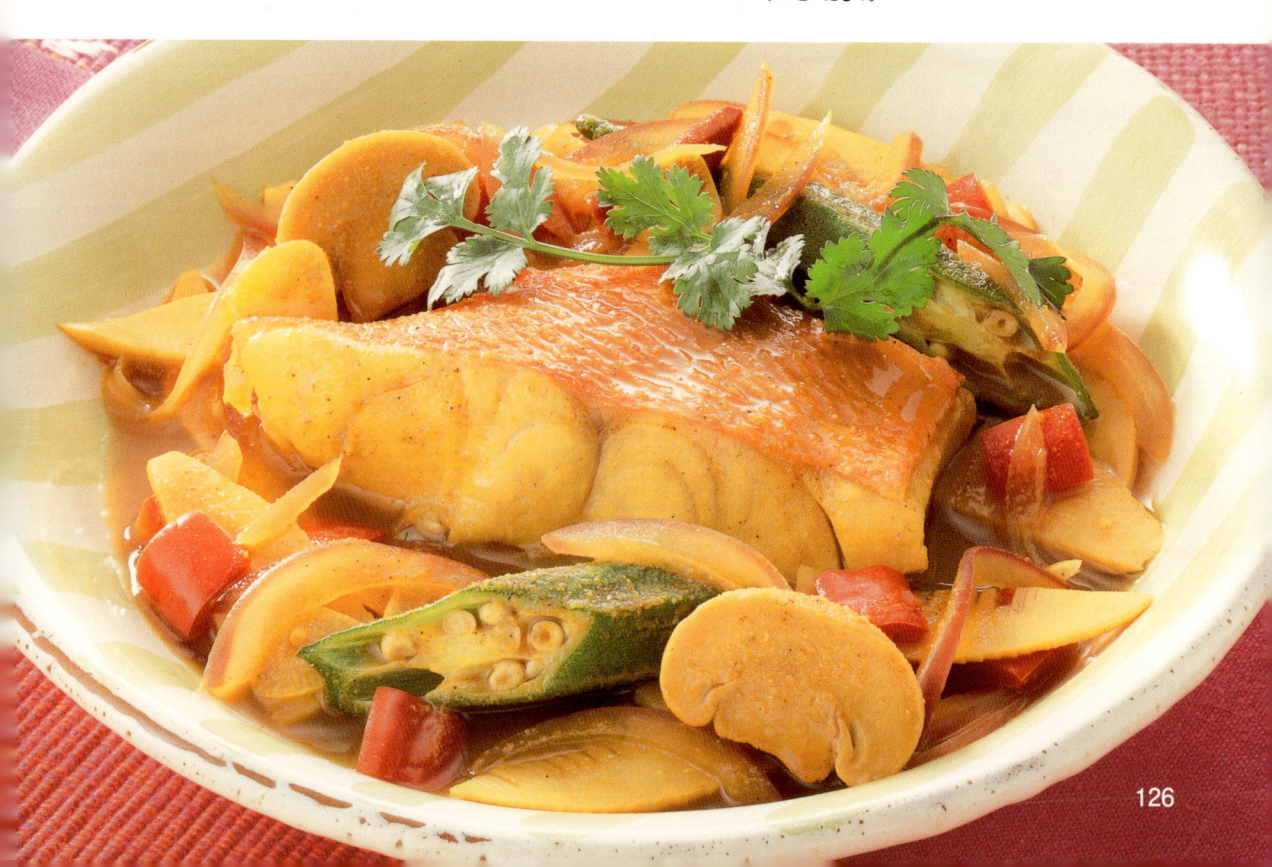

〈作り方〉

1. ゆでたけのこと紫玉ねぎ、にんにくは薄切りにする。
2. 赤ピーマンは1cm角に切り、マッシュルームは縦半分に切る。オクラはへたを切り落とし、斜め半分に切る。
3. きんめだいに軽く塩とこしょうを振る。
4. 鍋にAを入れて強火にかけ、煮立ったら赤とうがらしと①、②を入れ、中火で2～3分煮る。
5. ④に③を入れて弱火にし、5～6分煮込む。
6. ⑤を煮汁ごと器に盛り、香菜をのせる。

参考メモ

ナンプラーはタイの魚醤油のこと。ない場合は、しょうゆとレモン汁を半々にまぜたもので代用してください。

主菜

食物繊維もいっしょにとれる優秀メニュー

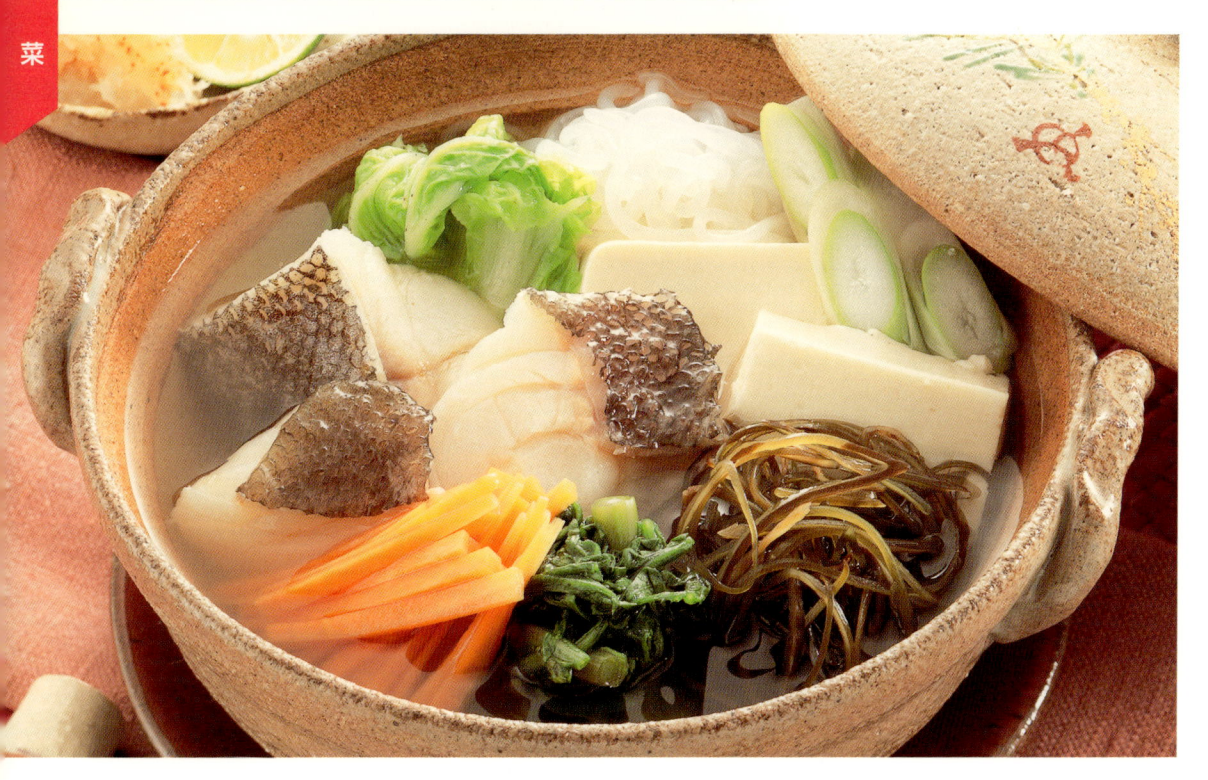

鍋料理では、野菜に火を通すので量をたくさん食べられ、食物繊維をしっかりとれます。

たらちり鍋

エネルギー **180** kcal
コレステロール **58** mg
食物繊維 **9.9** g
塩分 **3.0** g

材料（1人分）

生だら（切り身）	100g
絹ごし豆腐	50g
しらたき	1/3玉（60g）
すき昆布（乾燥）	10g
にんじん	30g
白菜	1枚
長ねぎ	15g
春菊	1本
塩	少々
A　だし汁	2カップ
薄口しょうゆ	小さじ1
日本酒	小さじ2
塩	少々
大根おろし	大さじ1
一味とうがらし	少々
すだち	1個

〈作り方〉

1. 生だらは3つくらいのそぎ切りにし、ざるに並べて塩を振り、1時間ほどおいて身をしめる。浮いてきた水けはふいておく。
2. すき昆布はもどして食べやすい長さに切る。
3. しらたきは鍋に沸かした熱湯で1〜2分ゆで、食べやすい長さに切る。豆腐は2等分に切る。
4. にんじんはせん切りにする。白菜は茎と葉に切り分け、それぞれそぎ切りにする。長ねぎは斜め薄切りにし、春菊はざく切りにする。
5. 大根おろしに一味とうがらしをまぜてもみじおろしを作り、すだちは半分に切る。
6. 鍋にAを入れて強火で煮立て、①と②〜④を入れて煮る。
7. 取り鉢にもみじおろしを入れて⑥を汁ごととり分け、すだちをしぼりかけて食べる。

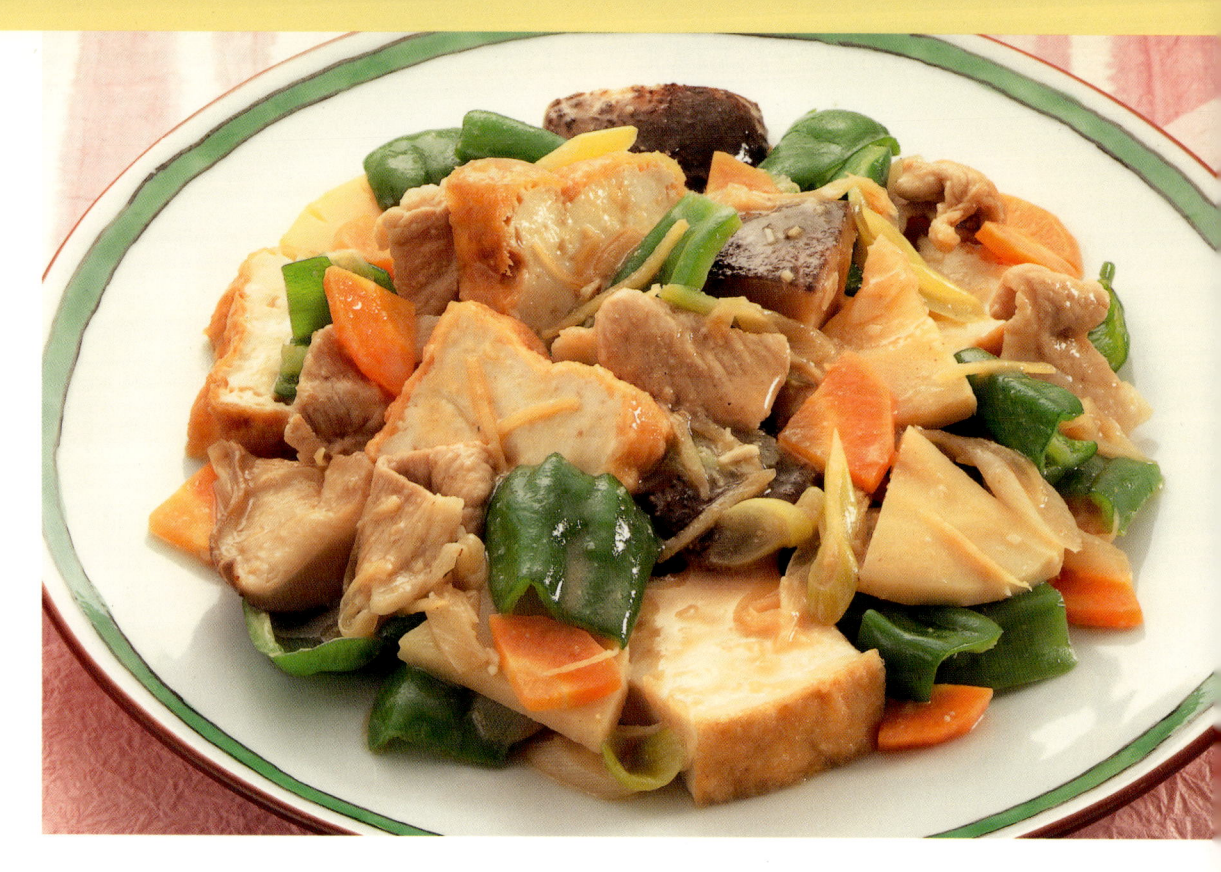

この一皿で約130gの野菜がとれ、食物繊維も豊富。
材料を炒める油には、香りづけに少量のごま油をプラスするのがミソ。

厚揚げのみそ炒め

エネルギー **260** kcal
コレステロール **20** mg
食物繊維 **4.3** g
塩分 **2.4** g

材料（1人分）

厚揚げ	70g
豚もも薄切り肉（赤身）	30g
干ししいたけ	1個
ピーマン	50g
ゆでたけのこ	20g
にんじん	15g
長ねぎ	30g
A ┌ しょうが（せん切り）	少々
└ にんにく（みじん切り）	少々
B ┌ スープ	$\frac{1}{2}$ カップ
│ 日本酒	小さじ2
│ みそ	小さじ2
└ 砂糖、しょうゆ	各小さじ1
サラダ油	小さじ $\frac{2}{3}$
ごま油	小さじ $\frac{1}{3}$

※スープは、無塩タイプの中華風スープの素（顆粒）小さじ $\frac{1}{3}$ を湯 $\frac{1}{2}$ カップにといたもの。

〈作り方〉

1. 干ししいたけはもどして軸を切り落とし、四つに切る。ピーマンは乱切り、ゆでたけのこは薄切りにし、にんじんはいちょう切りにする。長ねぎは斜め切りにする。

2. 厚揚げはざるにのせ、熱湯を回しかけて油抜きをする。これを縦半分に切り、さらに7～8mm厚さに切る。

3. 小さなボウルにBを入れ、よくまぜ合わせておく。

4. 豚もも肉は食べやすい大きさに切る。

5. フライパンに2種類の油を入れて熱し、Aを入れて弱火で炒める。香りが出たら4を入れて強火で炒め、肉の色が変わったところで1と2を加えて手早く炒め合わせる。最後に3を回し入れて味をからめ、火を止める。

128

主菜

食物繊維もいっしょにとれる優秀メニュー

食物繊維を多く含む根菜類をふんだんに使って、鶏もも肉と炒め煮にした人気のおかずです。

いり鶏

エネルギー **270** kcal
コレステロール **39** mg
食物繊維 **5.4** g
塩分 **1.8** g

材料（1人分）

鶏もも肉（皮なし）	40g
干ししいたけ	1個
ごぼう、にんじん	各30g
れんこん	30g
ゆでたけのこ	30g
絹さや	1枚
板こんにゃく	30g
だし汁	$\frac{1}{2}$カップ
砂糖	小さじ$\frac{2}{3}$
しょうゆ、みりん	各小さじ2
植物油	小さじ2

〈作り方〉

1. 干ししいたけはもどして四つに切る。ごぼうとにんじん、れんこん、ゆでたけのこは乱切りにし、ごぼうは水に、れんこんは薄い酢水につける。
2. 板こんにゃくは手で一口大にちぎって鍋に沸かした熱湯で1～2分ゆで、ざるに上げて水けをきる。
3. 絹さやは筋をとって鍋に沸かした熱湯でさっとゆで、四つに切る。
4. 鶏もも肉は一口大に切る。
5. 鍋に植物油を入れて熱し、4を強火で炒める。鶏肉の色が変わったら、1と2を加えて炒め合わせる。
6. 5の野菜に油が回ったところでだし汁と砂糖を加え、アクをとりながら3～4分中火で煮る。しょうゆとみりんを加え、汁けがなくなるまでいりつけながら煮る。
7. 6を器に盛り、3を彩りよくあしらう。

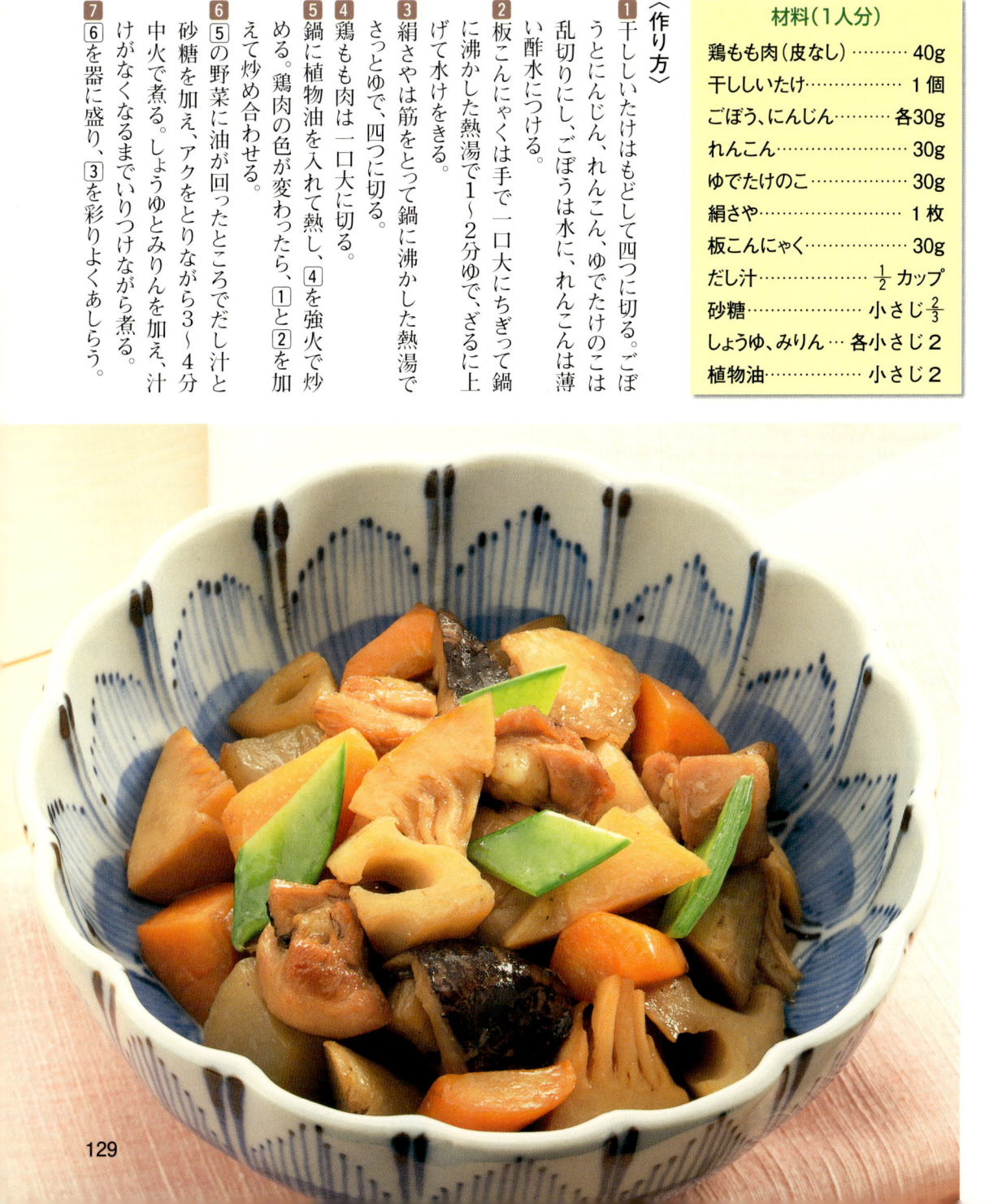

野菜のほか、しらたきなどのこんにゃくにも食物繊維は豊富です。
焼き豆腐のかわりに木綿豆腐や絹ごし豆腐を使ってもかまいません。

すき焼き風煮物

エネルギー **270** kcal
コレステロール **41** mg　食物繊維 **3.8** g　塩分 **2.8** g

材料（1人分）

牛ロース薄切り肉	60g
焼き豆腐	75g
しらたき	40g
春菊	50g
長ねぎ	30g
A　だし汁	1/2 カップ
しょうゆ	小さじ3
日本酒	小さじ2
砂糖	小さじ3

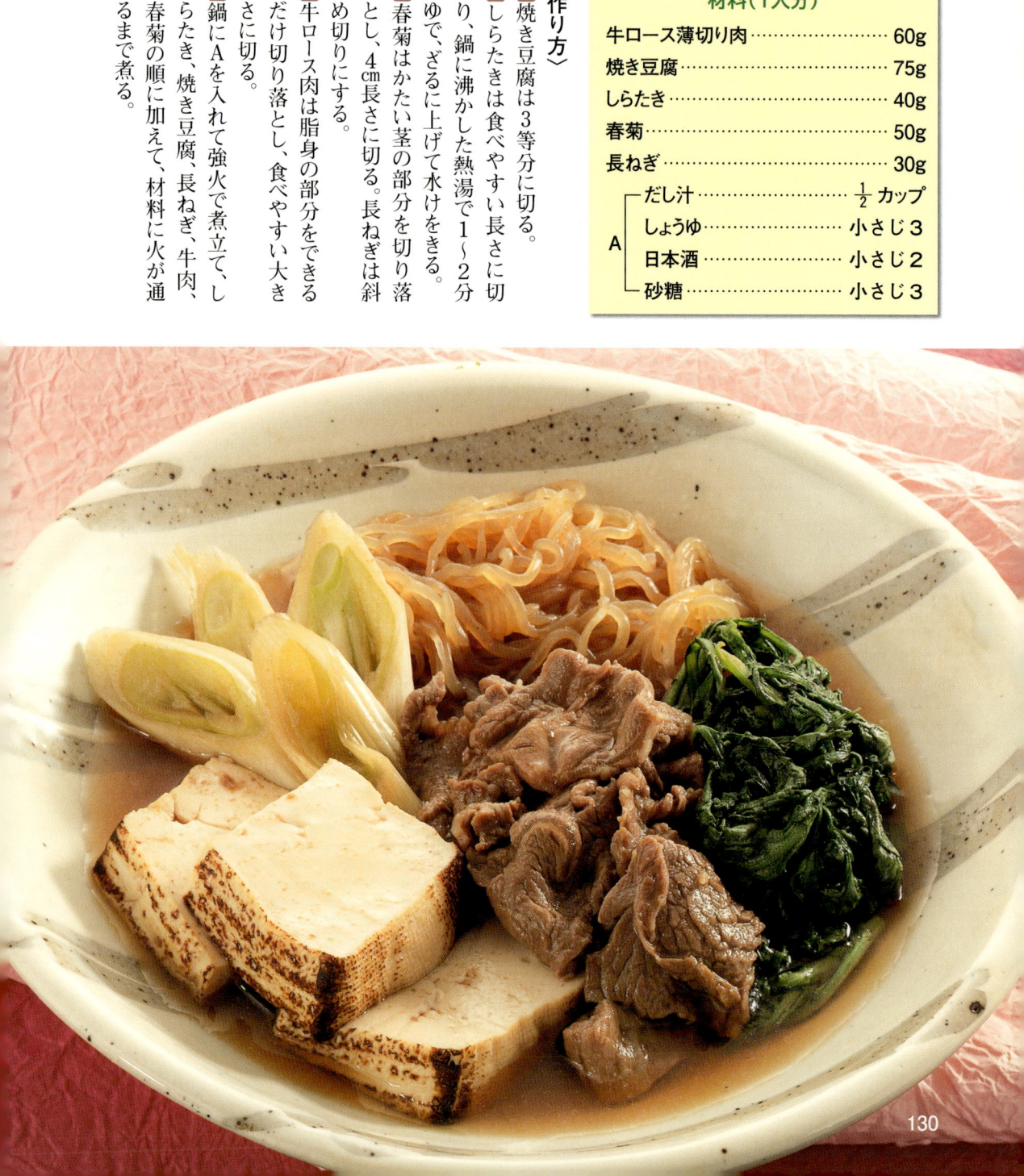

〈作り方〉

1 焼き豆腐は3等分に切る。

2 しらたきは食べやすい長さに切り、鍋に沸かした熱湯で1～2分ゆで、ざるに上げて水けをきる。

3 春菊はかたい茎の部分を切り落とし、4cm長さに切る。長ねぎは斜め切りにする。

4 牛ロース肉は脂身の部分をできるだけ切り落とし、食べやすい大きさに切る。

5 鍋にAを入れて強火で煮立て、しらたき、焼き豆腐、長ねぎ、牛肉、春菊の順に加えて、材料に火が通るまで煮る。

130

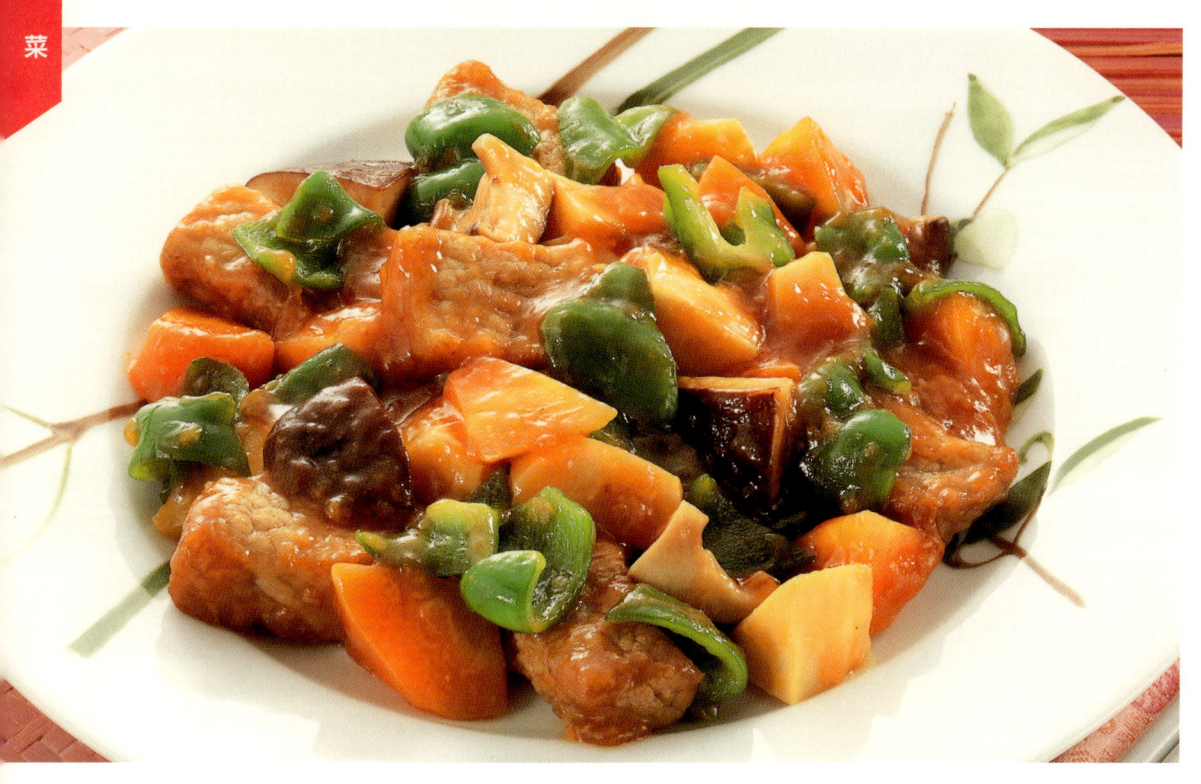

主菜

食物繊維もいっしょにとれる優秀メニュー

しいたけなどのきのこは低エネルギーで、食物繊維が豊富な食材です。炒め物に加えると食物繊維量を手軽にふやせます。

エネルギー **310** kcal
コレステロール **40** mg
食物繊維 **4.0** g
塩分 **3.1** g

酢豚

材料（1人分）

豚もも肉（赤身）		60g
ピーマン		40g
ゆでたけのこ		40g
にんじん		30g
生しいたけ		2個
A	しょうゆ	小さじ1
	日本酒	小さじ1
B	しょうゆ	小さじ2
	酢、砂糖	各小さじ1
	スープ	大さじ2
	トマトケチャップ	小さじ2
C	かたくり粉	小さじ$\frac{2}{3}$
	水	大さじ2
小麦粉		少々
揚げ油		適量
ごま油		小さじ2

〈作り方〉

① 豚もも肉は3cm角に切ってボウルに入れ、Aをからめて下味をつけておく。

② ピーマンとゆでたけのこ、にんじんは乱切りにし、にんじんは鍋に沸かした熱湯で軽くゆでておく。生しいたけは石づきを切り落とし、1個を四つに切る。

③ 揚げ油を170度に熱し、①に小麦粉を薄くまぶして入れ、こんがりと揚げてとり出す。

④ 小さなボウルにBを合わせ、よくまぜておく。

⑤ フライパンにごま油を熱して強火で②を炒め、野菜がしんなりしてきたら③も加えてひと炒めする。④を入れて軽くまぜ、まぜ合わせたCを回し入れてとろみをつけ、火を止める。

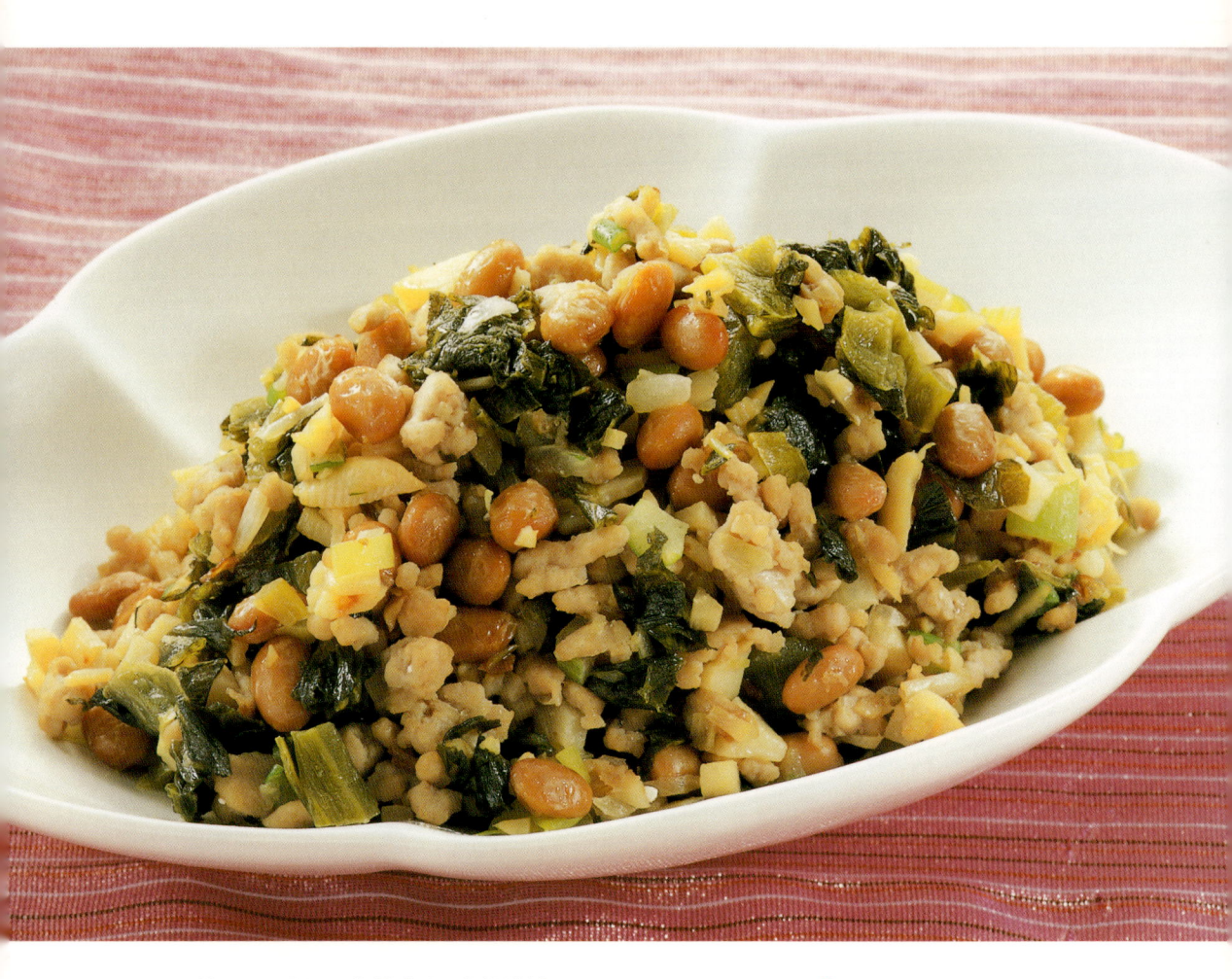

納豆には大豆の有効成分+食物繊維のほか、血栓をできにくくするナットウキナーゼが含まれます。

豚ひき肉と納豆の炒め物

エネルギー **210** kcal
コレステロール **31** mg　食物繊維 **4.8** g　塩分 **2.2** g

材料（1人分）

豚ひき肉	40g
納豆	1/2 パック(25g)
高菜の漬け物	30g
ゆでたけのこ	30g
長ねぎ	1/3 本
にんにく（みじん切り）	小さじ 1/2
A［しょうゆ	小さじ 1/2
日本酒	小さじ 1
植物油	小さじ 1

〈作り方〉

1. 高菜の漬け物は水でさっと洗い、水けをしぼってみじん切りにする。長ねぎとゆでたけのこもみじん切りにする。

2. フライパンに植物油を入れて熱し、豚ひき肉を入れて強火で炒め、肉の色が変わってポロポロしてきたら1とにんにくを加えて中火で炒める。

3. 2に納豆を入れ、Aで調味してよく炒め合わせ、火を止める。

132

主菜

食物繊維もいっしょにとれる優秀メニュー

彩りのよい野菜を少しずつ添えて、ソースにもひと工夫。
野菜やきのこをたっぷり組み合わせて食物繊維を増量！

エネルギー **360** kcal
コレステロール **105** mg
食物繊維 **3.6** g
塩分 **2.4** g

和風ハンバーグ

材料（1人分）

牛赤身ひき肉	60g
豚ひき肉	30g
しめじ	40g
玉ねぎ（みじん切り）	30g
パン粉	大さじ1 1/2
A ┌ とき卵	小さじ2
├ 塩、こしょう	各少々
└ ナツメグ	少々
B ┌ 大根おろし	50g
├ しょうゆ	小さじ2
├ みりん	小さじ1
└ 日本酒	大さじ2
植物油	小さじ2
つけ合わせ	
さやいんげん	20g
にんじん	10g

〈作り方〉

1. さやいんげんは筋をとってゆで、長さを3等分に切る。にんじんは5mm角の拍子木切りにしてゆでておく。

2. フッ素樹脂加工のフライパンに玉ねぎを入れて火にかけ、きつね色になるまで弱火でからりし、冷ます。

3. ボウルに2種類のひき肉と、少量の水でふやかしたパン粉、②、Aを入れて粘りが出るまで手でよく練りまぜ、だ円形にまとめる。

4. フライパンを熱して植物油を入れ、③を入れて中火で両面に焼き色がつくまで焼き、ふたをして弱火で2〜3分蒸し焼きにする。焼けたハンバーグは皿に盛り、フライパンの中の余分な油を捨てる。

5. ④のフライパンに、根元を切り落として小分けにしたしめじを入れ、中火で軽く炒め、Bを加えて一煮立ちさせる。

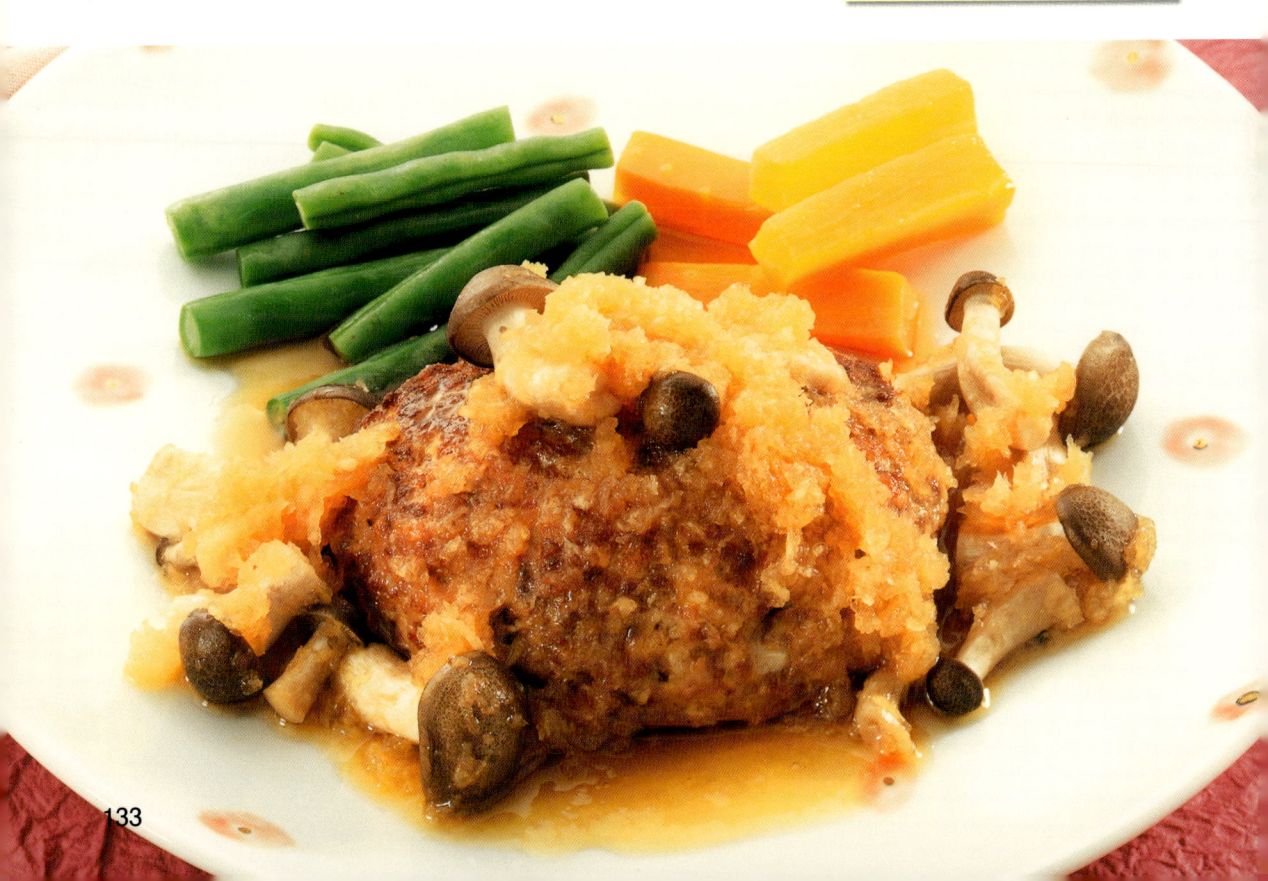

6. ④のハンバーグに⑤をかけ、①をつけ合わせる。

抗酸化作用のあるビタミンC・Eや抗酸化成分は、野菜などいろいろな食材に含まれています。血液中のLDL（悪玉）コレステロールを酸化させないために、毎日の食事でたっぷりとりましょう。

ビタミンEが豊富な銀だらにビタミンCを多く含むレモンをプラスした、強力な抗酸化メニューです。

銀だらの洋風蒸し

エネルギー **210** kcal
コレステロール **36**mg　食物繊維 **1.0**g　塩分 **1.1**g

材料（1人分）

銀だら（切り身）	80g
玉ねぎ	30g
クレソン	3本
しょうが（薄切り）	2枚
レモン（薄い輪切り）	2枚
塩、こしょう	各少々
白ワイン	大さじ1
コンソメスープ	大さじ1

※コンソメスープは、コンソメスープの素（固形）少々を湯大さじ1にといたもの。

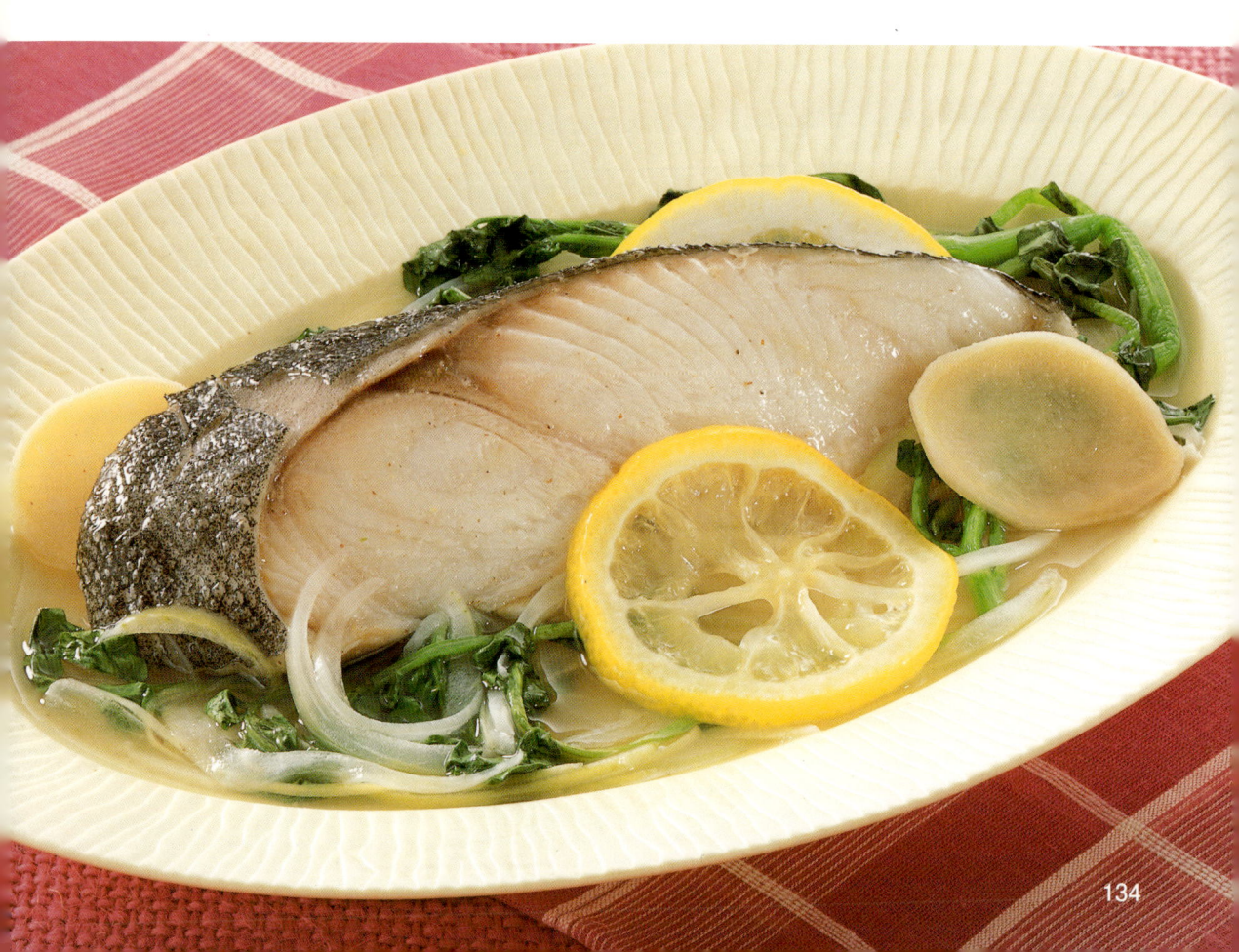

〈作り方〉

1. 玉ねぎは薄切りに、クレソンは長さを半分に切る。
2. 銀だらの身に、軽く塩、こしょうを振る。
3. 器に②を入れ、①としょうがをのせ、白ワインとコンソメスープをかける。レモンスライスをのせて蒸気の上がった蒸し器に入れ、強火で3〜4分蒸す。

主菜

抗酸化成分が豊富なメニュー

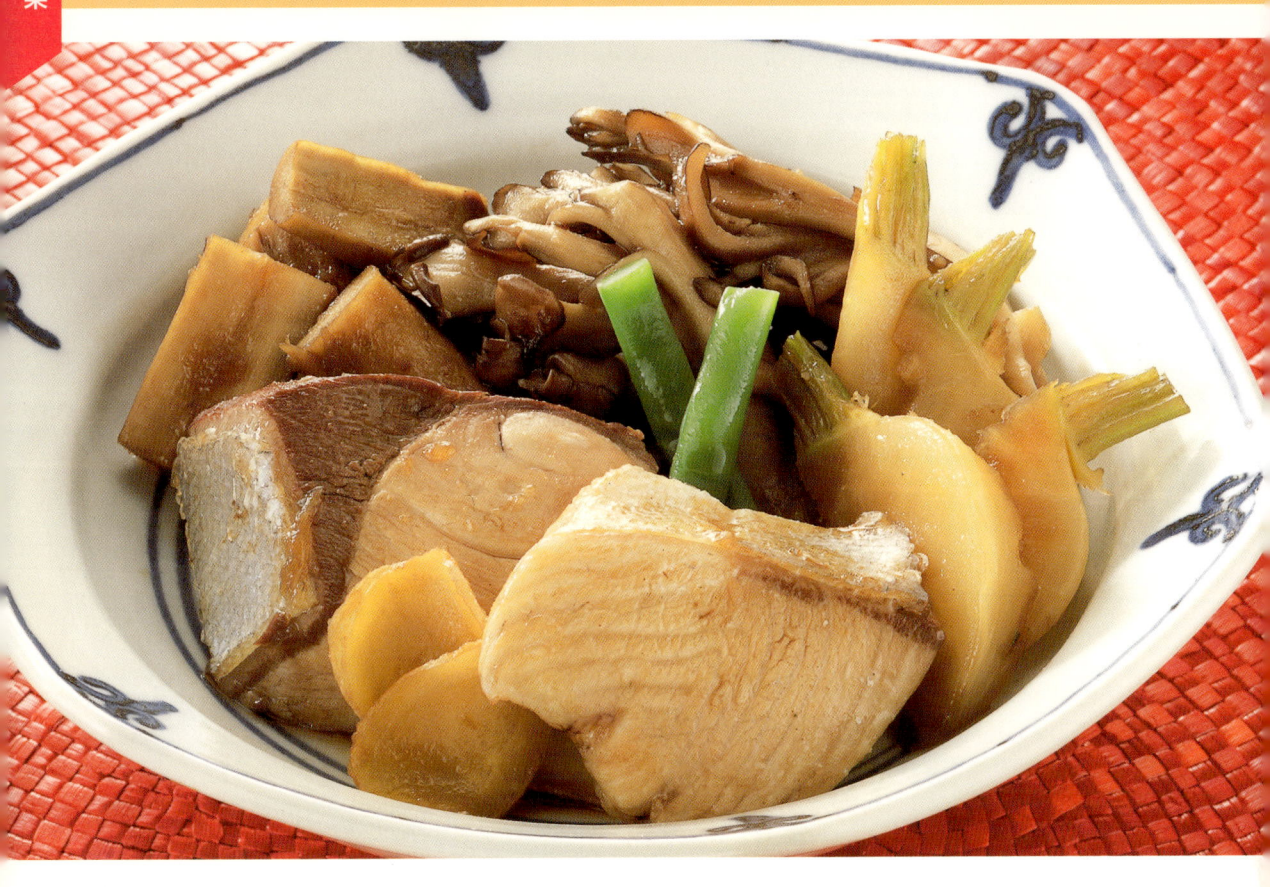

ビタミンEを多く含むぶりに、ごぼうやまいたけを組み合わせることで抗酸化作用がパワーアップ。

エネルギー **220** kcal
コレステロール **43** mg　食物繊維 **3.0** g　塩分 **1.4** g

ぶりと野菜の煮物

〈作り方〉

1. ごぼうは皮をこそげて縦半分に切り、かぶはくし形に切る。
2. まいたけは小分けにし、さやいんげんは筋をとって長さを半分に切る。
3. ぶりは半分に切る。
4. 鍋にだし汁を入れて強火にかけ、煮立ったら1を入れて中火で煮る。ごぼうがやわらかくなったらAを加え、3と2を入れて煮汁がほぼなくなるまで弱火で煮る。

材料（1人分）

ぶり（切り身）	60g
かぶ	1/2個
まいたけ	40g
ごぼう	40g
さやいんげん	1本
だし汁	1/3カップ
A ┌ しょうゆ	大さじ1/2
├ 日本酒	大さじ1/2
├ みりん	小さじ1
└ しょうが（薄切り）	2枚

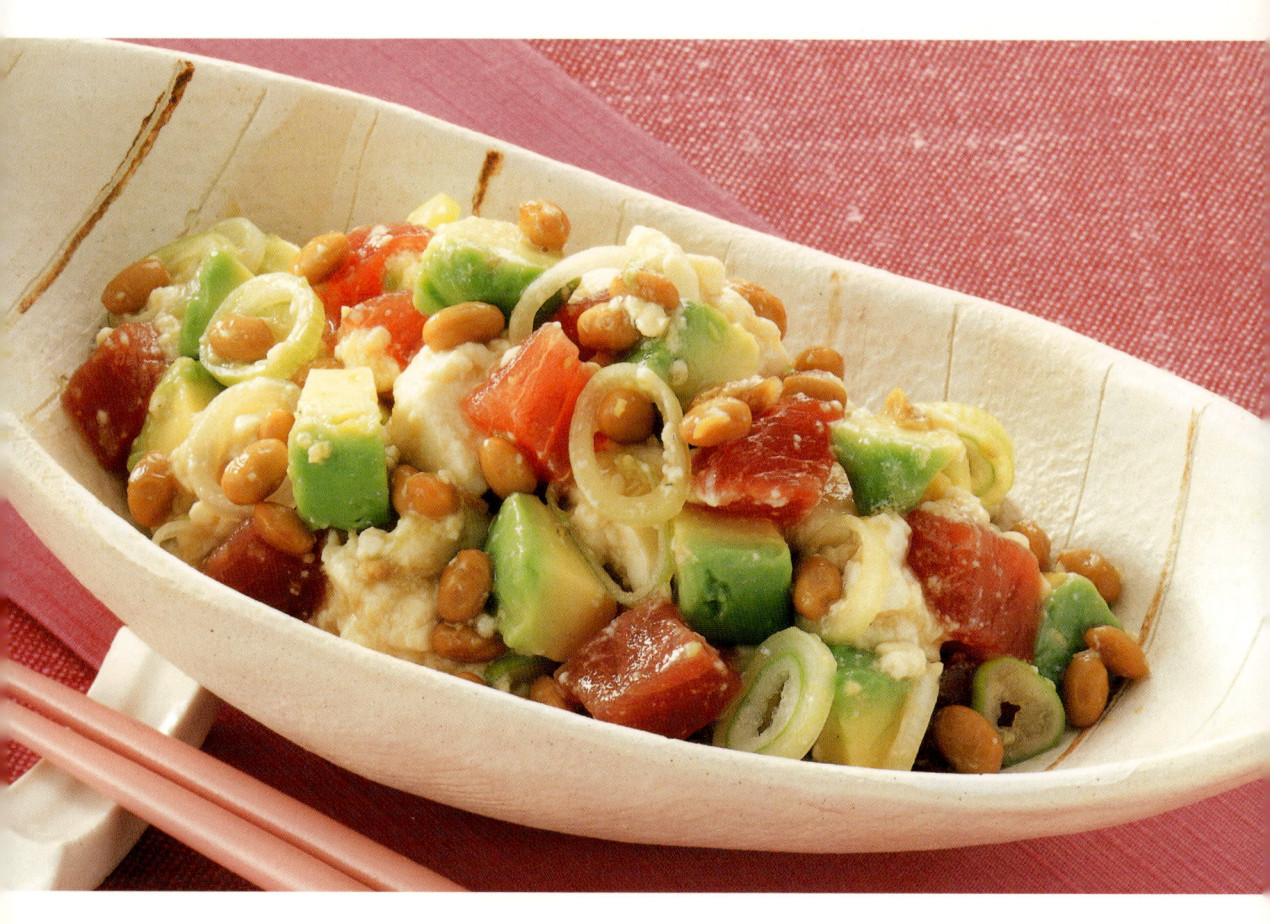

抗酸化成分が豊富に含まれる豆腐、アボカド、納豆を使った最強メニュー。
レモンのビタミンCがさらに効果を高めます。

ちぎり豆腐とアボカド、まぐろの納豆あえ

エネルギー **220** kcal
コレステロール **16** mg
食物繊維 **4.7** g
塩分 **1.3** g

材料（1人分）

絹ごし豆腐	$\frac{1}{3}$ 丁（100g）
アボカド	$\frac{1}{4}$ 個
まぐろ（赤身・刺し身用）	30g
長ねぎ	$\frac{1}{2}$ 本
納豆	$\frac{1}{2}$ パック（25g）
A ┌ しょうゆ	大さじ $\frac{1}{2}$
│ だし汁	大さじ1
│ レモン汁	小さじ1
└ 練りわさび	小さじ $\frac{1}{2}$

〈作り方〉

1. 絹ごし豆腐は鍋に沸かした熱湯で2〜3分ゆで、ざるに上げる。
2. アボカドとまぐろは1cm角に切る。長ねぎは小口切りにする。
3. ボウルに納豆を入れてよくまぜ、Aを加えてさらによくまぜる。
4. ③に、小さくくずした①と②を入れてあえる。

抗酸化成分が豊富なメニュー

主菜

ビタミンEとCがいっしょにとれる一皿。
にがうりに豊富なビタミンCは、加熱しても壊れにくいという特徴があります。

チャンプルー

エネルギー **240** kcal
コレステロール **19** mg
食物繊維 **3.6** g
塩分 **3.0** g

材料（1人分）

木綿豆腐	1/3丁（100g）
豚ロース薄切り肉	30g
もやし	50g
生しいたけ	1個
キャベツ	20g
にんじん	15g
にがうり	10g
きくらげ（乾燥）	2枚
A　塩	小さじ1/4
こしょう	少々
しょうゆ	小さじ2
植物油	小さじ1
ごま油	小さじ1

〈作り方〉

1. 木綿豆腐は重しをし、30分ほどおいて水分を抜く。
2. もやしはひげ根をつみとり、生しいたけは軸を切り落として薄切りにする。キャベツとにんじんは短冊切りにする。
3. にがうりは縦半分に切ってわたをとり、端から薄切りに。きくらげは水でもどし、石づきをとって小さくちぎる。
4. 豚ロース肉は脂身を切りとり、一口大に切る。
5. フライパンに植物油とごま油を入れて熱し、2〜4を強火で炒め、肉に火が通ったら1を手でくずし入れ、よく炒め合わせてAで調味する。

鮭と野菜の蒸し焼き

鮭の身の赤色の色素がアスタキサンチン。これにはポリフェノールと同様、強力な抗酸化作用があります。

エネルギー	240 kcal
コレステロール	42mg
食物繊維	2.9g
塩分	1.9g

材料(1人分)

生鮭(切り身)	80g
長ねぎ	2/3本
ブロッコリー	40g
赤とうがらし	1/2本
日本酒	大さじ1
しょうゆ	小さじ2
こしょう	少々
植物油	小さじ2

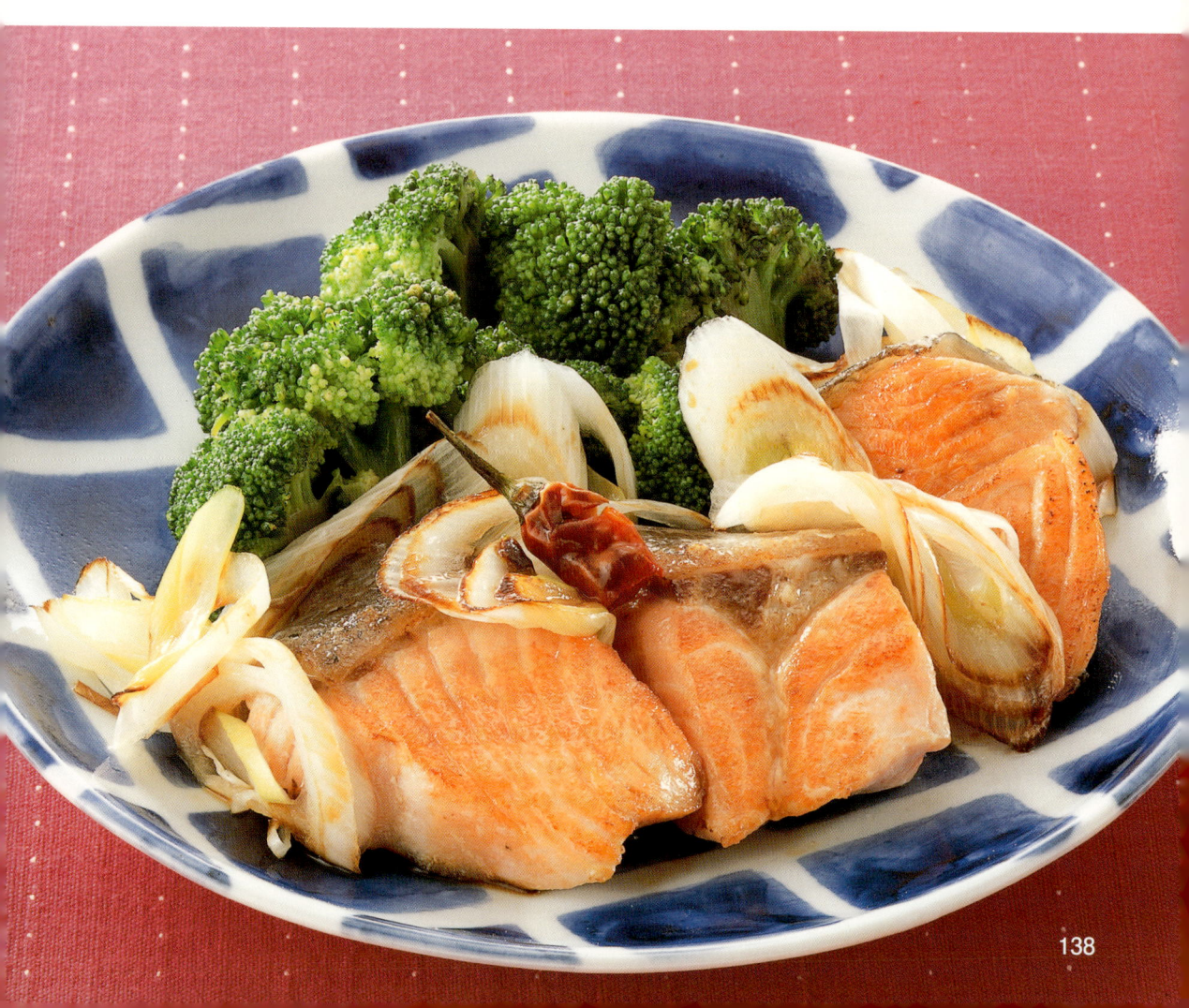

〈作り方〉

1 長ねぎは斜め薄切りにする。ブロッコリーは小房に切り分ける。

2 鮭は3等分に切る。

3 フライパンを熱して植物油を入れ、2を入れて中火で両面をこんがりと焼き、1と赤とうがらしを加えてさらに焼く。

4 3に日本酒としょうゆを加え、こしょうを振って炒め合わせ、ふたをして弱火で3～4分蒸し焼きにする。

主菜

抗酸化成分が豊富なメニュー

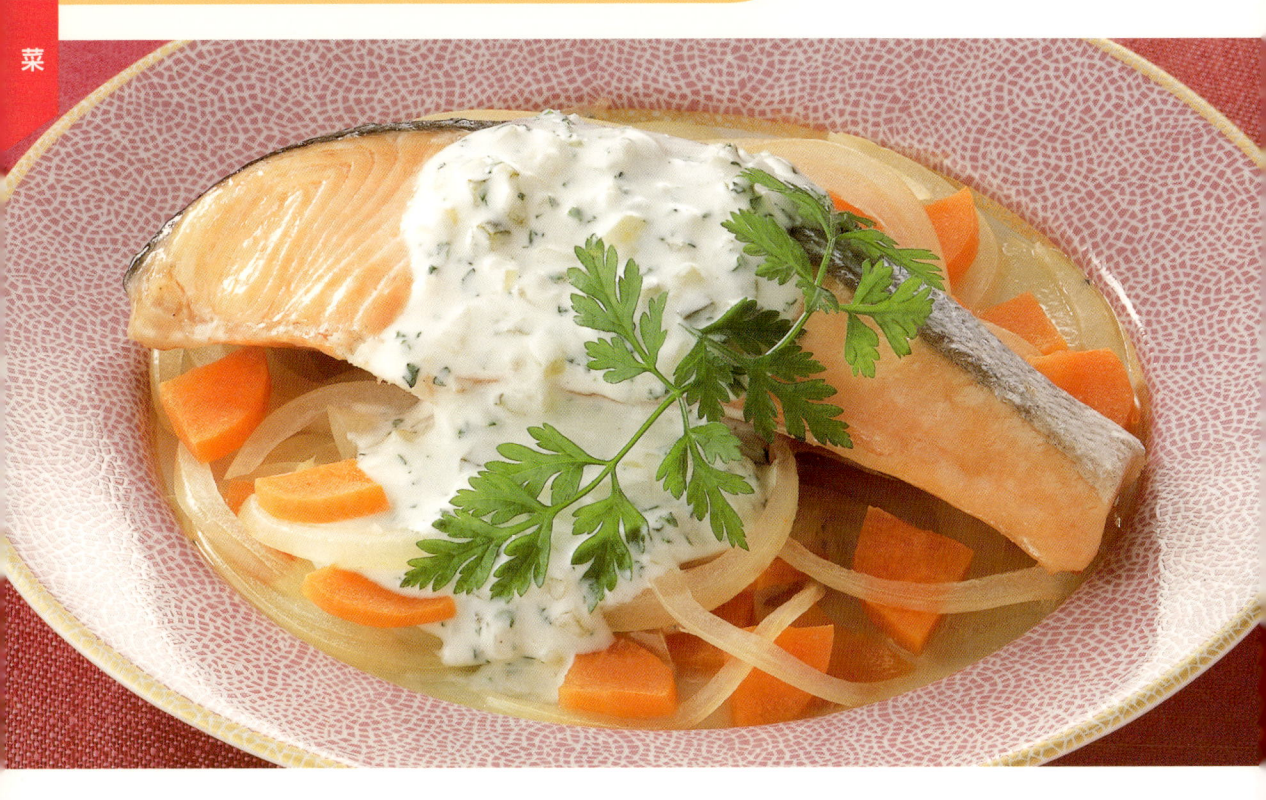

鮭の身の色素成分で強い抗酸化作用を持つアスタキサンチンのほか、玉ねぎやにんじん、パセリからも抗酸化成分がしっかりとれます。

鮭のワイン蒸し
ヨーグルトソースがけ

エネルギー **220** kcal
コレステロール **51** mg
食物繊維 **1.8** g
塩分 **0.8** g

材料（1人分）

生鮭（切り身）	80g
玉ねぎ	30g
にんじん	30g
A　玉ねぎ（みじん切り）	大さじ1
パセリ（みじん切り）	小さじ1
きゅうりのピクルス（みじん切り）	小さじ1
プレーンヨーグルト	1/4 カップ
マヨネーズ	大さじ1/2
こしょう	少々
白ワイン	大さじ1
塩、こしょう	各少々

〈作り方〉

1. 玉ねぎは薄切りにし、にんじんは3mm厚さのいちょう切りにする。
2. 鮭に軽く塩とこしょうを振る。
3. 蒸し器に入る大きさの皿にさっくりと合わせた①を敷き、②をのせて白ワインを振りかけ、蒸気の上がった蒸し器で3～4分強火で蒸す。
4. 小さなボウルにAを合わせてヨーグルトソースを作り、③の鮭の上からかけ、あればセルフィーユ（ハーブの一種）少々をあしらう。

コレステロール値を下げるには、食事のエネルギーと脂質の量を減らすこともたいせつです。低エネルギー食材をじょうずに使い、油をあまり使わない調理法にするなど、ちょっとした工夫でできるおいしい低エネルギーメニューをご紹介します。

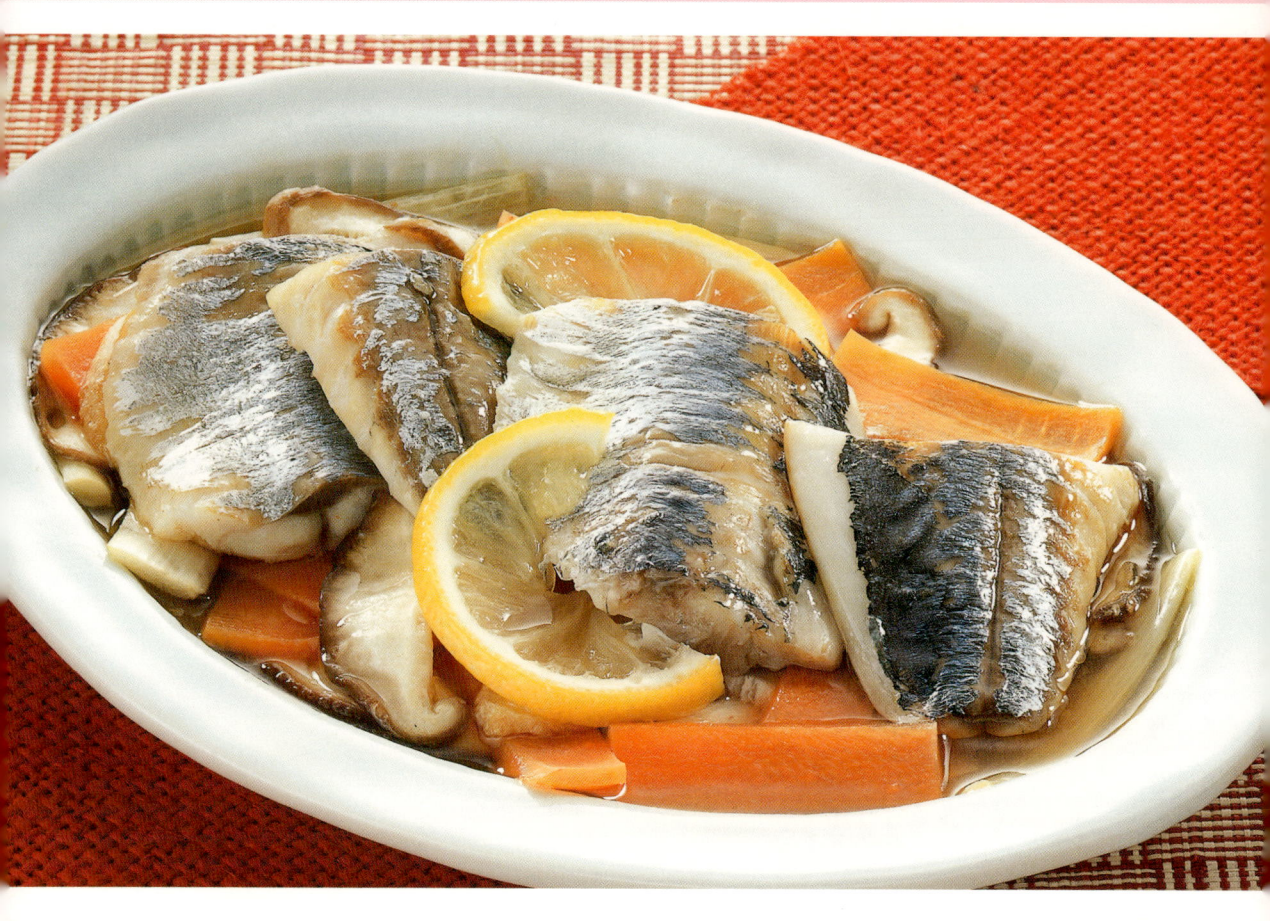

ボリュームのわりに低エネルギーなメニューです。蒸し物は、中性脂肪をふやす砂糖や油を使わずに作れるので、おすすめの調理法です。

あじの酢じょうゆ蒸し

エネルギー **150** kcal
コレステロール **78** mg　食物繊維 **2.0** g　塩分 **1.2** g

材料（1人分）

あじ（三枚におろしたもの）	100g
長ねぎ	１/２本
にんじん	30g
しょうが（薄切り）	2枚
生しいたけ	1個
レモン（輪切り）	1枚
A しょうゆ	小さじ1
酢	小さじ2

〈作り方〉

1. あじは頭のほうから薄皮をむき、身を半分に切る。
2. 長ねぎは長さ4cmに切ってから、さらに縦4等分に切る。
3. にんじんは短冊切りにし、しょうがはせん切りにする。生しいたけは軸を切り落として薄切りにする。
4. 蒸し器に入る大きさの皿に②と③を合わせて敷き、①をのせる。その上に半分に切ったレモンをのせ、まぜ合わせたAを回しかける。
5. 蒸気の上がった蒸し器に④を入れ、強火で7～8分蒸す。

主菜

低エネルギーメニュー

蒸し物は、油を使わない低エネルギー料理の代表です。
魚と豆腐、野菜の組み合わせでボリューム的にも満足感があります。

あまだいのちり蒸し

エネルギー **150** kcal
コレステロール **42** mg
食物繊維 **2.6** g
塩分 **1.9** g

〈作り方〉
1. あまだいは半分に切り、塩を振っておく。
2. 昆布は水1/2カップにつけてやわらかくもどす。昆布をつけた水は、昆布だしとしてAで使う。
3. 豆腐は大きめのやっこに切る。生しいたけは笠に星形の切り込みを入れ、にんじんは薄切りにして花型で抜く。春菊はざく切りにする。
4. 器に②の昆布を敷き、水けをふいた①をのせてAを注ぐ。これを沸騰させた蒸し器に入れて強火で5分蒸し、③を加えてさらに2分蒸す。
5. ④をとり出し、Cを適量加えたBを添える。

材料（1人分）

あまだい（切り身）	80g
絹ごし豆腐	60g
生しいたけ	1個
にんじん、春菊	各20g
昆布	10cm
塩	少々
A 昆布だし	1/2カップ
日本酒	小さじ1
塩	少々
B しょうゆ	小さじ1
酢	小さじ2
C 大根おろし	大さじ1
一味とうがらし	少々

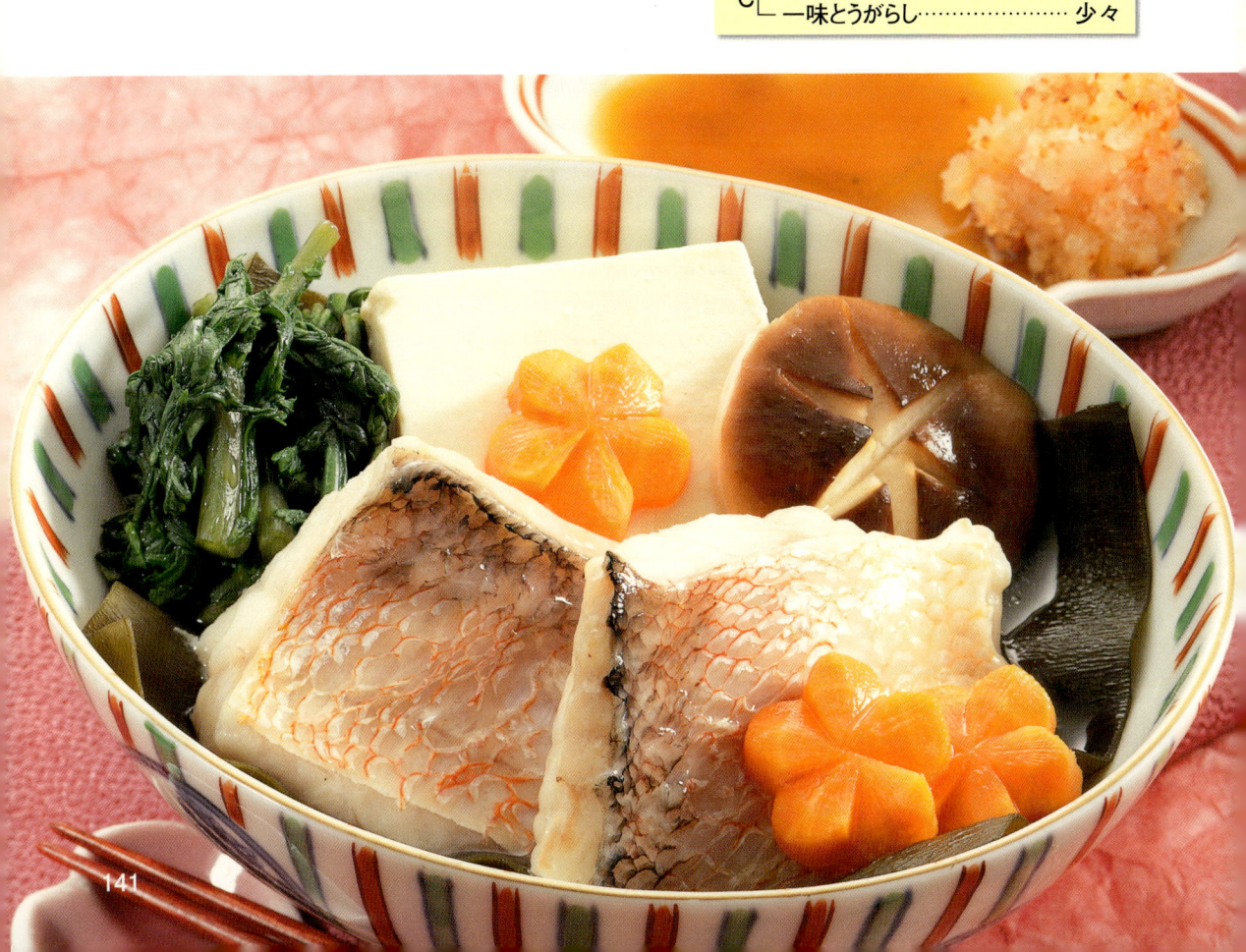

いかとはるさめのエスニックサラダ

いかと野菜という低エネルギーな食材を組み合わせ、ドレッシングにも油を使いません。

エネルギー **160** kcal
コレステロール 216mg ／ 食物繊維 1.9g ／ 塩分 1.7g

材料（1人分）

いか（胴）	80g
はるさめ（乾燥）	10g
紫玉ねぎ	40g
赤ピーマン	1/2 個
きゅうり	1/4 本
香菜（こうさい）	1 本
レモン（輪切り）	2 枚
A　薄口しょうゆ	小さじ 1/2
ナンプラー	小さじ 1/2
レモン汁	大さじ 1
チキンスープ	大さじ 1
砂糖	小さじ 1/2
塩、こしょう	各少々
赤とうがらし（小口切り）	1本分

※チキンスープは、チキンスープの素（顆粒）少々を湯大さじ1にといたもの。

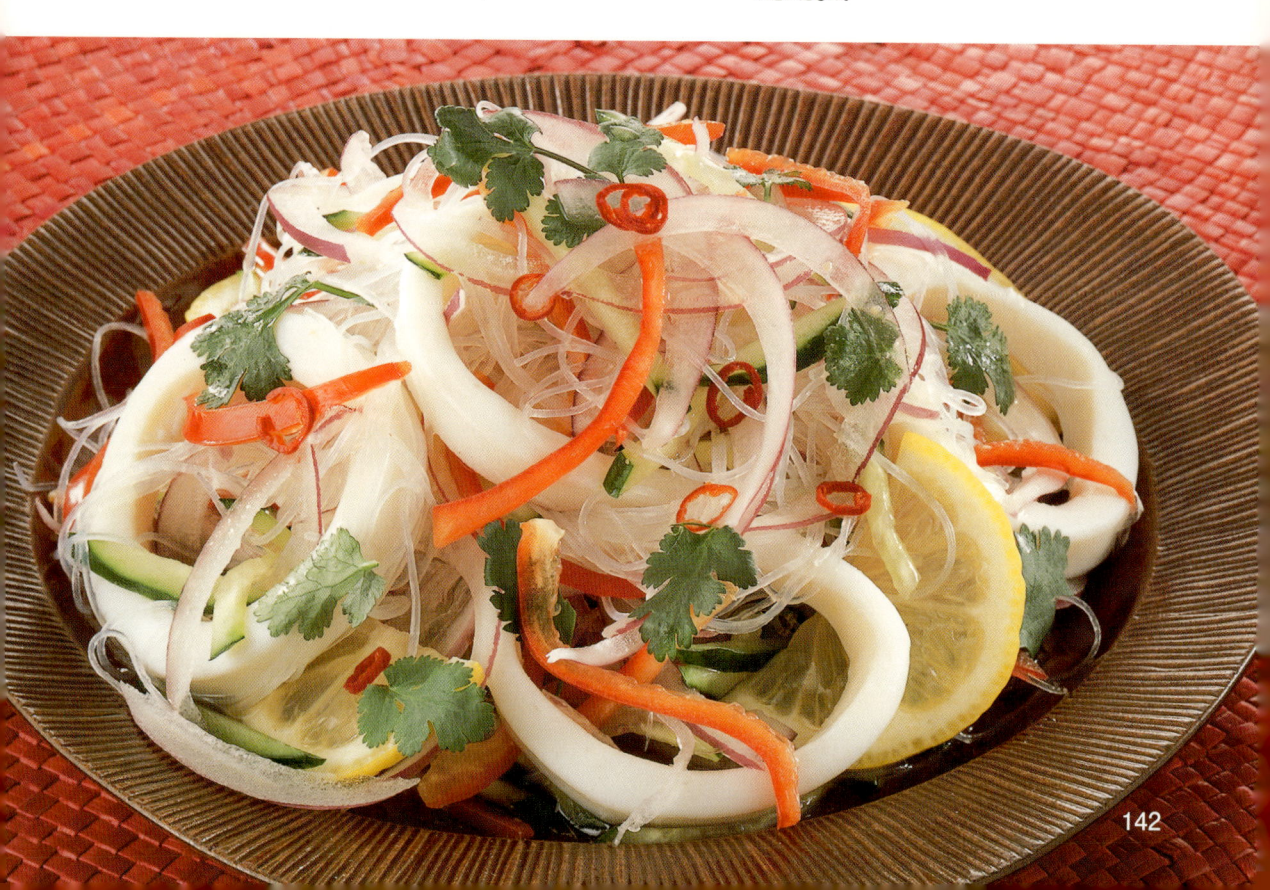

〈作り方〉

1. いかは皮をむいて5mm幅の輪切りにし、鍋に沸かした熱湯で色が白く変わるまでさっとゆで、ざるに上げる。
2. はるさめは熱湯につけてもどし、ざるにあけて水につけ、水けをきって食べやすい長さに切る。
3. 紫玉ねぎは薄切りに、赤ピーマンときゅうりはせん切りにする。レモンは半分に切る。
4. 香菜は手でこまかくちぎっておく。
5. 小さなボウルにAを合わせてまぜ、ドレッシングを作る。
6. [1]〜[3]をさっくりと合わせて器に盛り、[5]を回しかけて、[4]を散らす。

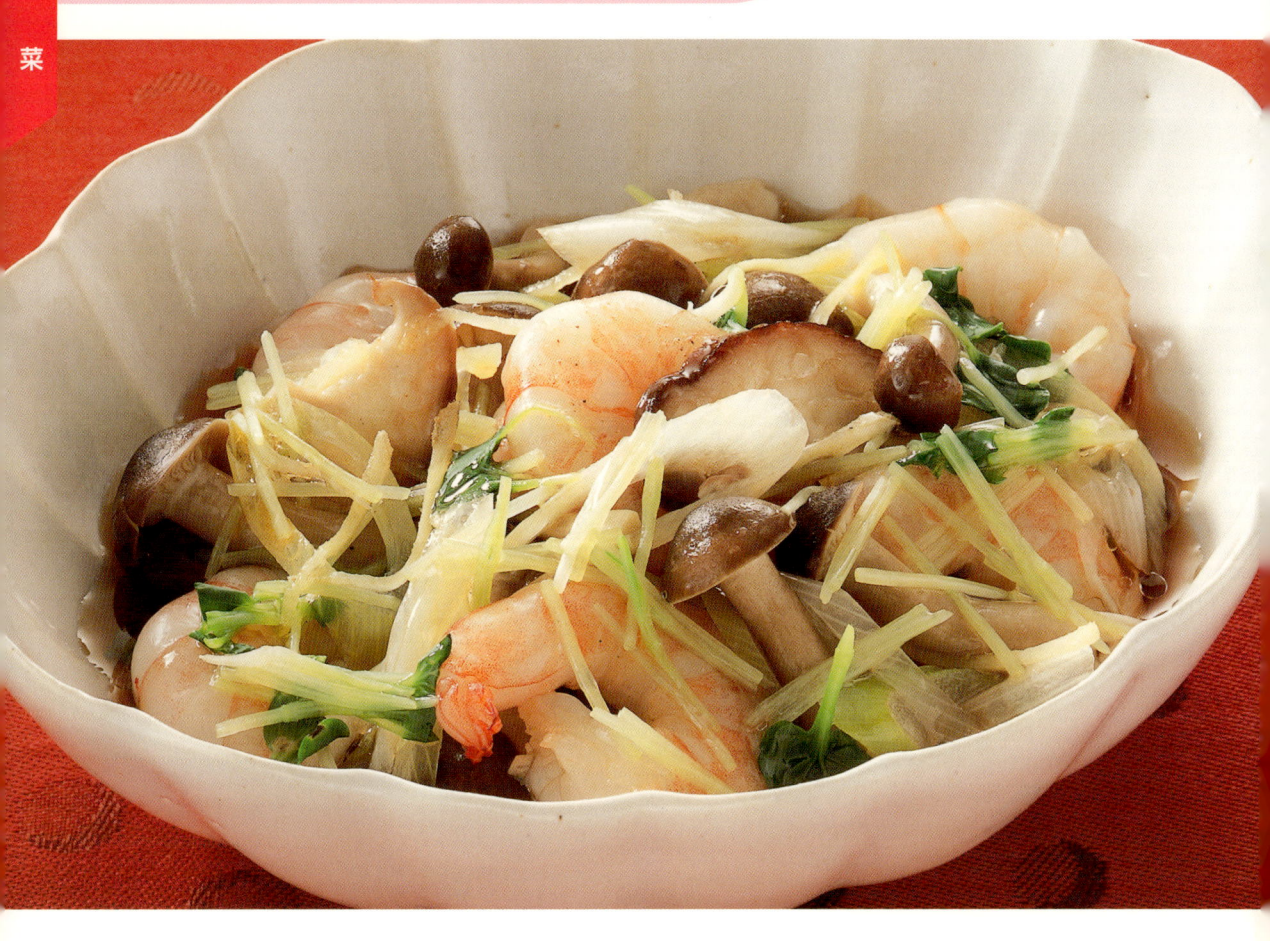

主菜

低エネルギーメニュー

えびも低エネルギーな食材です。
たっぷりの野菜と組み合わせて、栄養バランスのよいヘルシーな主菜に。

えびの和風マリネ

エネルギー **150** kcal
コレステロール **103** mg　食物繊維 **2.7** g　塩分 **1.6** g

材料（1人分）

むきえび	60g
しめじ	40g
生しいたけ	1個
しょうが（薄切り）	2枚
長ねぎ	1/2本
日本酒	大さじ2
A ┌ しょうゆ	小さじ1
│ 酢	大さじ1
│ だし汁	大さじ1
│ 植物油	小さじ1
└ 塩、こしょう	各少々
貝割れ菜	10g

〈作り方〉

① むきえびは塩少々（分量外）を加えた水で洗い、背わたをとっておく。

② 生しいたけは石づきを切り落として薄切りに、しめじは根元を切り落として小分けにする。

③ しょうがはせん切りにし、長ねぎは斜め切りにする。

④ 貝割れ菜は根元を切り落とし、鍋に沸かした熱湯でさっとゆでて水にとり、水けをしぼって長さを半分に切る。

⑤ 鍋に日本酒を入れて中火にかけ、①と②、③の長ねぎを加えて水けがなくなるまでいる。

⑥ ボウルにAを合わせ、④と⑤、③のしょうがを順に入れてまぜ、そのまま20分ほどつけ込む。

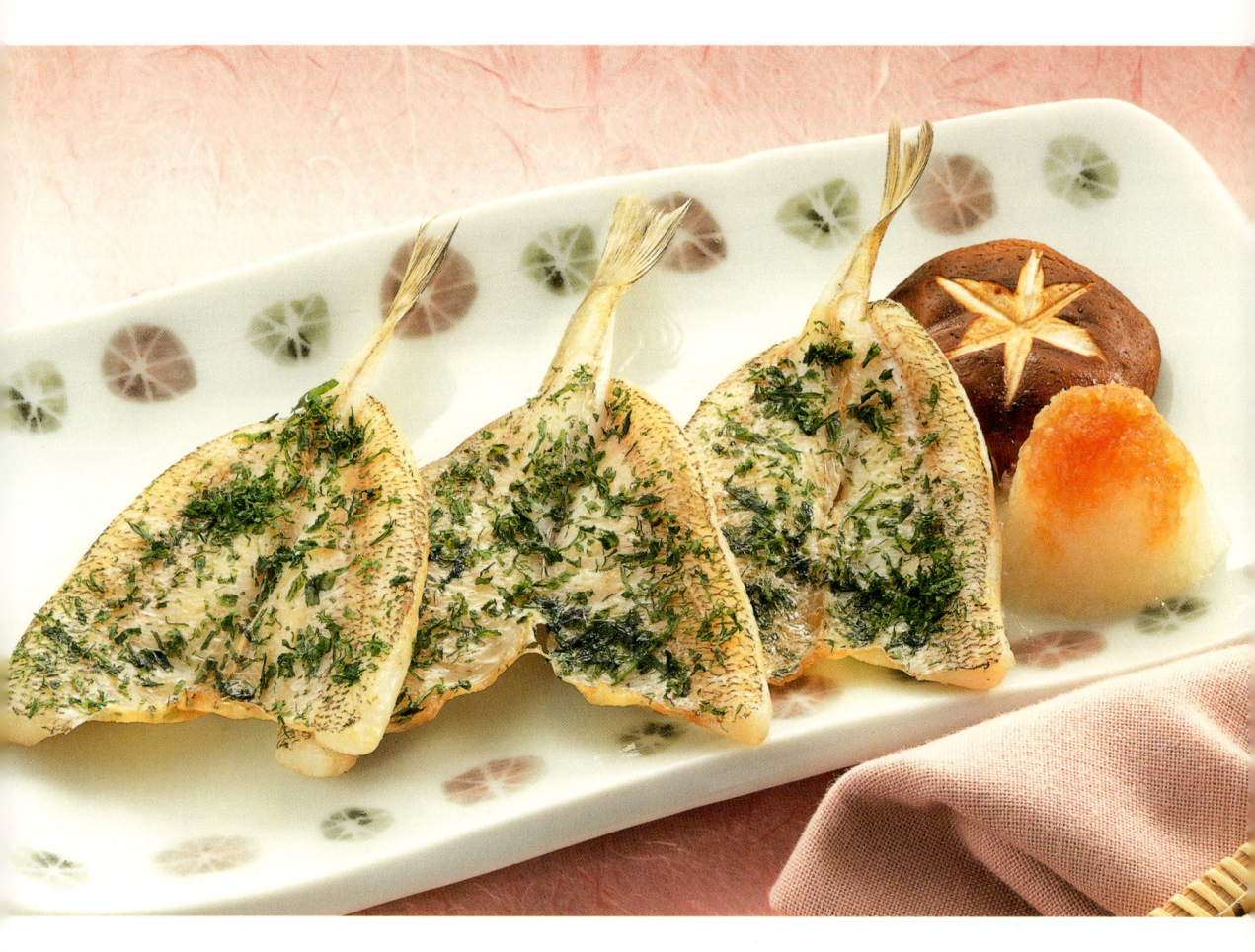

天ぷらで食べることが多いきすも、網焼きにすると驚くほど低エネルギーな一品に。

きすの磯辺焼き

エネルギー **100** kcal
コレステロール **100** mg
食物繊維 **1.4** g
塩分 **1.3** g

材料(1人分)

きす（天ぷら用に開いたもの）	3尾
しょうゆ	適量
青のり	少々
生しいたけ	1個
大根おろし	30g

〈作り方〉

① 生しいたけは軸を切り落とし、笠に浅く星形に3本の切り込みを入れる。これを、よく熱した焼き網にひだのあるほうを下にしてのせ、中火で焼く。うっすらと焼き色がついたら裏返し、同様に焼く。

② きすは、熱した焼き網かグリルで、両面を中火でこんがりと焼く。片面にハケなどでしょうゆを薄く塗ってさっとあぶり、裏面にも同様にしょうゆを薄く塗ってあぶる。盛りつけたときに上になる面に青のりを振り、軽く火を通す。

③ ②を皿に盛って、①のしいたけをつけ合わせ、大根おろしを添えてしょうゆ少々をかける。

主菜

低エネルギーメニュー

ボリュームがあるわりに低エネルギーな一品です。海藻ミックスは食物繊維が豊富なうえにノーエネルギーに近いので、じょうずに利用したい食材です。

シーフードサラダ

エネルギー **200** kcal
コレステロール **176** mg
食物繊維 **1.0** g
塩分 **1.8** g

〈作り方〉

1. いかは皮をむいて1cm幅の輪切りにする。芝えびは塩少々(分量外)を加えた水で洗い、背わたをとる。それぞれ鍋に沸かした熱湯で色が変わるまで強火でゆで、ざるに上げて水けをきる。
2. 海藻ミックスはもどしておく。
3. サラダ菜は食べやすい大きさにちぎっておく。
4. ボウルにAを合わせてよくまぜ、ドレッシングを作る。
5. 1〜3、あさりをさっくりと合わせて器に盛り、4を回しかける。

材料(1人分)

いか(胴)	30g
芝えび(むき身)	40g
あさり(水煮缶詰)	30g
海藻ミックス(乾燥)	3g
サラダ菜	3枚
A 酢	小さじ2
レモン汁	小さじ1
スープ	大さじ1$\frac{1}{2}$
塩、こしょう	各少々
おろし玉ねぎ	小さじ1
植物油	小さじ2

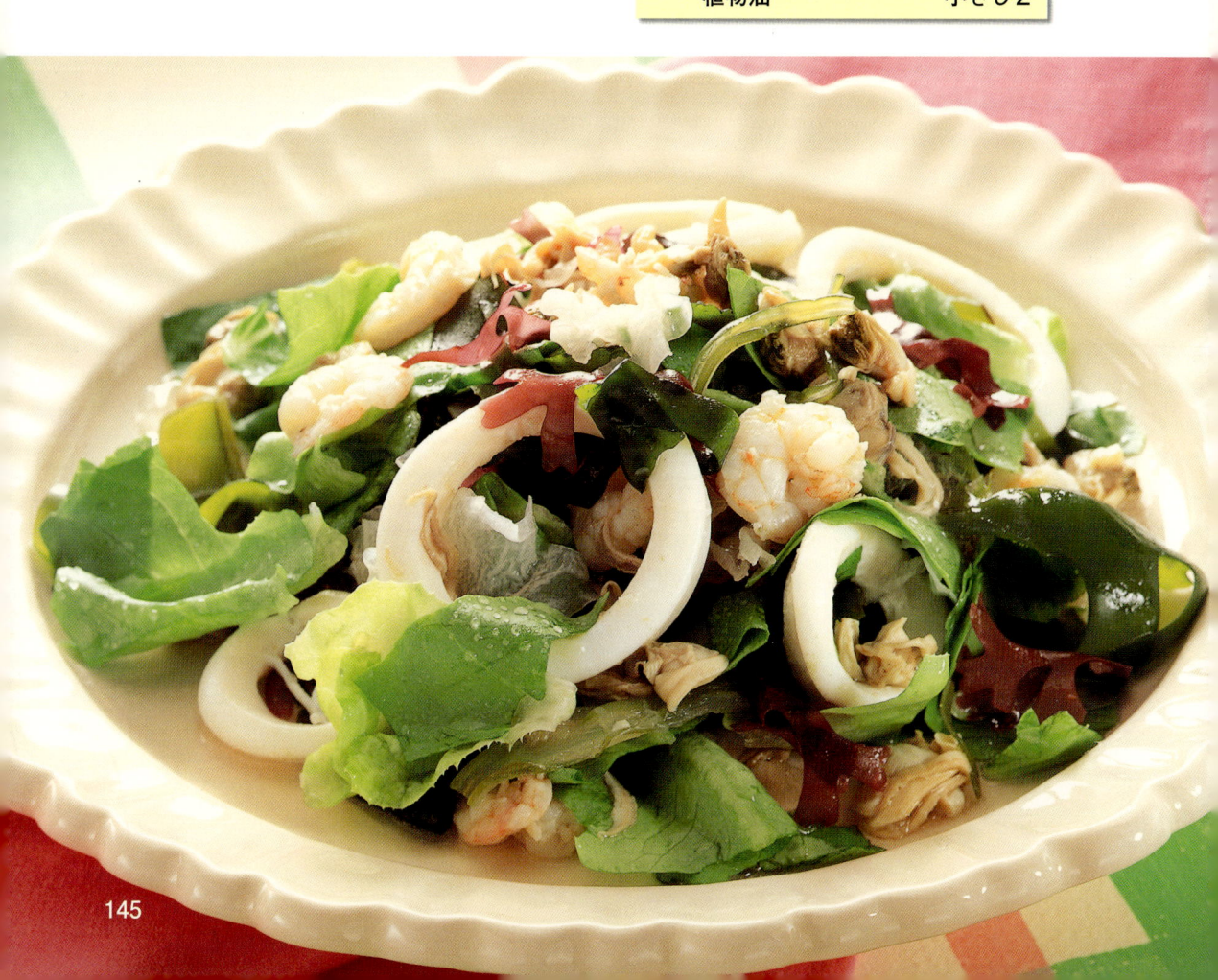

魚を1尾まるごと味わえる、
ボリュームもおいしさも大満足の一皿です。

白身魚のハーブ焼き

エネルギー **190** kcal
コレステロール **78**mg　食物繊維 **0.8**g　塩分 **1.4**g

材料(1人分)

いさき	1尾(200g)
タイム(生葉)	少量
ローズマリー(生葉)	少量
にんにく(薄切り)	1片分
塩	小さじ1/4
こしょう	少々
オリーブ油	小さじ1
黄ピーマン	大1/2個
クレソン	少々

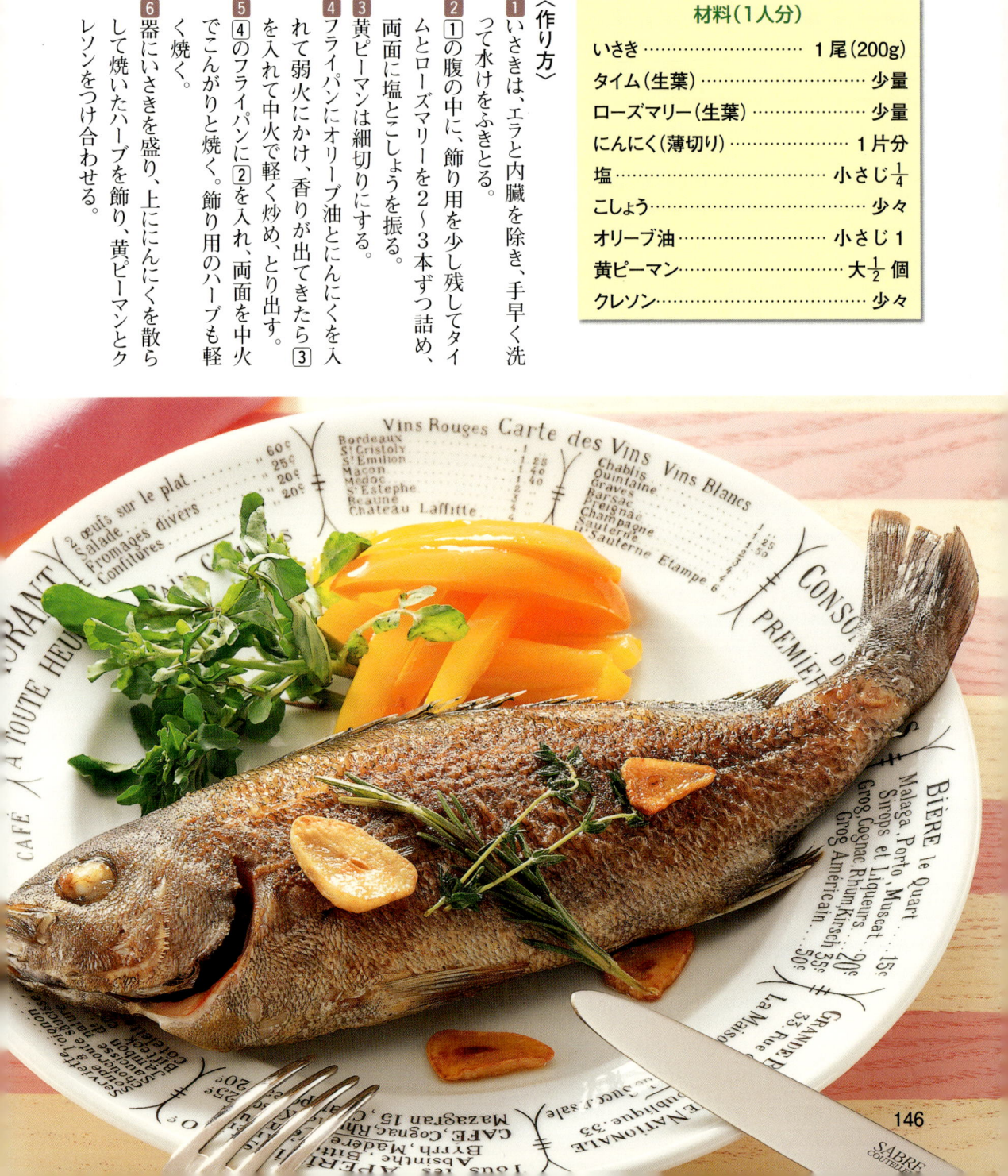

〈作り方〉

1. いさきは、エラと内臓を除き、手早く洗って水けをふきとる。
2. ①の腹の中に、飾り用を少し残してタイムとローズマリーを2〜3本ずつ詰め、両面に塩とこしょうを振る。
3. 黄ピーマンは細切りにする。
4. フライパンにオリーブ油とにんにくを入れて弱火にかけ、香りが出てきたら③を入れて中火で軽く炒め、とり出す。
5. ④のフライパンに②を入れ、両面を中火でこんがりと焼く。飾り用のハーブも軽く焼く。
6. 器にいさきを盛り、上ににんにくを散らして焼いたハーブを飾り、黄ピーマンとクレソンをつけ合わせる。

主菜 / 低エネルギーメニュー

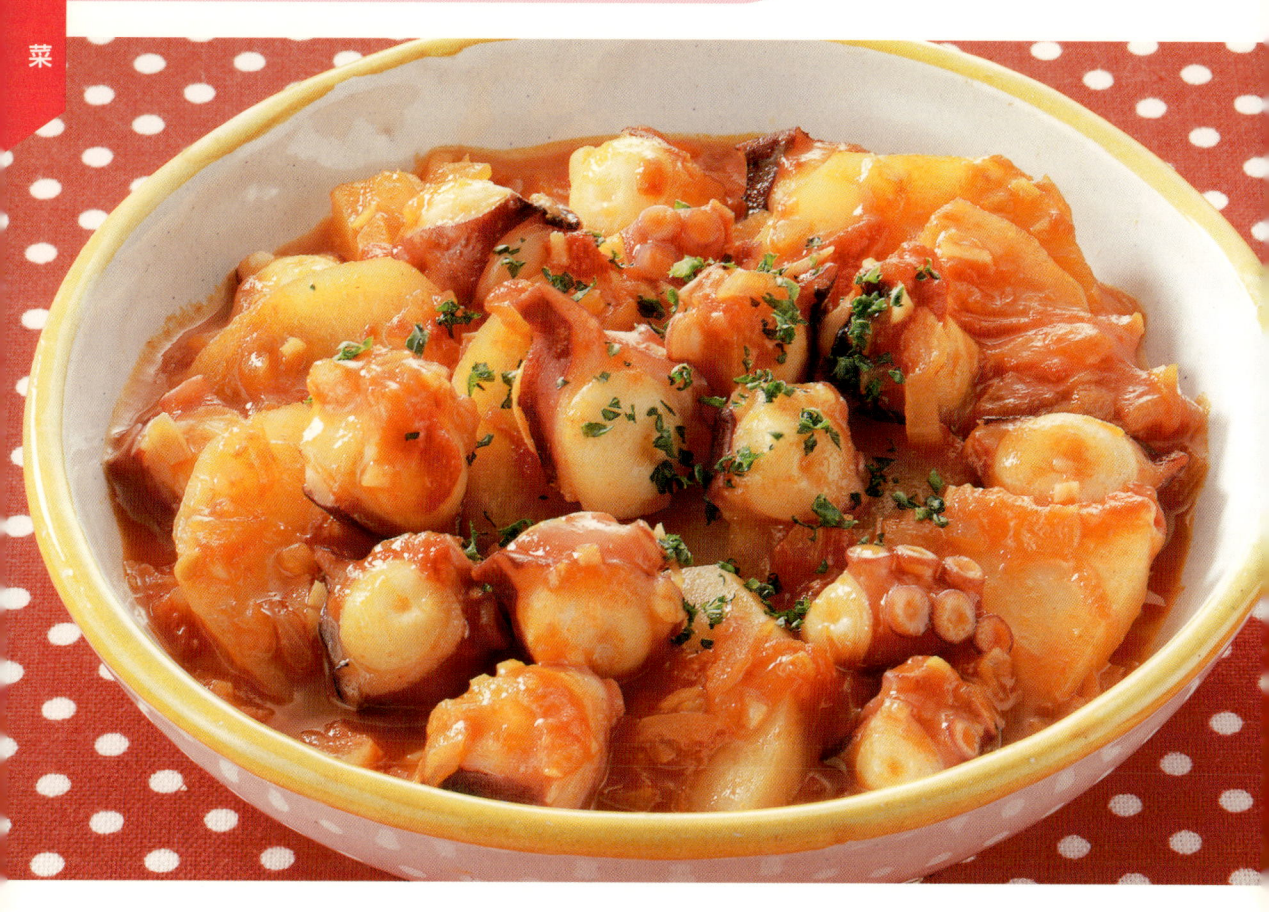

たこも低エネルギーな食材です。抗酸化成分リコピンが豊富に含まれるトマトもいっしょにとれる、うれしいメニュー。

エネルギー **190** kcal
コレステロール **120** mg
食物繊維 **2.9** g
塩分 **1.7** g

たこのスペイン風煮物

〈作り方〉

1. じゃがいもは5mm厚さの半月切りにする。
2. 玉ねぎとにんにくはみじん切りにし、トマトの水煮は、手でつぶしておく。
3. ゆでだこの足は1cm幅に切る。
4. 鍋にオリーブ油を入れて熱し、にんにくと玉ねぎを弱火で炒め、香りが出たら3と1を加えて強火でひと炒めする。
5. 4にチキンスープとトマトの水煮を加え、強火で一煮立ちさせる。弱火にして10分ほど煮、Aを加えて調味し、仕上げにパセリを振る。

材料(1人分)

ゆでだこの足	$\frac{1}{2}$本(80g)
じゃがいも	$\frac{1}{2}$個
玉ねぎ	30g
にんにく	$\frac{1}{2}$片
トマト(水煮缶詰)	100g
チキンスープ	1カップ
A ┌ チリパウダー	小さじ$\frac{1}{3}$
│ こしょう	少々
└ 砂糖	小さじ$\frac{1}{2}$
オリーブ油	小さじ$\frac{1}{2}$
パセリ(みじん切り)	少々

※チキンスープは、チキンスープの素(固形)$\frac{1}{4}$個を湯1カップにといたもの。

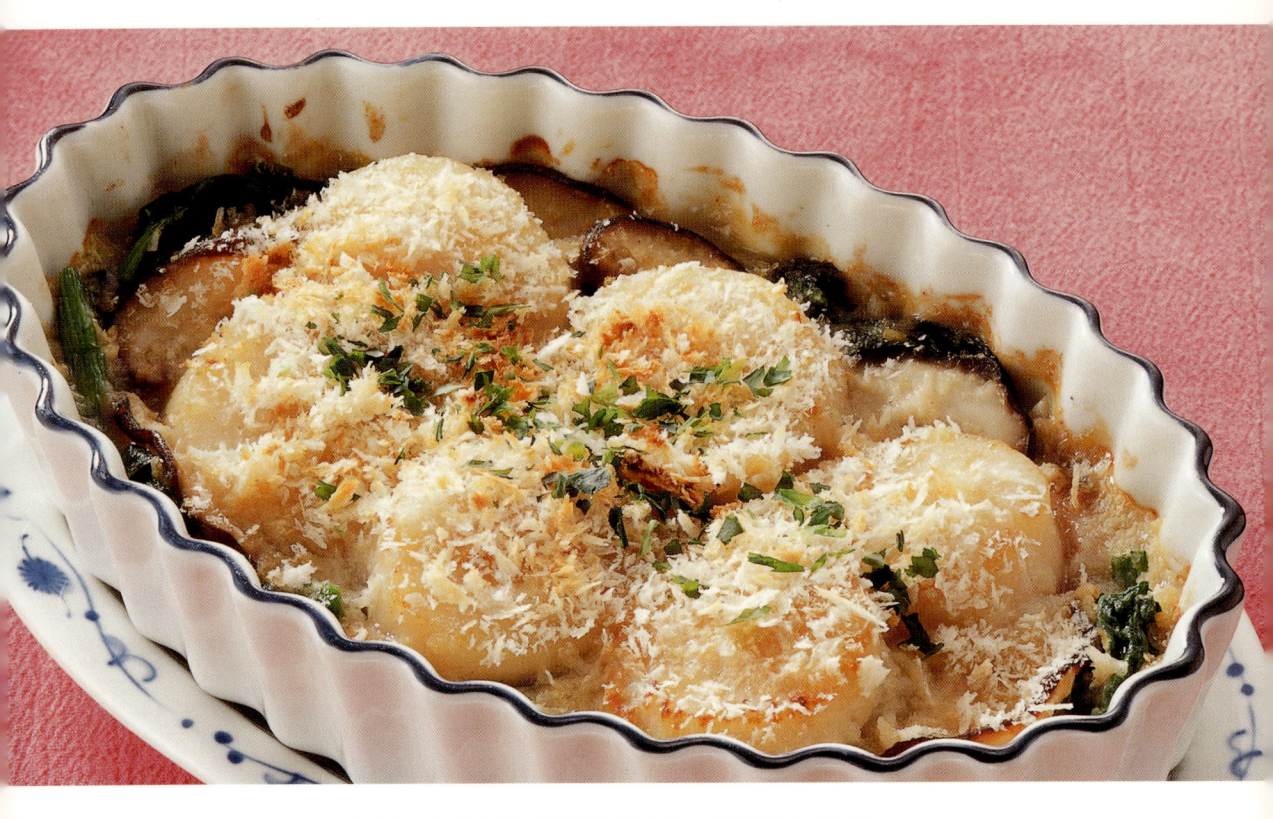

ホワイトソース（バター、小麦粉、牛乳などが材料）を使わない和風仕立てにすれば、こんなに低エネルギー。みそでコクをもたせるのが秘訣です。

エネルギー **190** kcal
コレステロール **30**mg　食物繊維 **2.2**g　塩分 **1.3**g

ほたての和風グラタン

材料（1人分）

ほたて貝柱	3個
生しいたけ	1個
ほうれんそう	30g
長いも	50g
A ┌ 長ねぎ（みじん切り）	小さじ1
├ しょうが（みじん切り）	小さじ1/2
└ にんにく（みじん切り）	小さじ1/2
B ┌ だし汁	大さじ2
└ みそ	小さじ1
塩、こしょう	各少々
パン粉	大さじ1
植物油	小さじ1
青のり	少々

〈作り方〉

1. 生しいたけは石づきを切り落として薄切りにする。ほうれんそうは3～4cm長さのざく切りにする。
2. 長いもはおろし金ですりおろし、Bを加えてよくまぜ合わせておく。
3. ほたて貝柱は厚みを半分に切る。
4. フライパンに植物油を入れて熱し、Aを弱火で炒める。香りが出てきたら3と1を入れて中火で炒め、軽く塩とこしょうを振る。
5. 耐熱皿に4のほうれんそうを敷き、ほたて貝柱を重ならないように並べ入れて、周りにしいたけも入れ、2を全体に回しかける。パン粉を散らしてオーブントースターで5分焼き、仕上げに青のりを振る。

主菜

低エネルギーメニュー

油を使わないホイル焼きで、エネルギーをぐんと抑えます。
抗酸化成分や食物繊維が豊富なきのこ、にんじんを添えて。

鶏肉のホイル焼き

エネルギー **190** kcal
コレステロール **64** mg
食物繊維 **1.6** g
塩分 **1.3** g

材料（1人分）

鶏胸肉（皮なし）	80g
玉ねぎ	30g
にんじん	10g
えのきだけ	10g
生しいたけ	1個
塩	小さじ $\frac{1}{3}$
こしょう	少々
日本酒	小さじ2
レモン（輪切り）	1枚

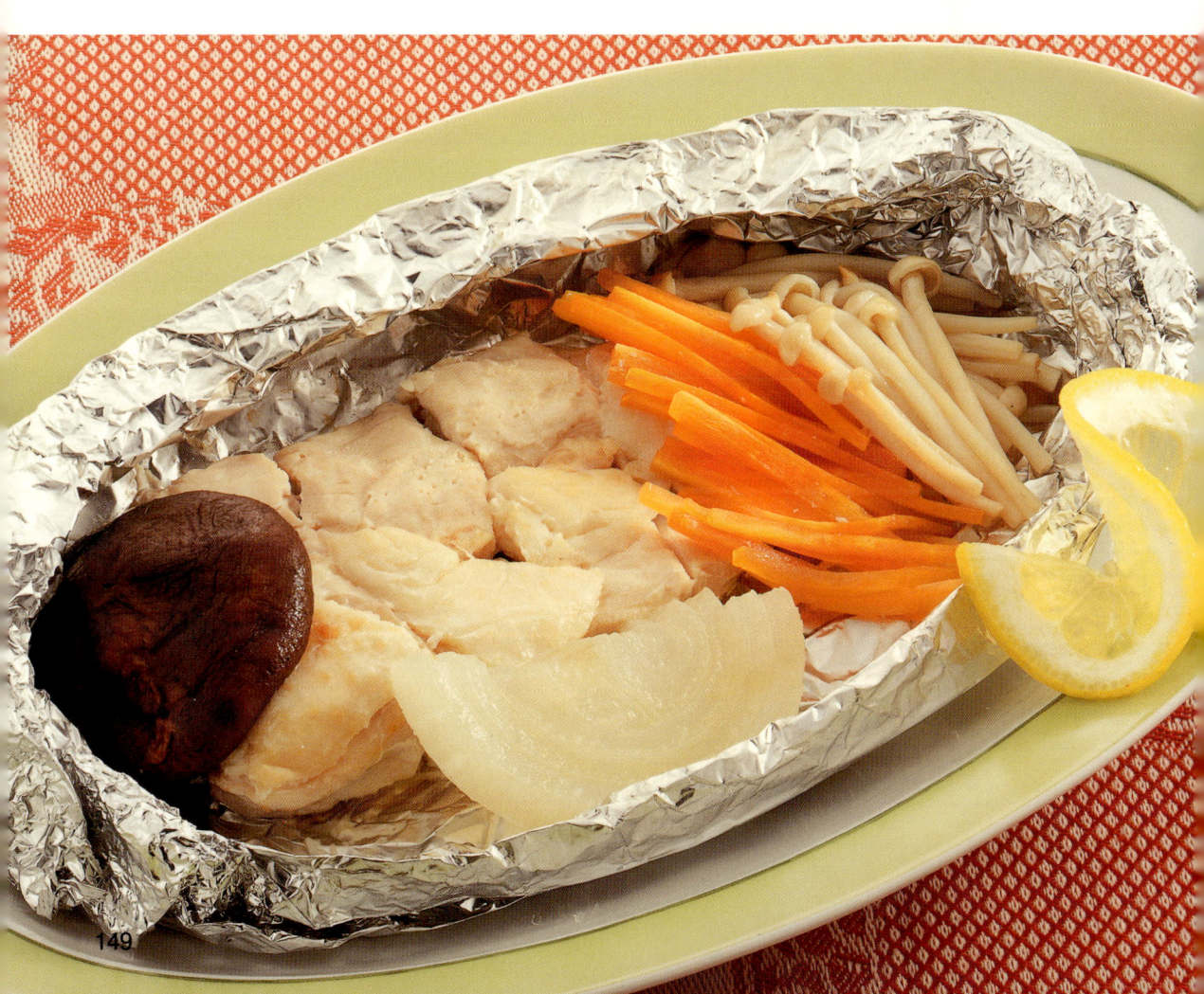

〈作り方〉

1. 玉ねぎは1cm厚さの半月切り、にんじんは細切りにする。
2. 生しいたけは軸を、えのきだけは根元を切り落とす。
3. 鶏胸肉は食べやすい大きさに切る。
4. アルミ箔を大きめに切って広げ、①〜③をのせて塩、こしょうを振り、日本酒を回しかける。
5. ④のアルミ箔の端を折りたたんできっちりと包み、200度に熱したオーブンで15分焼く。
6. 焼き上がったら、アルミ箔ごと器に盛り、レモンを添える。

塩分の多い濃い味つけは血圧を上げる要因になるだけでなく、食べすぎを助長し、肥満を招くもとです。1日の塩分摂取量は10g以下を目ざしましょう。1食あたり約3gを目安にします。

牛肉の八幡巻き

牛肉と相性のよいごぼうを組み合わせ、その風味を利用して調味料の塩分を控えます。牛肉を巻くときに七味とうがらし少々を振っても。

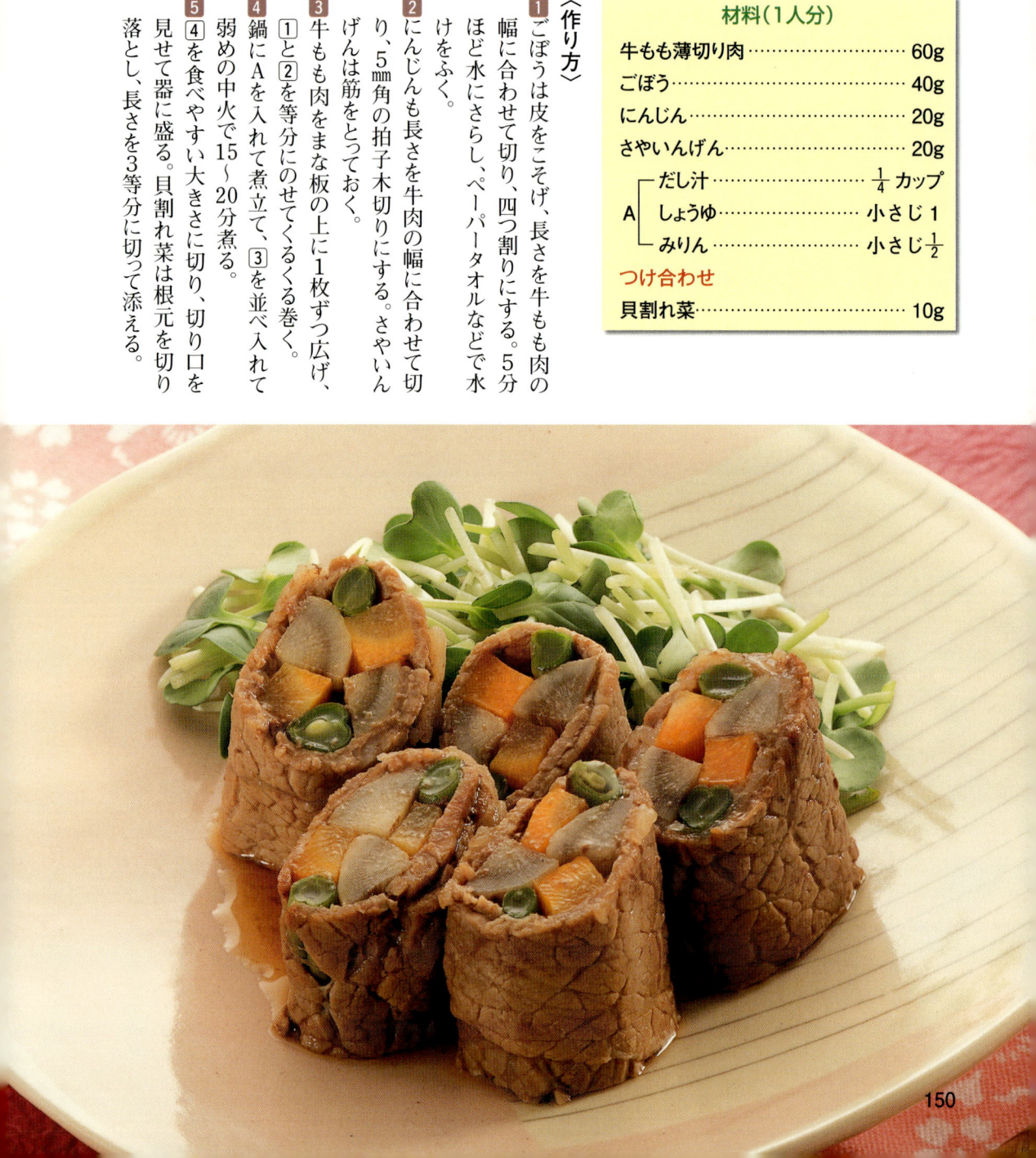

エネルギー **160** kcal
コレステロール **40** mg
食物繊維 **3.5** g
塩分 **0.9** g

材料（1人分）

牛もも薄切り肉	60g
ごぼう	40g
にんじん	20g
さやいんげん	20g
A ┌ だし汁	1/4カップ
├ しょうゆ	小さじ1
└ みりん	小さじ1/2
つけ合わせ	
貝割れ菜	10g

〈作り方〉

1. ごぼうは皮をこそげ、長さを牛もも肉の幅に合わせて切り、四つ割りにする。5分ほど水にさらし、ペーパータオルなどで水けをふく。
2. にんじんも長さを牛肉の幅に合わせて切り、5mm角の拍子木切りにする。さやいんげんは筋をとっておく。
3. 牛もも肉をまな板の上に1枚ずつ広げ、①と②を等分にのせてくるくる巻く。
4. 鍋にAを入れて煮立て、③を並べ入れて弱めの中火で15〜20分煮る。
5. ④を食べやすい大きさに切り、切り口を見せて器に盛る。貝割れ菜は根元を切り落とし、長さを3等分に切って添える。

薄味でも大満足のヘルシーメニュー

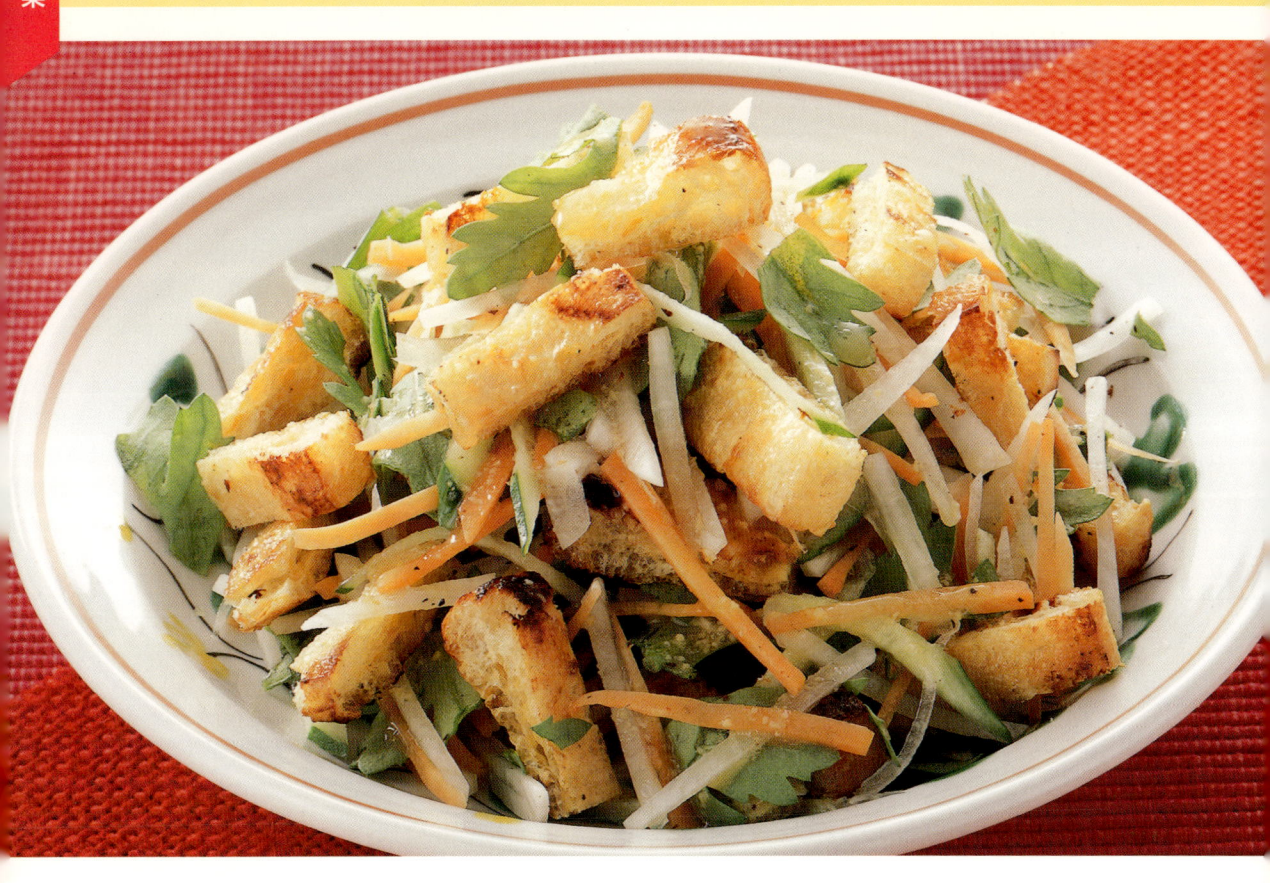

主菜

わさび風味のドレッシングが味を引き立て、薄味が気になりません。野菜をたくさん使うので食物繊維も比較的多くとれるメニューです。

エネルギー **130** kcal
コレステロール **0** mg
食物繊維 **2.1** g
塩分 **0.3** g

焼き油揚げの和風サラダ

材料(1人分)

油揚げ	20g
大根	40g
にんじん	20g
きゅうり	$\frac{1}{4}$ 本
春菊	1本
A 酢	大さじ1
しょうゆ	小さじ $\frac{1}{3}$
砂糖	小さじ $\frac{1}{2}$
練りわさび	小さじ $\frac{1}{3}$
植物油	小さじ $\frac{1}{2}$

〈作り方〉

1. 大根とにんじん、きゅうりはせん切りにする。春菊は葉を手でちぎる。これらを冷水に放してパリッとさせ、水けをよくきっておく。
2. ボウルにAを入れてよくまぜ合わせ、ドレッシングを作る。
3. よく熱した焼き網に油揚げをのせ、両面を焼き色がつくまで中火で焼き、縦半分に切ってさらに5mm幅に切る。
4. ①と③をさっくりと合わせて器に盛り、②を回しかける。

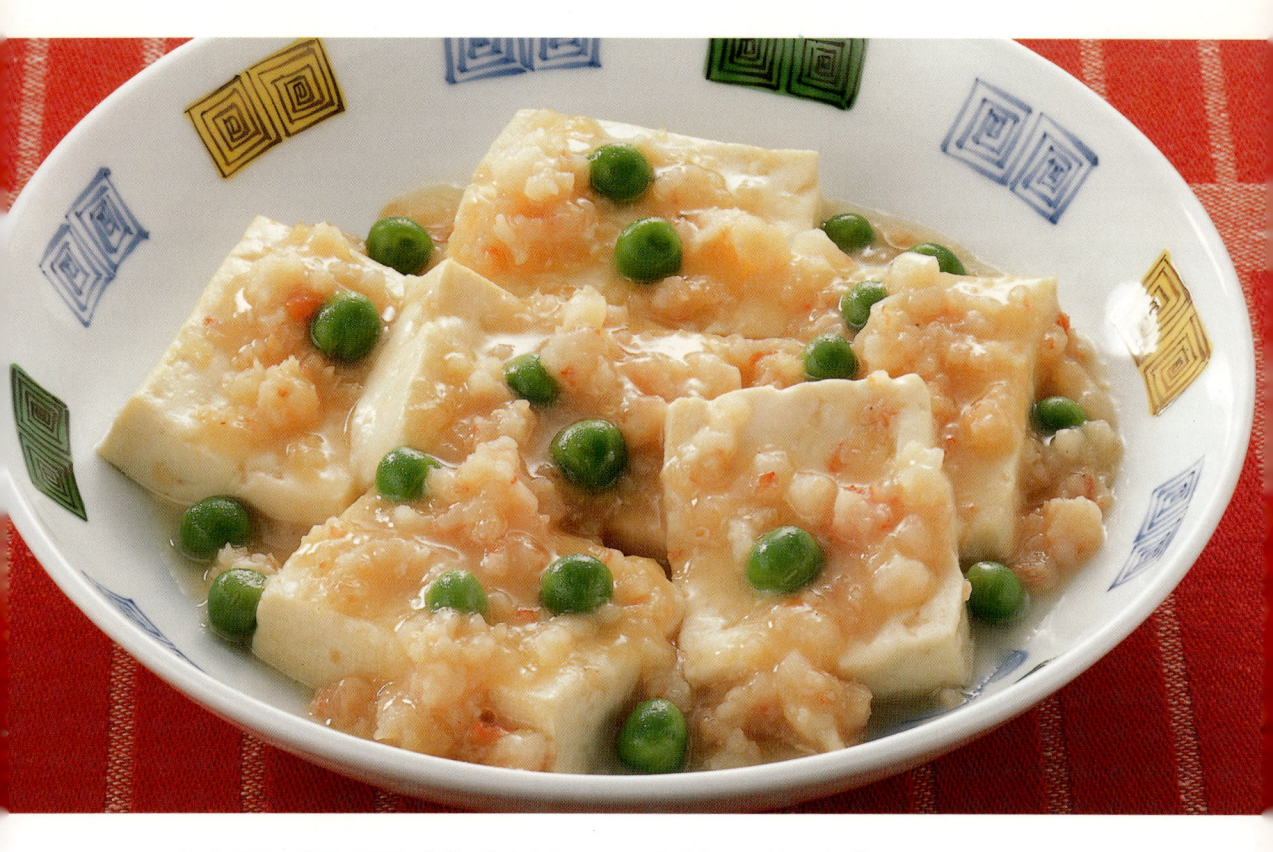

えびのうまみを賢く利用。煮汁にとろみをつけるのも減塩の一法です。
低エネルギー、低塩分のおすすめメニュー。

豆腐とえびのうま煮

エネルギー **180** kcal
コレステロール **85** mg　食物繊維 **1.4** g　塩分 **1.0** g

材料（1人分）

木綿豆腐	1/2 丁（150g）
むきえび	50g
グリンピース（生）	10g
A ┌ 中華スープ	1/4 カップ
├ しょうゆ	小さじ 1/2
├ みりん	小さじ 1/2
└ 日本酒	小さじ 1
かたくり粉	小さじ 1/4

※中華スープは、中華スープの素（顆粒）少々を湯 1/4 カップでといたもの。

〈作り方〉

1. 木綿豆腐は縦半分に切り、1cm幅に切る。
2. むきえびはあらく刻む。
3. グリンピースは、鍋に沸かした熱湯でさっとゆでておく。
4. 鍋にAを入れて強火で煮立て、②を入れて煮る。えびの色が変わったら、①を加えて弱火で3〜4分煮る。仕上げに、同量の水でといたかたくり粉を回し入れてとろみをつけ、火を止める。
5. ④を器に盛り、③を散らす。

参考メモ

グリンピースは冷凍物や缶詰を使ってもかまいません。その場合も、さっと熱湯でゆでてから使うようにします。

コレステロール・中性脂肪を下げる食事

実践編

副菜

食事のたびにたっぷりとりたい食物繊維や抗酸化成分は、副菜メニューでしっかりとりましょう。主菜に添えることで、コレステロール値を安定させ、動脈硬化を予防します。

- ■材料は、特に指定のないものは原則として、使用量は正味量（野菜ならへたや皮などを除いた、純粋に食べられる量）で表示してあります。
- ■材料は、特に指定のないものは原則として、水洗いをすませ、野菜などは皮をむくなどの下ごしらえしたものを使います。
- ■料理ごとに表示してあるエネルギー量、塩分量などの栄養データはすべて1人分です。エネルギー量は、一の位を四捨五入して10kcal刻みで示してあります。
- ■家族の分もまとめて作る場合は、材料の使用量を人数分だけ掛け算してふやします。

一品で4g以上の食物繊維がとれる副菜を集めました。
おいしく食べて、摂取量をふやしましょう。

寒天ときゅうりのごまあえ

エネルギー **80** kcal

コレステロール	食物繊維	塩分
微量	5g	0.9g

材料（1人分）

- 糸寒天（乾燥）…………… 5g
- きゅうり…………………… 20g
- 生しいたけ………………… 1個
- 枝豆（ゆでてさやから出したもの）… 10g
- 油揚げ……………… 1/4枚（5g）
- A
  - すり白ごま……………… 少々
  - 酢、みりん、しょうゆ… 各小さじ1
  - 砂糖…………………… 小さじ2/3
  - 練りがらし……………… 少々

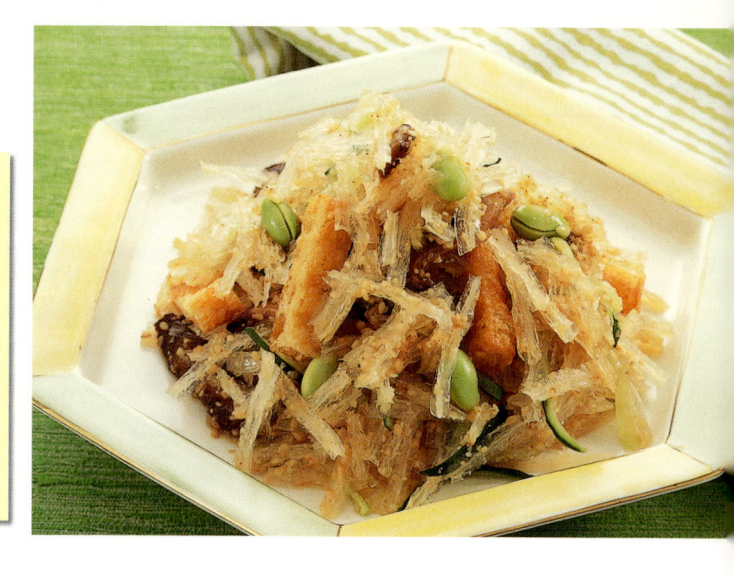

〈作り方〉
1. 糸寒天はもどし、ざるに上げて水けをきっておく。
2. 生しいたけは軸を切り落として鍋に沸かした熱湯でしんなりするまでゆで、細切りにする。
3. きゅうりはせん切りにする。
4. 油揚げは、焼き網かトースターで両面をカリッと焼き、細切りにする。
5. ボウルにAを合わせてまぜ、これで1〜4と枝豆をあえる。

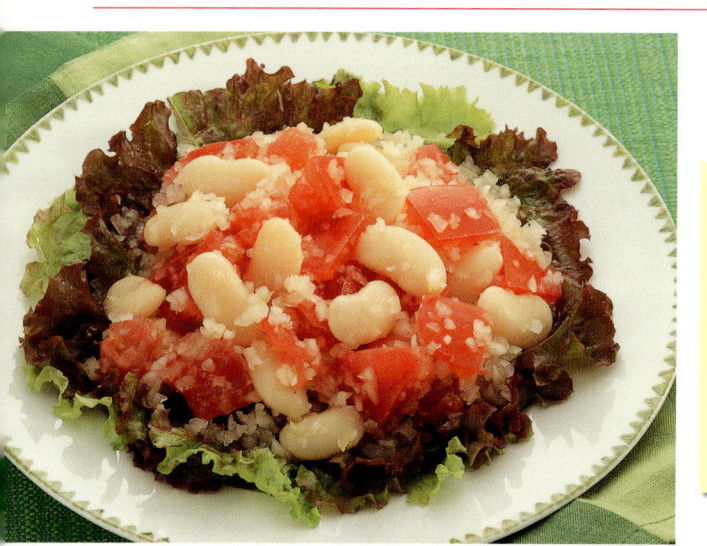

白いんげん豆のサラダ

エネルギー **130** kcal

コレステロール	食物繊維	塩分
1mg	7.1g	1g

材料（1人分）

- 白いんげん豆（水煮缶詰）……… 40g
- 玉ねぎ……………………… 50g
- トマト……………………… 80g
- A
  - 酢………………………… 小さじ1
  - 塩………………………… 小さじ1/5
  - こしょう………………… 少々
  - オリーブ油……………… 小さじ1
- サニーレタス……………… 10g

〈作り方〉
1. トマトは種を除いて、小さめの角切りにする。
2. 玉ねぎはみじん切りにして水にさらし、水けをしぼる。
3. ボウルにAを合わせてドレッシングを作り、白いんげん豆と1、2を入れてまぜ、10分ほどおく。
4. サニーレタスを適当な大きさにちぎって皿に敷き、3を盛る。

食物繊維がたっぷりとれる副菜

副菜

若竹煮

エネルギー **70** kcal
コレステロール **0** mg　食物繊維 **5.7** g　塩分 **1.3** g

材料（1人分）

ゆでたけのこ	80g
わかめ（もどしたもの）	20g
菜の花	50g
A ┌ だし汁	3/4カップ
├ 日本酒、砂糖、しょうゆ	各小さじ1
└ 塩	少々
木の芽	2枚

〈作り方〉

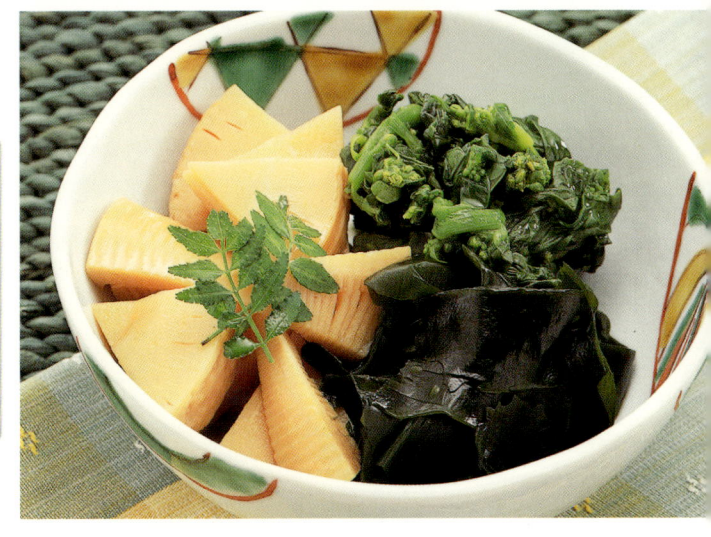

1. ゆでたけのこは、穂先4～5cmを三～四つ割りにし、残りは7～8mm厚さのいちょう切りにする。
2. わかめはざく切りにする。
3. 鍋にAを入れて煮立て、①と②を入れて、弱火で味がしみ込むまで煮る。
4. 菜の花は鍋に沸かした熱湯でしんなりするまでゆで、水にとって水けをしぼり、ざく切りにする。
5. 器に③と④を盛り合わせて煮汁を回しかけ、木の芽をのせる。

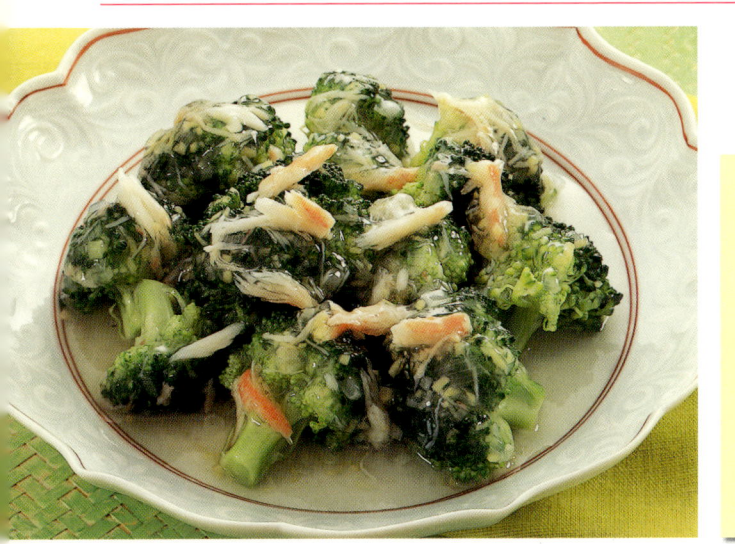

ブロッコリーのかにあんかけ

エネルギー **90** kcal
コレステロール **7** mg　食物繊維 **4.8** g　塩分 **1.4** g

材料（1人分）

ブロッコリー	100g
かにのほぐし身（缶詰）	小さじ2
長ねぎ（みじん切り）	1cm分
しょうが（みじん切り）	少々
A ┌ 鶏ガラスープ	1/2カップ
├ 日本酒	小さじ2
├ 塩	少々
└ ごま油	少々
B ┌ かたくり粉	小さじ1/2
└ 水	小さじ1/2

※鶏ガラスープは、鶏ガラスープの素（顆粒）小さじ1/3を湯1/2カップにといたもの。

〈作り方〉

1. ブロッコリーは小房に切り分け、鍋に沸かした熱湯で好みのかたさにゆでてざるに上げる。
2. 鍋にAと長ねぎ、しょうがを入れて強火で煮立て、①を入れる。一煮立ちしたら火を止めて器に盛る。煮汁は鍋に残しておく。
3. ②の鍋を中火にかけてかにを入れ、煮立ったら、まぜ合わせたBを回し入れてとろみをつける。
4. 皿に盛ったブロッコリーの上から、③をかける。

ブロッコリーサラダ

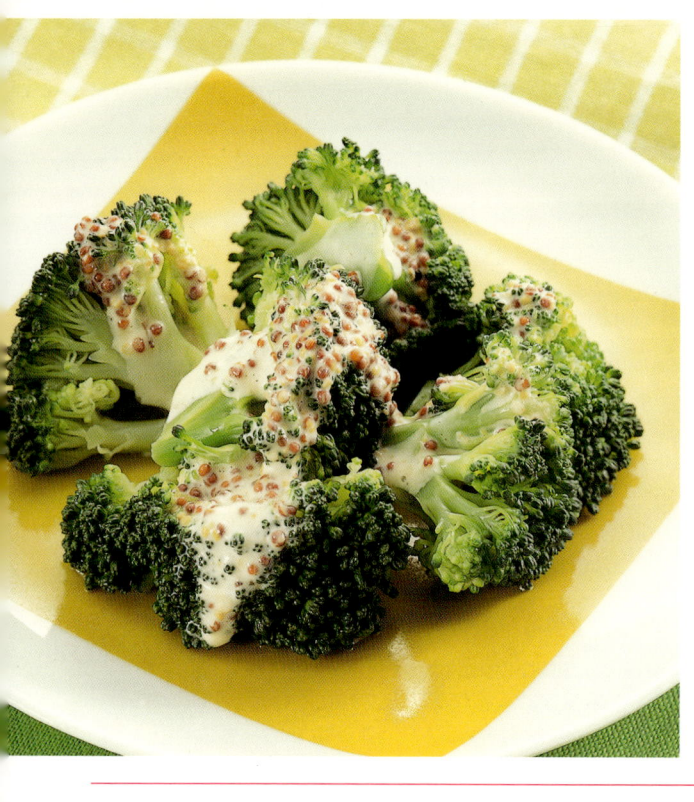

エネルギー **100** kcal
コレステロール **4** mg　食物繊維 **4.4** g　塩分 **0.6** g

材料（1人分）

ブロッコリー	100g
A ┌ マヨネーズ	大さじ $\frac{1}{2}$
┃ 粒マスタード	小さじ 1
┃ 酢	小さじ $\frac{1}{2}$
└ 塩、こしょう	各少々

〈作り方〉

1. ブロッコリーは小房に切り分け、鍋に沸かした熱湯に入れて好みのかたさにゆで、ざるに上げる。
2. 小さなボウルにAを合わせてまぜ、マヨネーズソースを作る。
3. 器に①を盛り、②を回しかける。

ほうれんそうのソテー

エネルギー **80** kcal
コレステロール **8** mg　食物繊維 **4.2** g　塩分 **0.7** g

材料（1人分）

ほうれんそう	150g
コーン（缶詰）	大さじ 1
バター	小さじ 1
A ┌ しょうゆ	小さじ $\frac{1}{2}$
└ 塩、こしょう	各少々

〈作り方〉

1. ほうれんそうは鍋に沸かした熱湯に入れて少しかためにゆで、水にとる。水けをしぼって根元を切り落とし、3～4cm長さに切る。
2. フライパンにバターをとかして①とコーンを強火で炒め合わせ、Aで味つけして火を止める。

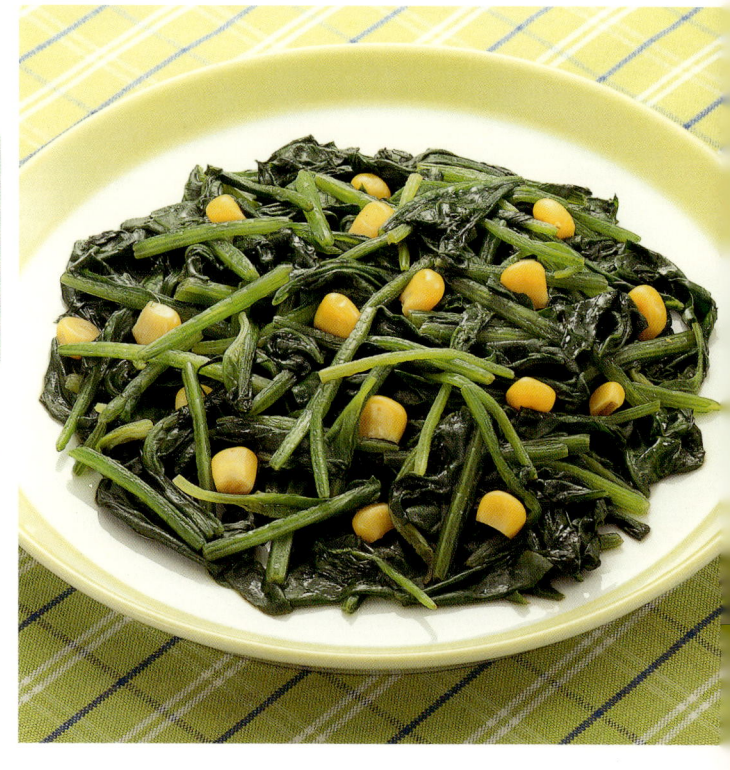

副菜

食物繊維がたっぷりとれる副菜

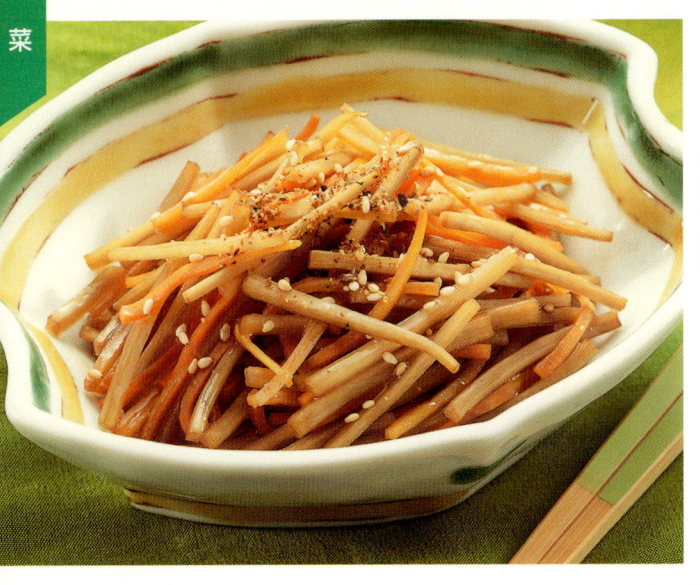

きんぴらごぼう

エネルギー **120** kcal
コレステロール **0** mg　食物繊維 **4.2** g　塩分 **1.3** g

材料（1人分）

ごぼう	60g
にんじん	30g
A［しょうゆ、日本酒	各小さじ1 1/2
砂糖	小さじ1
植物油	小さじ1
いり白ごま	少々
七味とうがらし	少々

〈作り方〉
1. ごぼうは皮をこそげ、4cm長さくらいのせん切りにし、水につけてアクを抜く。
2. にんじんもごぼうと同じ長さのせん切りにする。
3. 鍋に植物油を入れて熱し、水けをきった①を強火で炒める。ごぼうに油がなじんだら②も加えてひと炒めする。
4. ③にAを加えてまぜ、汁けがなくなるまで弱火でいりつける。
5. 器に④を盛り、いりごまと七味とうがらしを振る。

グリンピースのスープ煮

エネルギー **110** kcal
コレステロール **20** mg　食物繊維 **5.1** g　塩分 **0.7** g

材料（1人分）

グリンピース	60g
玉ねぎ	30g
豚もも肉	30g
A［水	1カップ
コンソメスープの素（固形）	1/4個
塩、こしょう	各少々

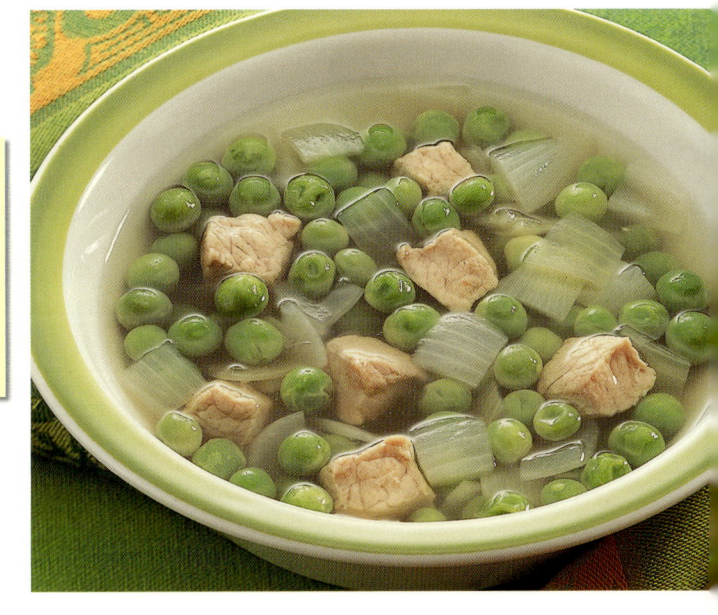

〈作り方〉
1. 玉ねぎは1cm角に切る。
2. 豚もも肉も小さめの角切りにする。
3. 鍋にAを入れて強火で煮立て、①と②を入れて、アクをとりながら中火で煮る。
4. 玉ねぎがしんなりしたらグリンピースを加えて一煮し、塩とこしょうで味つけして火を止める。

積極的にとりたい大豆や大豆製品のおかず。
主菜が肉のときは、こんな副菜を添えましょう。

五目豆

エネルギー **100** kcal

コレステロール	食物繊維	塩分
微量	6.4g	1.6g

材料（1人分）

大豆（水煮缶詰）	30g
干ししいたけ	1個
ごぼう、にんじん	各30g
板こんにゃく	30g
さやいんげん	1本
昆布	2cm
A ┌ だし汁	$\frac{1}{2}$カップ
｜ 砂糖、みりん	各小さじ$\frac{1}{2}$
└ しょうゆ	小さじ$1\frac{1}{2}$

〈作り方〉

1. 昆布はふきんで表面をさっとふき、7〜8mm角に切って30分ほど水につける。干ししいたけはもどして軸を切り落とし、1cm角に切る。
2. ごぼうとにんじんも1cm角に切り、ごぼうは水にさらしてアクを抜く。
3. 板こんにゃくも同様に切り、鍋に沸かした熱湯で1〜2分ゆでる。
4. 鍋にAを入れて煮立て、①〜③と大豆を入れて、煮汁がほぼなくなるまで弱火で煮る。
5. 器に盛り、ゆでて小口切りにしたさやいんげんを散らす。

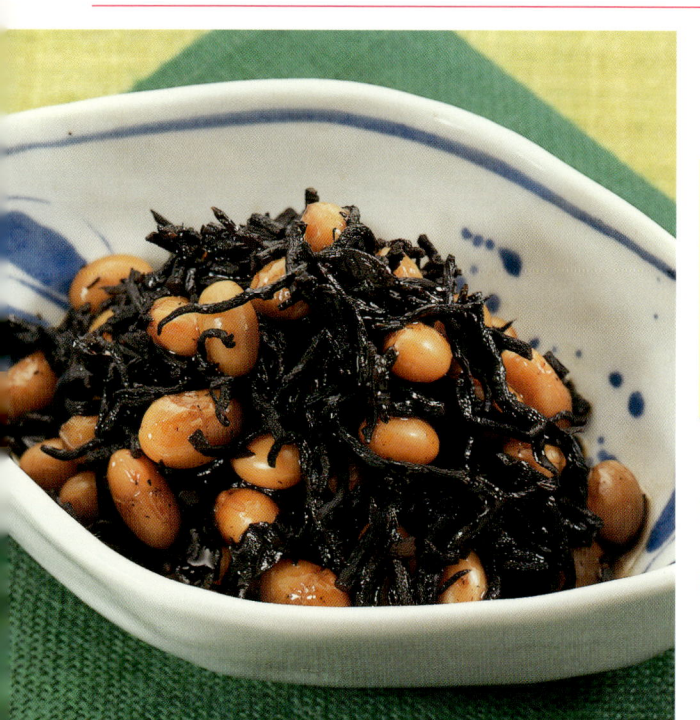

大豆とひじきの煮物

エネルギー **100** kcal

コレステロール	食物繊維	塩分
0mg	5.3g	1.7g

材料（1人分）

大豆（水煮缶詰）	40g
ひじき（乾燥）	6g
A ┌ だし汁	$\frac{1}{2}$カップ
｜ しょうゆ	小さじ$1\frac{1}{2}$
｜ 日本酒、砂糖	各小さじ1
└ みりん	小さじ$\frac{1}{2}$

〈作り方〉

1. ひじきはもどして水けをきり、食べやすい長さに切る。
2. 鍋にAと①、大豆を入れて強火にかけ、煮立ったらときどきかきまぜながら煮汁がほとんどなくなるまで弱火で煮る。

大豆や大豆製品を使った副菜

おからのいり煮

エネルギー **170** kcal
コレステロール **33** mg
食物繊維 **7.2** g
塩分 **1.6** g

材料（1人分）

おから	50g
あさり（水煮缶詰）	20g
干しえび	小さじ1
干ししいたけ	1個
にんじん	15g
長ねぎ	10g
A ┌ だし汁	1/4カップ
├ 砂糖、日本酒	各小さじ2
└ しょうゆ	小さじ1・1/2
植物油	小さじ1

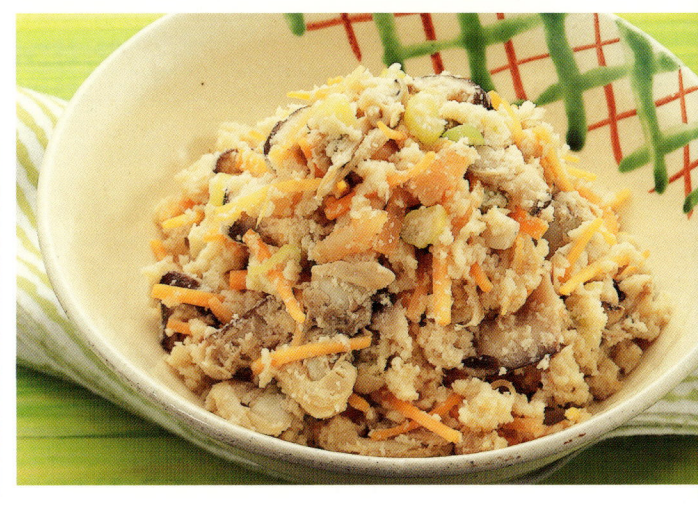

〈作り方〉

1. おからは、ふきんを敷いたざるの中に入れて洗い、ふきんごと水けをしぼる。
2. 干しえびと干ししいたけはそれぞれもどし、干ししいたけは薄切りにする。
3. にんじんはせん切りし、長ねぎは小口切りにする。
4. 鍋に植物油を熱して2と3を強火で軽く炒め、1とあさりを加えて中火にし、木べらでまぜながらいりつける。
5. 全体に油が回ったらAを加え、弱めの中火で汁けがなくなるまで木べらでいりつける。

けんちん汁

エネルギー **150** kcal
コレステロール **4** mg
食物繊維 **4.4** g
塩分 **1.7** g

材料（1人分）

木綿豆腐	50g
さつま揚げ	20g
板こんにゃく	20g
大根、にんじん	各30g
ごぼう、里いも	各30g
だし汁	1カップ
しょうゆ	小さじ1・1/2
植物油	小さじ1/2
長ねぎ（小口切り）	少々

〈作り方〉

1. 木綿豆腐は、ボウルに重ねざるにのせて自然に水きりしておく。
2. 鍋に植物油を熱し、いちょう切りにした大根とにんじん、斜め薄切りにしたごぼう、輪切りにしてさっとゆでた里いも、短冊状に切ったさつま揚げ、短冊に切ってからさっとゆでたこんにゃくを入れて強火で炒め合わせ、1をくずし入れる。
3. 2にだし汁を注いでしょうゆで調味し、火を止める。
4. 3を椀に盛り、長ねぎを散らす。

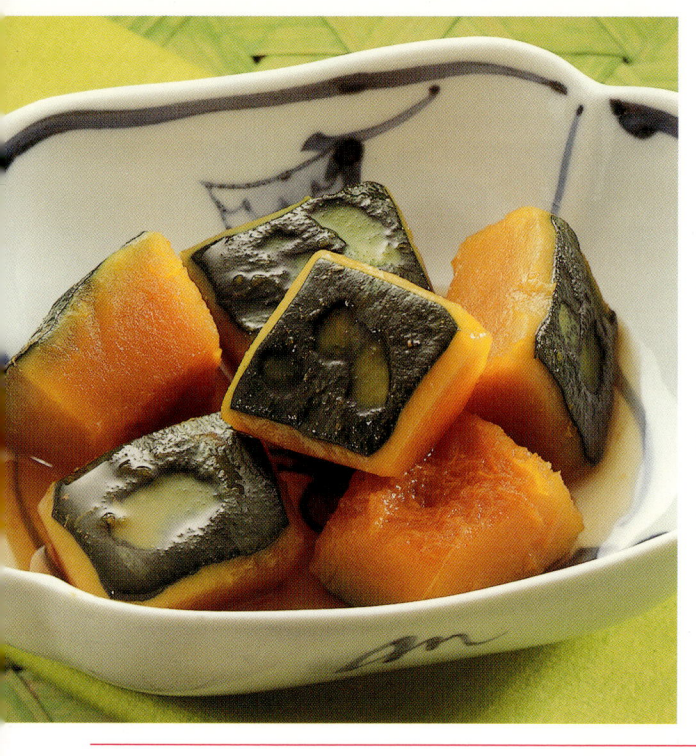

野菜をたっぷり使った副菜は抗酸化成分の宝庫。
毎食ごとに食卓にのせて、たっぷり食べましょう。

かぼちゃの含め煮

エネルギー **110** kcal

コレステロール	食物繊維	塩分
0 mg	3.9 g	0.9 g

材料（1人分）

かぼちゃ	110g
だし汁	適量
A ─ 砂糖	小さじ $\frac{1}{3}$
A ─ しょうゆ	小さじ 1
A ─ 日本酒	小さじ $\frac{1}{2}$

〈作り方〉

1. かぼちゃは一口大に切り、ところどころ皮をむく。
2. 鍋に①を皮を下にして重ならないように並べ入れ、だし汁をひたひたに注ぐ。Aも加えて強火にかけ、煮立ったら落としぶたをしてかぼちゃが踊らない程度の火かげんにして、竹ぐしがすっと通るようになるまで15〜20分煮る。

ラタトゥイユ

エネルギー **130** kcal

コレステロール	食物繊維	塩分
1 mg	4 g	1.4 g

材料（1人分）

なす	1個
玉ねぎ	25g
ズッキーニ、ピーマン	各20g
にんじん	10g
にんにく（薄切り）	2枚
トマト（水煮缶詰）	100g
植物油	小さじ 1
オリーブ油	小さじ 1
コンソメスープの素（固形）	$\frac{1}{4}$個
塩、こしょう	各少々

〈作り方〉

1. なすとズッキーニは7〜8mm厚さの輪切りにし、なすは水に放す。
2. 玉ねぎとピーマンは角切り、にんじんは3mm厚さのいちょう切りにする。
3. 鍋に植物油とオリーブ油、にんにくを入れて弱火にかけ、香りが出たら①と②を入れて強火で炒め合わせる。
4. ③にトマトとコンソメスープの素をくずし入れてふたをし、弱火に変えて野菜がしんなりするまで蒸し煮にし、塩とこしょうで調味する。

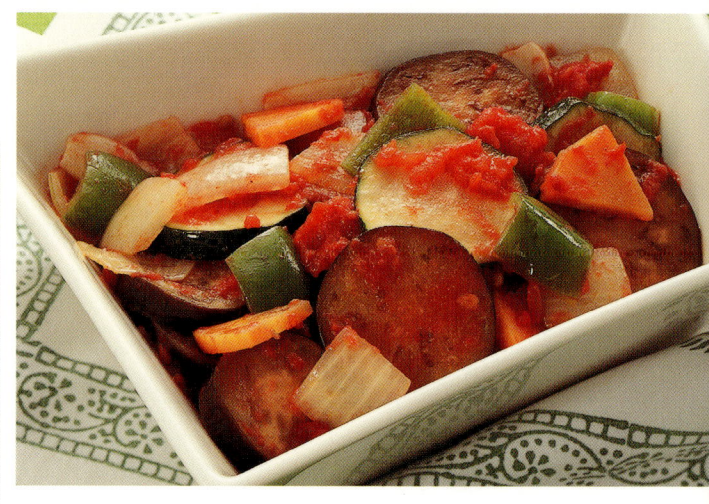

抗酸化成分が豊富な副菜

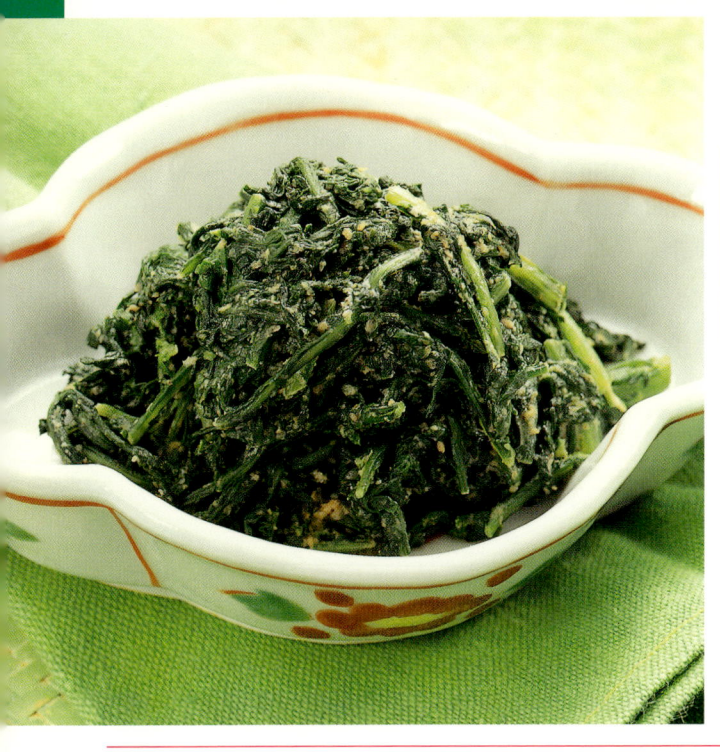

春菊のごまあえ

エネルギー **70** kcal
コレステロール **0** mg ／ 食物繊維 **2.3** g ／ 塩分 **0.9** g

材料（1人分）
- 春菊 ………………… 40g
- A
  - すり白ごま ……… 大さじ1
  - しょうゆ ………… 小さじ1
  - 砂糖 ……………… 小さじ1

〈作り方〉
1. 春菊はかたい根元を切り落とし、鍋に沸かした熱湯でしんなりするまでゆで、水にとって冷ます。水けをよくしぼり、3～4cm長さに切る。
2. ボウルにAを合わせてよくまぜ、あえ衣を作る。
3. ②に①を入れてあえ、器に盛る。

青梗菜（チンゲンサイ）と鶏肉のごまあえ

エネルギー **60** kcal
コレステロール **21** mg ／ 食物繊維 **1.4** g ／ 塩分 **1.4** g

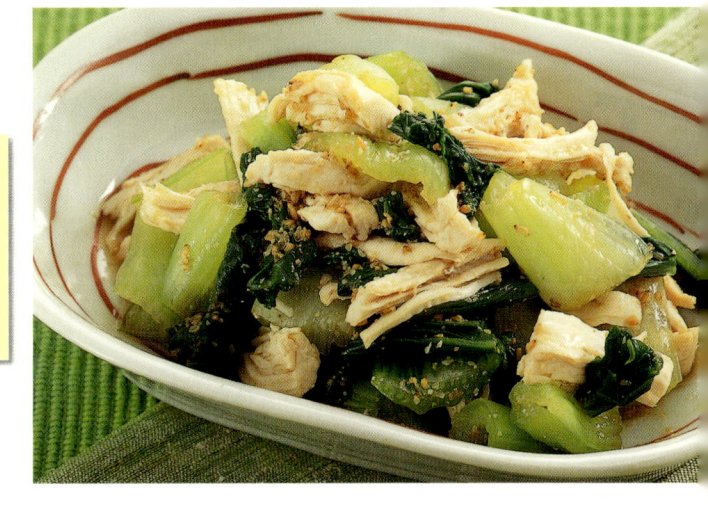

材料（1人分）
- 鶏胸肉（皮なし） ……… 30g
- 青梗菜 ………………… 1株（約100g）
- A
  - すり白ごま ……… 小さじ$\frac{2}{3}$
  - しょうゆ ………… 小さじ$1\frac{1}{2}$
  - 砂糖 ……………… 小さじ$\frac{1}{2}$

〈作り方〉
1. 青梗菜は1枚ずつ葉をはがし、葉の部分と茎の部分に切り分けて、さらにそれぞれざく切りにする。鍋に沸かした熱湯に茎の部分を入れて1分ほどゆでたあと、葉の部分も加えてしんなりするまでゆでる。水にとって冷まし、ざるに上げて水けをきっておく。
2. 鶏胸肉はラップに包み、電子レンジで1分ほど加熱する。とり出して少し冷まし、手でこまかく裂く。
3. ボウルにAを合わせてよくまぜ、①と②を入れてあえる。

棒棒鶏風サラダ

エネルギー **120** kcal
コレステロール 31mg　食物繊維 1.7g　塩分 1.1g

材料（1人分）

鶏もも肉（皮なし）	40g
さやいんげん、トマト	各40g
しょうが（薄切り）	5g
A ┌ 日本酒	小さじ2
└ 塩	少々
B ┌ すり白ごま、しょうゆ、酢	各小さじ1
└ ごま油	小さじ$\frac{1}{2}$

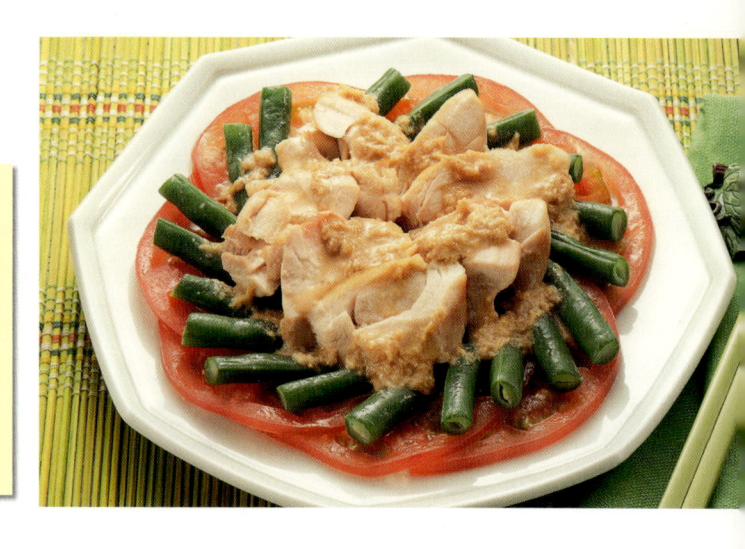

〈作り方〉

1. さやいんげんは筋をとってしんなりするまでゆでて、3～4cm長さに切る。
2. トマトは薄い半月切りにする。
3. 小さなボウルにBを合わせ、よくまぜておく。
4. 鶏もも肉にAを振って手でよくもみ込み、しょうがの切り口をこすりつけて香りをつける。
5. 皿に4としょうがをのせ、沸騰させた蒸し器に入れて強火で10分ほど蒸す。
6. 5を冷まして、食べやすい大きさのそぎ切りにする。
7. 皿に2を丸く敷いて1と6を盛り合わせ、3をかける。

菜の花のからしマヨネーズあえ

エネルギー **60** kcal
コレステロール 4mg　食物繊維 2.1g　塩分 0.4g

材料（1人分）

菜の花	50g
A ┌ マヨネーズ	小さじ$1\frac{1}{2}$
├ 練りがらし	少々
└ しょうゆ	小さじ$\frac{1}{3}$

〈作り方〉

1. 菜の花は根元を切り落とし、鍋に沸かしたたっぷりの熱湯に茎のほうから入れて強火でゆでる。しんなりしたらざるに上げて冷まし、水けをしぼって3cm長さに切る。
2. ボウルにAを合わせてよくまぜ、1を入れてあえる。

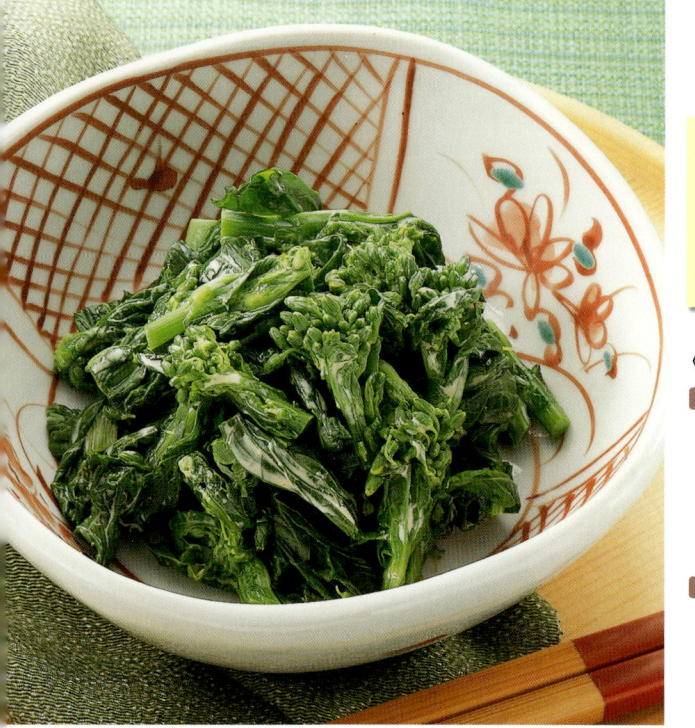

副菜

抗酸化成分が豊富な副菜

カリフラワーとブロッコリーの温サラダ

エネルギー **120** kcal
コレステロール **76** mg　食物繊維 **4.2** g　塩分 **0.6** g

材料（1人分）

カリフラワー	80～100g
ブロッコリー	1/4株
ゆで卵	1/3個
A ┌ 酢	小さじ1
｜ 塩、こしょう	各少々
｜ すりおろし玉ねぎ	小さじ2
｜ 粒マスタード	小さじ1
└ 植物油	小さじ1

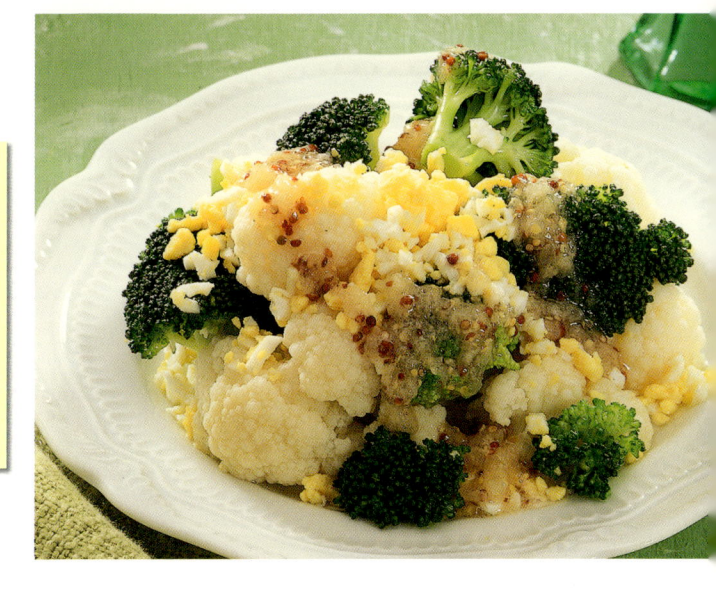

〈作り方〉

1. ゆで卵はみじん切りにする。
2. ボウルにAの材料を合わせてよくまぜ、ドレッシングを作る。
3. カリフラワーとブロッコリーは小房に切り分け、別々の鍋に沸かした熱湯でそれぞれ強火でゆでる。好みのかたさにゆで上がったらざるに上げ、ゆで汁をきって熱いうちに器に盛る。
4. 3に1を散らし、2をかける。

さつまいものレモン煮

エネルギー **110** kcal
コレステロール **0** mg　食物繊維 **1.9** g　塩分 **0** g

材料（1人分）

さつまいも	60g
レモン（輪切り）	1枚
水	1カップ
砂糖	小さじ2

〈作り方〉

1. さつまいもは皮つきのまま1cm厚さの輪切りにし、水に10分ほどさらす。
2. レモンはいちょう切りにする。
3. 鍋に1を重ならないように並べ入れ、分量の水を加えて強火にかけ、煮立ったら中火にして3～4分ゆでる。
4. 泡の浮いた上澄みを流すように湯の半量を捨て、さつまいもの上に2をのせ、砂糖も加える。コトコトと煮立つ程度の火かげんにし、さつまいもに竹ぐしが通るようになるまで煮る。

さつまいもとすき昆布の煮物

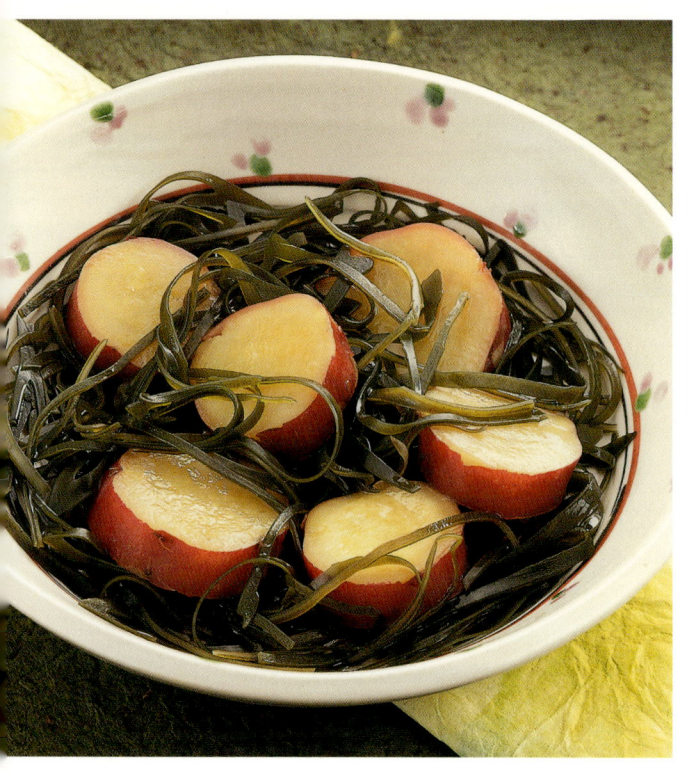

エネルギー **110** kcal
コレステロール **0** mg　食物繊維 **3.6** g　塩分 **1.4** g

材料（1人分）

さつまいも	70g
すき昆布（乾燥）	5g
A ┬ だし汁	1/2カップ
├ しょうが（せん切り）	少々
├ しょうゆ、日本酒	各小さじ1
└ 砂糖	小さじ1/2

〈作り方〉

1. さつまいもは皮つきのまま7～8mm厚さの輪切りにし、水に10分ほどさらす。
2. すき昆布はもどし、水けをきって食べやすい長さに切る。
3. 鍋にAを入れて強火で煮立て、1と2を入れてさつまいもに竹ぐしが通るようになるまで弱火で煮る。

青菜と桜えびの中華炒め

エネルギー **80** kcal
コレステロール **35** mg　食物繊維 **1.6** g　塩分 **1** g

材料（1人分）

小松菜	80g
干し桜えび	5g
しょうゆ、日本酒	各小さじ1
ごま油	小さじ1
いり白ごま	少々

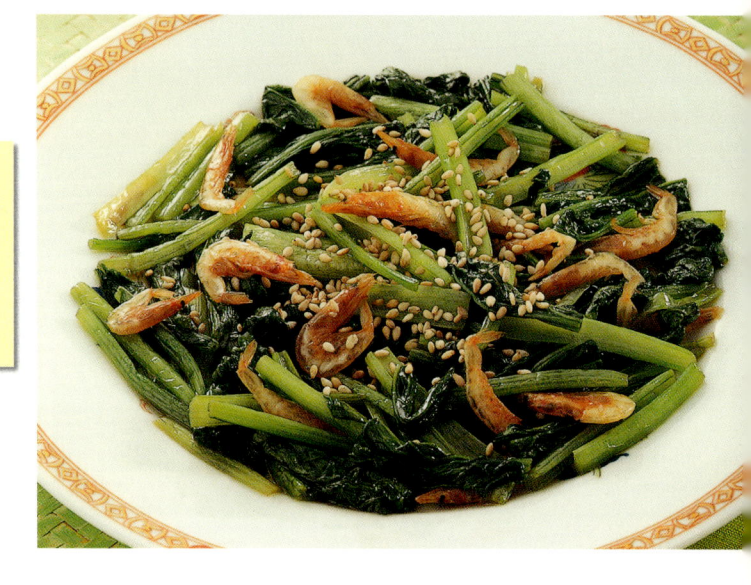

〈作り方〉

1. 小松菜は茎は3～4cm長さに、葉はざく切りにする。
2. フライパンを熱してごま油を入れ、先に1の茎の部分を強火で炒める。ややしんなりしたところで葉の部分と干し桜えびを加えて炒め合わせる。
3. 全体に火が通ったら、しょうゆと日本酒を加えて味つけし、火を止める。
4. 器に3を盛り、いりごまを散らす。

副菜

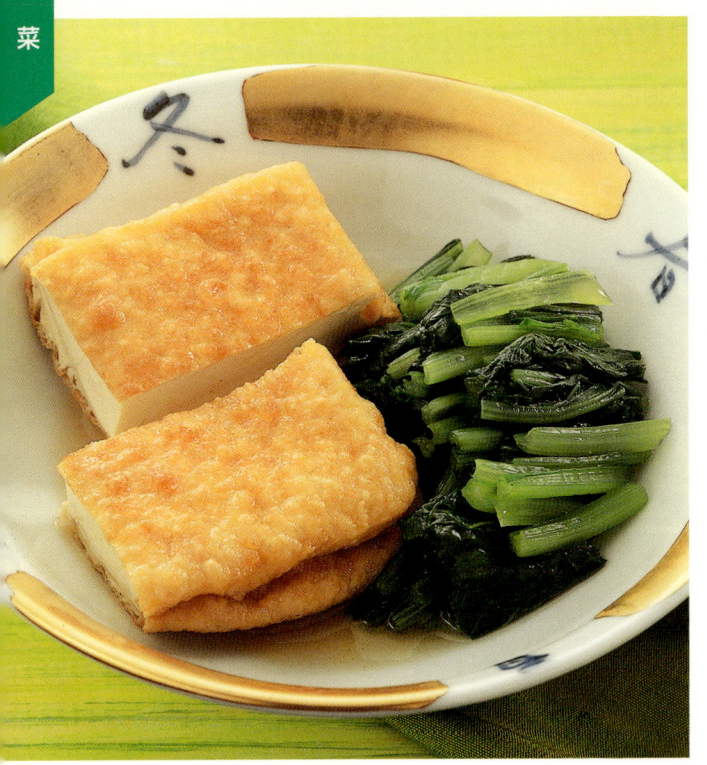

抗酸化成分が豊富な副菜

小松菜と厚揚げの煮物

エネルギー **100** kcal
コレステロール **微量**
食物繊維 **1.5**g
塩分 **0.9**g

材料（1人分）
小松菜……………………2株（60g）
厚揚げ……………………50g
A ┌ だし汁……………… 1/2カップ
　└ しょうゆ、みりん…… 各小さじ1

〈作り方〉
1. 厚揚げは鍋に沸かした熱湯で強火で軽くゆでて油抜きをし、半分に切る。
2. 小松菜は鍋に沸かした熱湯でしんなりするまで強火でゆでて水にとり、水けをしぼって3cm長さに切りそろえる。
3. 鍋にAを入れて煮立て、1を入れて弱めの中火で煮る。
4. 3の厚揚げに味がしみたら、鍋の中のあいているところに2を入れ、一煮して火を止める。

なすとピーマンのみそ炒め

エネルギー **140** kcal
コレステロール **1**mg
食物繊維 **2.9**g
塩分 **1.9**g

材料（1人分）
なす………………………1個
ピーマン、玉ねぎ………各25g
A ┌ みそ、砂糖……… 各小さじ2
　│ しょうゆ………… 小さじ1/2
　│ 日本酒…………… 小さじ1
　│ だし汁…………… 大さじ1
　└ しょうが汁……… 小さじ1/2
植物油…………………… 小さじ1・1/2

〈作り方〉
1. なすはへたを切り落として一口大の乱切りにし、水につけてアクを抜く。
2. ピーマンと玉ねぎも一口大の乱切りにする。
3. 小さなボウルにAを合わせ、よくまぜておく。
4. フライパンに植物油を入れて熱し、1の水けをよくふいて加え、強火で炒める。なすがややしんなりしたら2を加えて炒め合わせる。
5. 4の玉ねぎが透き通ってきたら3を加え、手早く全体にからめて火を止める。

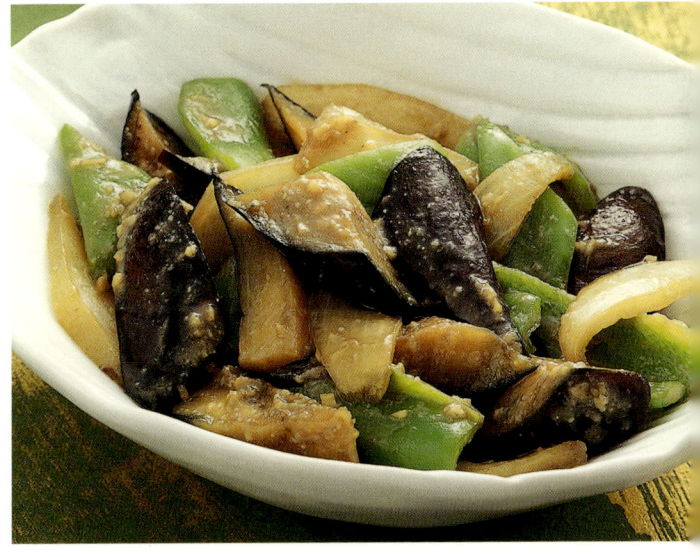

なすのチーズ焼き

エネルギー **100** kcal
コレステロール **6** mg
食物繊維 **2.5** g
塩分 **0.4** g

材料（1人分）

なす	1個
トマト	1/2個
玉ねぎ	15g
粉チーズ	小さじ1 1/2
塩、こしょう	各少々
オリーブ油	小さじ1
パセリ（みじん切り）	少々

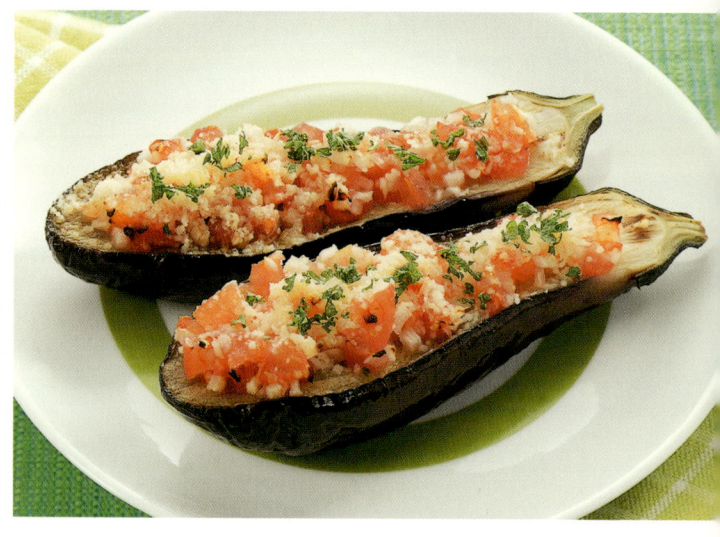

〈作り方〉

1. なすはガクを切り落として縦半分に切り、切り口に塩とこしょうを振る。
2. フライパンを熱してオリーブ油を入れ、①を両面とも中火で軽く焼く。
3. トマトは皮と種を除き、あらいみじん切りにする。玉ねぎはみじん切りにして水にさらし、水けをしぼっておく。
4. 耐熱皿に②を切り口を上にして並べ、まぜ合わせた③を等分にのせて粉チーズを振る。
5. ④をオーブントースターで7～8分焼き、仕上げにパセリを散らす。

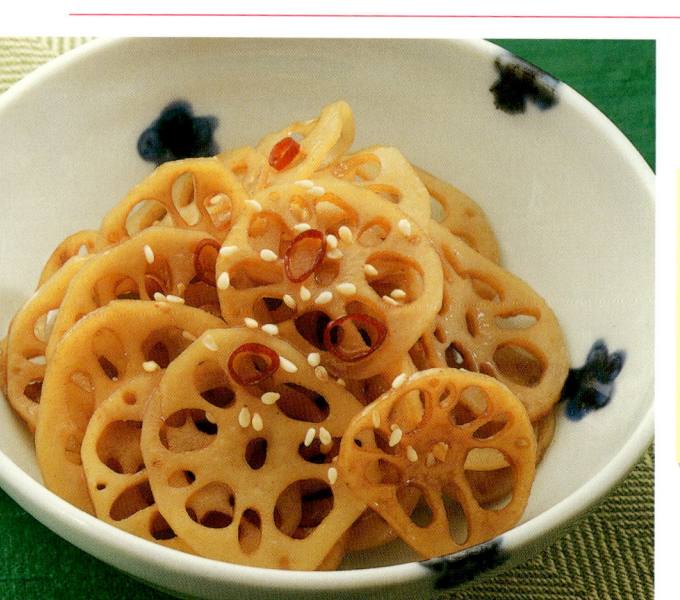

れんこんのきんぴら

エネルギー **110** kcal
コレステロール **0** mg
食物繊維 **1.3** g
塩分 **0.9** g

材料（1人分）

れんこん	60g
赤とうがらし（小口切り）	1/3本分
A　だし汁	1/3カップ
しょうゆ、みりん、砂糖	各小さじ1
ごま油	小さじ1
いり白ごま	少々

〈作り方〉

1. れんこんは薄い輪切りにし、水にさらしてアクを抜き、ペーパータオルで水けをふく。
2. 鍋にごま油を熱し、①と赤とうがらしを入れて強火で炒め、全体に油が回ったらAを加え、中火で煮汁がなくなるまでいりつけながら煮る。
3. ②を器に盛り、いりごまを振る。

副菜

抗酸化成分が豊富な副菜

焼きアスパラの和風マリネ

エネルギー **70** kcal
コレステロール **0** mg
食物繊維 **1.8** g
塩分 **0.6** g

材料（1人分）

グリーンアスパラガス	3本
玉ねぎ（みじん切り）	大さじ2
にんじん（みじん切り）	大さじ1
A　だし汁	大さじ1$\frac{1}{2}$
しょうゆ	大さじ$\frac{1}{2}$
酢、レモン汁、植物油	各小さじ1
塩、こしょう	各少々
青じそ	1枚

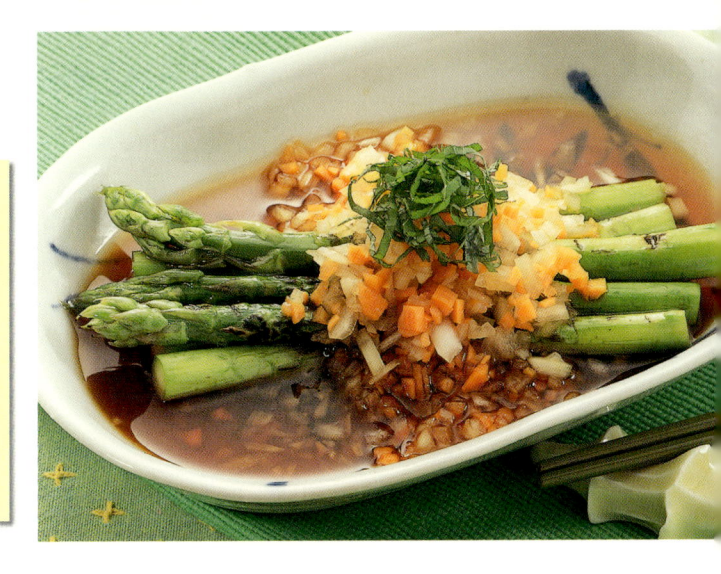

〈作り方〉

1. グリーンアスパラガスは根元のかたい部分は皮をむいておく。
2. Aをボウルに合わせてよくまぜ、マリネ液を作る。
3. よく熱した焼き網に①をのせて、中火でときどき回転させながら焦げ目がつくまで焼き、長さを2～3等分に切る。
4. ②を玉ねぎとにんじんといっしょにバットなどに入れ、③を熱いうちに漬け込んで1時間ほどおく。
5. ④を汁ごと器に盛り、せん切りにした青じそをのせる。

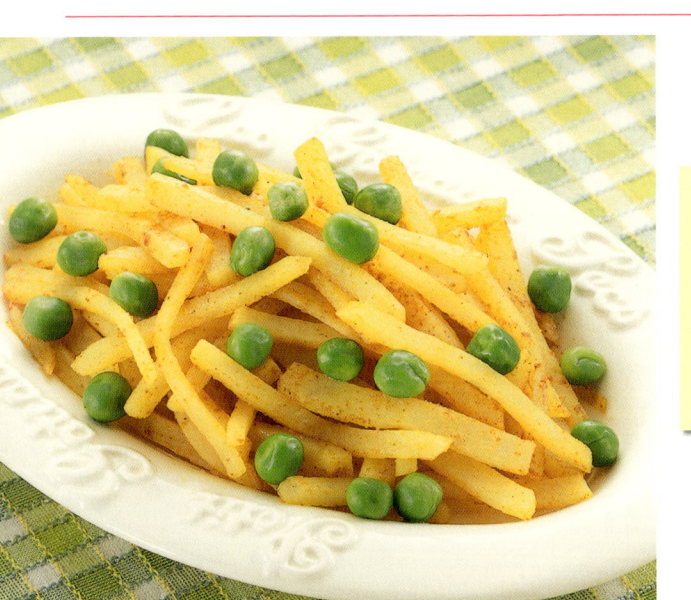

じゃがいものカレー炒め

エネルギー **120** kcal
コレステロール **0** mg
食物繊維 **2.2** g
塩分 **1.1** g

材料（1人分）

じゃがいも	100g
グリンピース（缶詰または冷凍）	24粒（10g）
カレー粉	小さじ$\frac{1}{2}$
塩	小さじ$\frac{1}{5}$
植物油	小さじ1

〈作り方〉

1. じゃがいもは太めのせん切りにする。
2. グリンピースはざるに入れて熱湯を回しかけ、水けをきる。
3. フライパンに植物油を入れて熱し、①を入れて強火でしんなりするまで炒める。
4. ③に②を入れて炒め合わせ、カレー粉と塩を加えて味つけし、火を止める。

トマトと青じそのサラダ

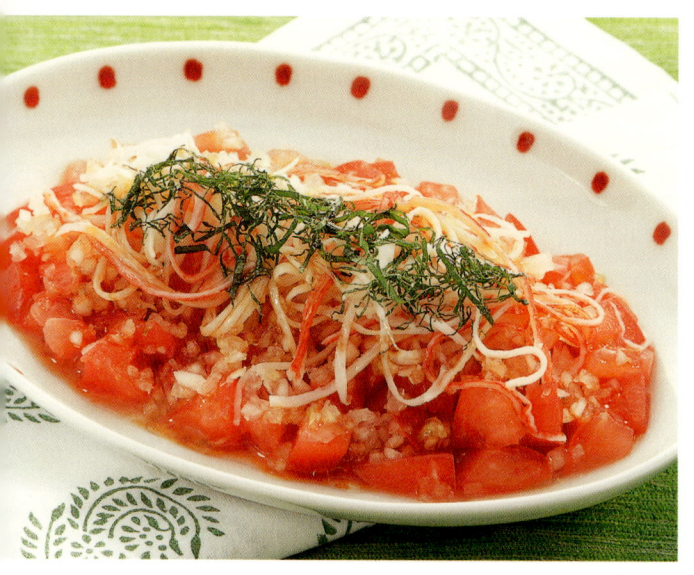

エネルギー **130** kcal
コレステロール **3** mg
食物繊維 **1.6** g
塩分 **1.4** g

材料（1人分）

トマト	小1個
青じそ	1枚
玉ねぎ	20g
かにかまぼこ	1本
A 酢	小さじ2
しょうゆ	小さじ1
砂糖	小さじ$\frac{1}{2}$
塩	少々
オリーブ油	小さじ2

〈作り方〉

1. トマトは小さめの角切りにし、青じそはせん切りにする。玉ねぎはみじん切りにして、水にさらす。
2. かにかまぼこは縦に細く裂く。
3. 小さなボウルにAの材料を合わせてまぜ、ドレッシングを作る。
4. 器にトマトを盛って、水けをしぼった玉ねぎを散らし、2と青じそをのせる。3をかけ、全体をからめながら食べる。

オクラ納豆

エネルギー **90** kcal
コレステロール **微量**
食物繊維 **3.3** g
塩分 **0.6** g

材料（1人分）

納豆	40g
オクラ	1本
しょうゆ	小さじ$\frac{2}{3}$

〈作り方〉

1. オクラはさっと水で洗い、塩少々を振って、手で軽くこすってうぶ毛をとる。鍋に沸かした熱湯でややしんなりするまで強火でゆでて水にとり、水けをきって、小口切りにする。
2. 納豆と1を器に入れてよくまぜ、しょうゆで味つけする。

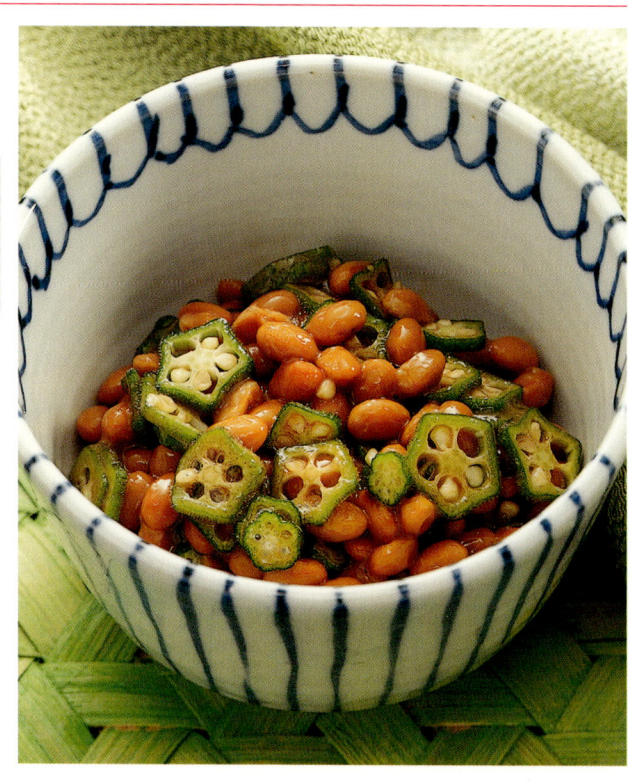

副菜

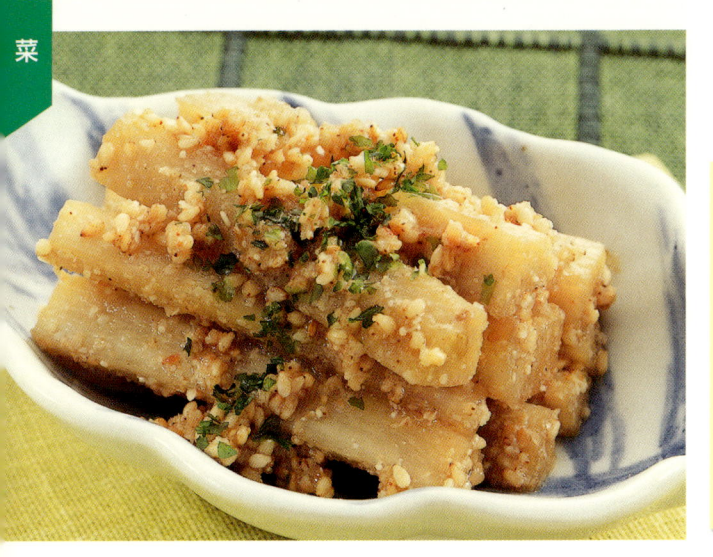

抗酸化成分が豊富な副菜

たたきごぼう

エネルギー **90** kcal
コレステロール **0** mg ／ 食物繊維 **4.2** g ／ 塩分 **0.8** g

材料（1人分）

- ごぼう……………………… 1/3 本（65g）
- いり白ごま………………… 小さじ2
- A
  - だし汁………………… 1/3 カップ
  - しょうゆ、砂糖……… 各小さじ1/2
  - 日本酒………………… 小さじ1
  - 塩……………………… 少々
- B
  - 酢、砂糖……………… 各小さじ1
  - 塩……………………… 少々
- 青のり……………………… 少々

〈作り方〉

1. ごぼうは皮をこそげて4cm長さに切り、さらに縦半分に切って水にさらす。
2. 1をすりこ木でたたいて軽くつぶし、酢少々（分量外）を加えた熱湯で5分ほど強火でゆで、ざるに上げておく。
3. 鍋にAを入れて強火にかけ、一煮立ちしたら2を入れて弱火にし、15分ほど煮て冷ましておく。
4. いりごまをすり鉢に入れてすりこ木ですり、Bを加えてよくすりまぜる。
5. 4で3をあえて器に盛り、青のりを振りかける。

野菜の素焼き

エネルギー **130** kcal
コレステロール **1** mg ／ 食物繊維 **3.1** g ／ 塩分 **0.5** g

材料（1人分）

- ピーマン、赤ピーマン、なす…… 各1/2個
- 生しいたけ………………………… 1個
- かぼちゃ（厚さ3mmのくし形切り）
  ……………………………… 2枚（20g）
- 日本酒……………………………… 少々
- 塩、こしょう……………………… 各少々
- 長ねぎ（みじん切り）…………… 大さじ1
- オリーブ油………………………… 小さじ2

〈作り方〉

1. ピーマンと赤ピーマンは縦半分に切る。生しいたけは石づきを切り落とし、軸に十文字の切り込みを入れる。なすは5〜6mm厚さの輪切りにする。
2. 手にオリーブ油をつけ、すべての野菜に油をすり込む。
3. グリルパンまたはフライパンを熱し、1のピーマン類と生しいたけを中火で焼く。焼き色がついたら日本酒と塩、こしょうを振る。
4. かぼちゃと1のなすも中火で両面をこんがりと焼き、塩とこしょうを振る。
5. 3と4を器に盛り合わせ、3の上に長ねぎのみじん切りをのせる。あれば、くし形切りにしたすだち2切れを添える。

1日に350g以上はとりたい野菜類。
1品で80g以上とれる副菜は強力な援軍です。

かぶのそぼろあんかけ

エネルギー **70** kcal
コレステロール 15mg　食物繊維 1.4g　塩分 1.1g

材料（1人分）

かぶ		2個
鶏ひき肉		20g
A	だし汁	1/4カップ
	しょうゆ	小さじ 2/3
	砂糖	小さじ 1/2
B	かたくり粉	小さじ 1/2
	水	小さじ 1
C	だし汁	1/2カップ
	しょうゆ、砂糖	各小さじ 1/3
	日本酒	小さじ 1
	塩	少々
万能ねぎ（小口切り）		少々

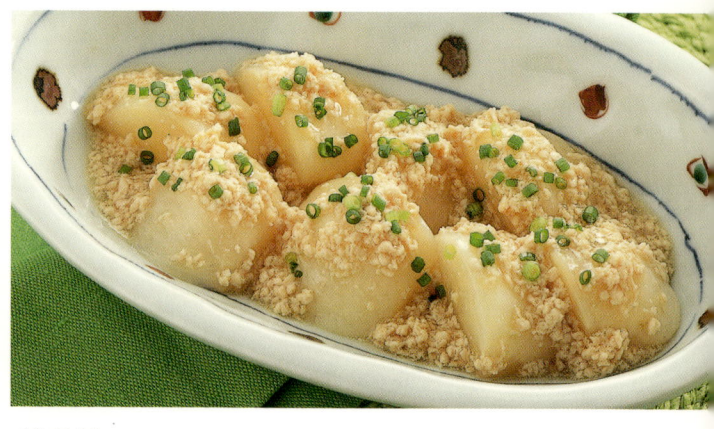

〈作り方〉
1. かぶは1個を四つ割りにする。
2. 鍋にAを入れて強火にかけ、煮立ったら鶏ひき肉を入れて箸でかきまぜる。ひき肉の色が変わってポロポロしてきたら、まぜ合わせたBを回し入れて汁にとろみをつけ、火を止める。
3. 別の鍋にCを入れて煮立て、1を入れてやわらかくなるまで弱火で煮る。
4. 3を器に盛って2を全体に回しかけ、万能ねぎを散らす。

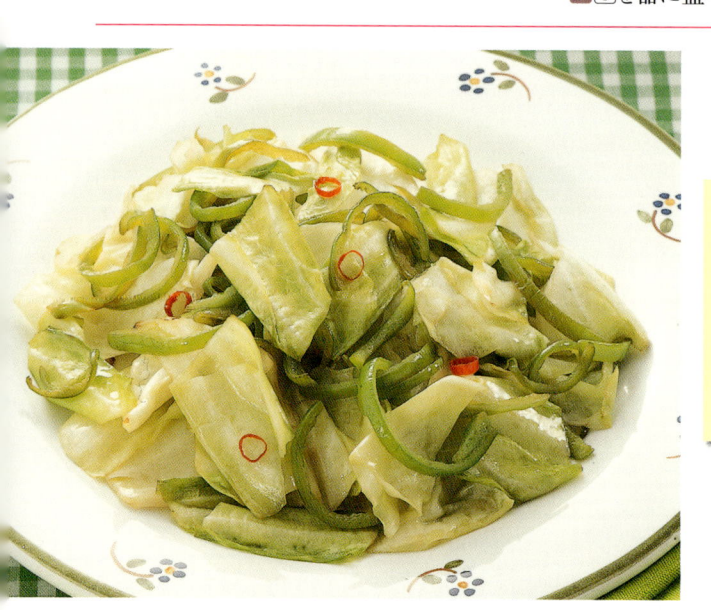

キャベツの甘酢炒め

エネルギー **60** kcal
コレステロール 0mg　食物繊維 2.5g　塩分 1.2g

材料（1人分）

キャベツ		2枚
ピーマン		30g
赤とうがらし（小口切り）		少々
A	酢、砂糖	各小さじ 1
	塩	小さじ 1/4
植物油		小さじ 1/2

〈作り方〉
1. キャベツは3〜4cm角に切る。
2. ピーマンは細切りにする。
3. 小さなボウルにAを合わせ、よくまぜておく。
4. フライパンに植物油と赤とうがらしを入れて弱火にかけ、香りが出たら1と2を強火で炒める。キャベツがややしんなりしたら、3を加えて味つけし、火を止める。

1品で野菜が80g以上とれる副菜

キャベツのカレー風味ソテー

エネルギー **100** kcal
コレステロール **11** mg　食物繊維 **1.8** g　塩分 **1.3** g

材料（1人分）

キャベツ	60g
にんじん	15g
鶏ひき肉	15g
カレー粉	小さじ 1/2
塩	少々
しょうゆ	小さじ 1/3
植物油	小さじ 1

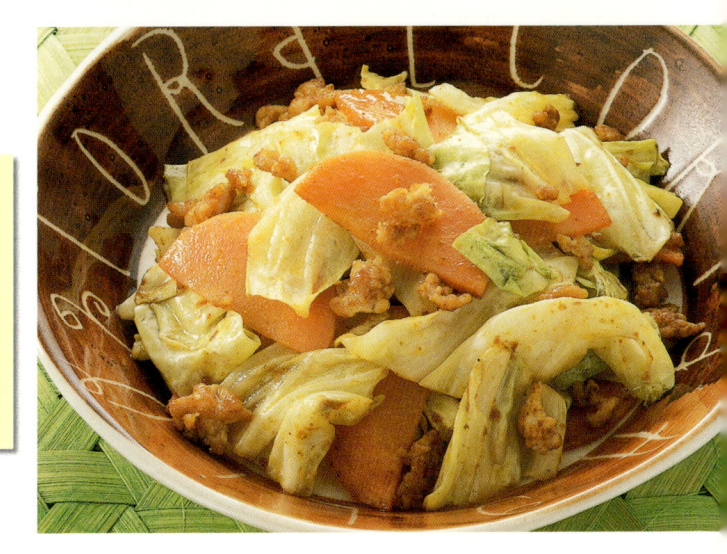

〈作り方〉

1. キャベツはざく切りにし、にんじんは薄い半月切りにする。
2. フライパンに植物油を入れて熱し、鶏ひき肉を入れてほぐしながら強火で炒める。ひき肉の色が変わってポロポロしてきたら、1を加えて手早く炒め合わせる。
3. 2にカレー粉と塩を振り入れてフライパンを揺すりながら全体になじませ、最後にしょうゆを回し入れて火を止める。

コールスローサラダ

エネルギー **100** kcal
コレステロール **5** mg　食物繊維 **2** g　塩分 **0.5** g

材料（1人分）

キャベツ	1枚
きゅうり、にんじん	各20g
コーン（缶詰または冷凍）	20g
マヨネーズ	小さじ2
塩、こしょう	各少々

〈作り方〉

1. キャベツは1枚を縦半分に切って重ね、端からせん切りにする。きゅうりとにんじんもせん切りにする。
2. 1をボウルに入れ、塩を振ってもみ、水けをよくしぼる。
3. コーンはざるに入れて熱湯を回しかける。
4. ボウルに2と3を入れてマヨネーズであえ、こしょうで味をととのえる。

ししとうとじゃこのいり煮

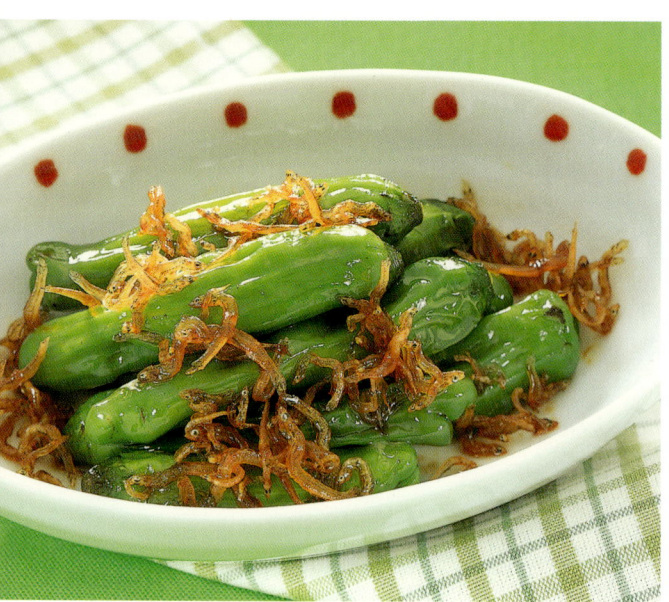

エネルギー **150** kcal
コレステロール **28** mg　食物繊維 **3.4** g　塩分 **2** g

材料（1人分）
- ししとうがらし　………………… 8本
- ちりめんじゃこ　………………… 大さじ1
- しょうゆ、みりん　……………… 各小さじ2
- 植物油　…………………………… 小さじ2

〈作り方〉

1. ししとうがらしはへたの先を切り落とし、実の部分は破裂防止のために、竹ぐしなどでつついて2〜3カ所穴をあけておく。
2. 鍋に植物油を入れて熱し、1とちりめんじゃこを強火で炒め合わせる。ししとうがらしに油が回ったら弱火にし、しょうゆとみりんを加えて汁けがなくなるまでいりつける。

ジャーマンポテト

エネルギー **120** kcal
コレステロール **5** mg　食物繊維 **1.4** g　塩分 **1.2** g

材料（1人分）
- じゃがいも　……………………… 1個
- ベーコン　………………………… 10g
- クレソン　………………………… 1本
- 塩　………………………………… 小さじ$\frac{1}{5}$
- こしょう　………………………… 少々
- オリーブ油　……………………… 小さじ$\frac{1}{3}$

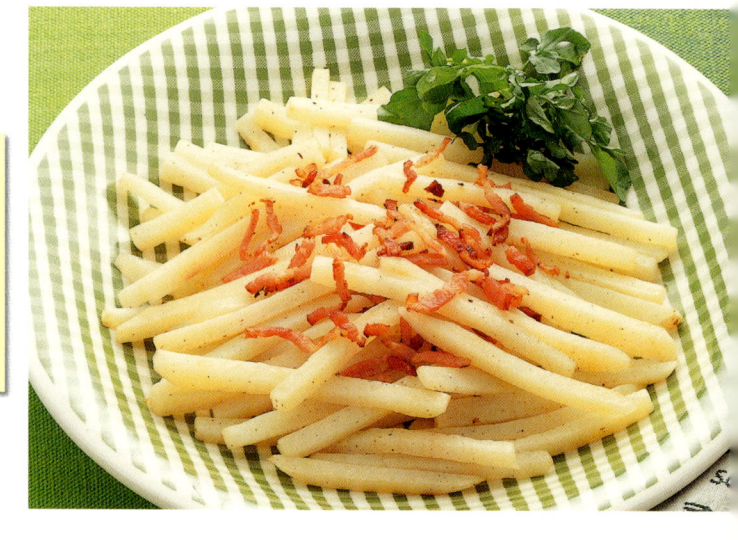

〈作り方〉

1. じゃがいもは長めの拍子木切りにし、水にさらす。これを鍋に沸かした熱湯に入れて強火でかためにゆで、ざるに上げて水けをきっておく。
2. ベーコンは細切りにする。
3. フライパンにオリーブ油と2を入れて弱火にかけ、じっくりと炒める。
4. ベーコンから脂が出てきたら1を加え、焦がさないように強火で炒めて塩とこしょうで味つけし、火を止める。
5. 4を器に盛り、クレソンを添える。

1品で野菜が80g以上とれる副菜

ぜんまいと油揚げの煮物

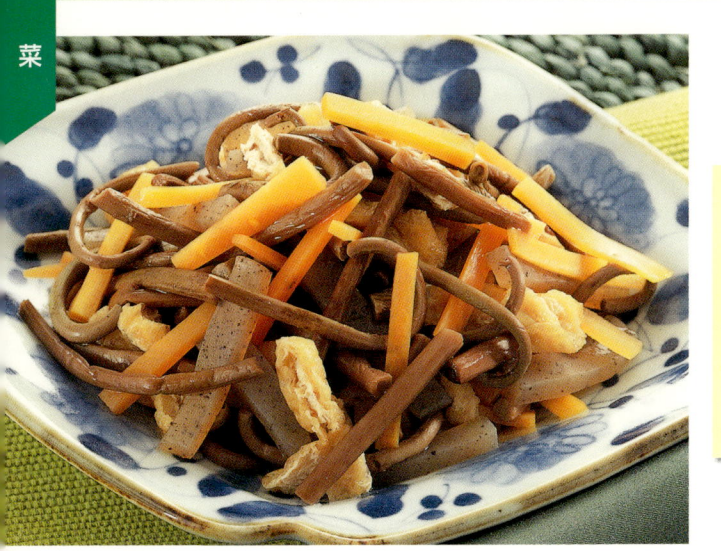

エネルギー **80** kcal
コレステロール **微量** / 食物繊維 **3.9**g / 塩分 **0.9**g

材料（1人分）
- ぜんまい（水煮）……………… 50g
- 油揚げ…………………………… 1/2枚
- 板こんにゃく…………………… 30g
- にんじん………………………… 20g
- A
  - だし汁 ……………………… 1/2カップ
  - しょうゆ、日本酒、みりん
    ……………………… 各小さじ1

〈作り方〉
1. ぜんまいは4cm長さに切り、鍋に沸かした熱湯で2～3分中火でゆでてざるに上げる。
2. 板こんにゃくは細めの短冊切りにし、鍋に沸かした熱湯で1～2分強火でゆでる。
3. 油揚げはざるにのせ、熱湯を回しかけて油抜きし、細切りにする。
4. にんじんは3cm長さの棒状に切る。
5. 鍋にAを入れて強火で煮立て、1～4を入れて弱めの中火にし、汁けがほぼなくなるまで煮る。

大根とあさりの煮物

エネルギー **90** kcal
コレステロール **36**mg / 食物繊維 **1.6**g / 塩分 **2.1**g

材料（1人分）
- 大根 ……………………………… 100g
- 大根の葉 ………………………… 5g
- しょうが（せん切り）…………… 5g分
- あさり（むき身）………………… 40g
- A
  - だし汁 ……………………… 1/4カップ
  - しょうゆ …………………… 小さじ2
  - 日本酒、みりん …………… 各小さじ1

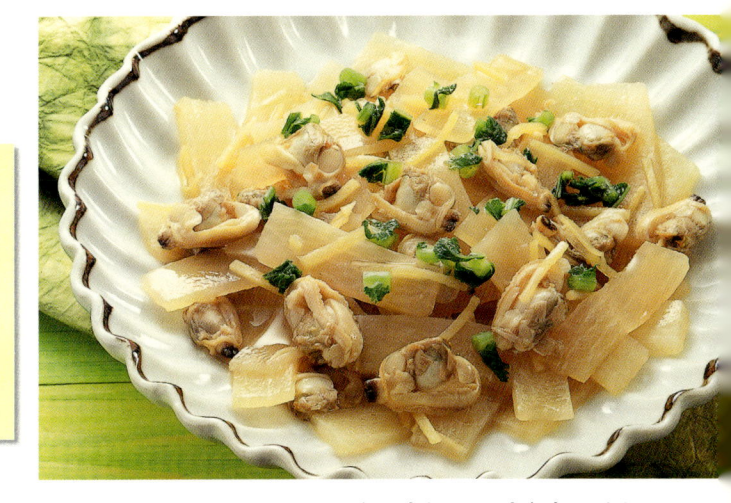

〈作り方〉
1. 大根は3cm長さの短冊切りにする。
2. 大根の葉はしんなりするまでゆで、小口切りにする。
3. あさりはざるに入れて塩少々を加えた水で洗い、水けをきっておく。
4. 鍋にAを入れて煮立て、しょうがと3を入れて強火で煮る。あさりの色が変わったら火を止め、あさりをとり出す。
5. 4の鍋に1を入れ、大根がかぶるくらいの水を足して強火にかけ、煮立ったら火を弱めて5～6分煮る。
6. 5にあさりを戻して軽く火を通し、器に盛って2を散らす。

切り干し大根の煮物

エネルギー **80** kcal
コレステロール 微量 / 食物繊維 3.3g / 塩分 1.4g

材料（1人分）

切り干し大根（乾燥）	10g
油揚げ	1/4枚
にんじん	20g
生しいたけ	1個
A だし汁	1/2カップ
A 砂糖	小さじ 2/3
A みりん	小さじ1
A しょうゆ	小さじ 1 1/2

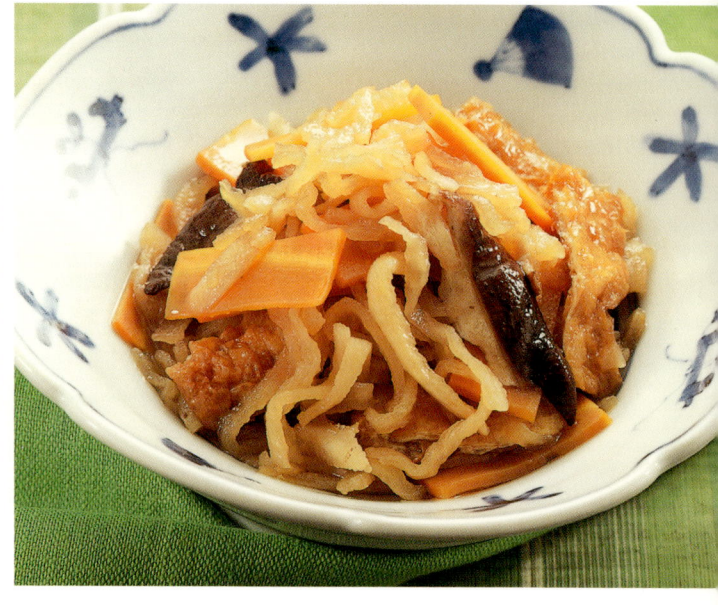

〈作り方〉
1. 切り干し大根はもどす。
2. 油揚げは熱湯を回しかけて油抜きし、細切りにする。
3. にんじんは短冊切り、生しいたけは石づきを切り落として薄切りにする。
4. 鍋にAを入れて強火で煮立て、1～3を入れてときどきまぜながら弱火で10分ほど煮る。

ふろふき大根

エネルギー **110** kcal
コレステロール 15mg / 食物繊維 1.9g / 塩分 1.5g

材料（1人分）

大根	100g
鶏ひき肉	20g
だし汁	適量
A だし汁	1/4カップ
A みそ	小さじ2
A みりん	小さじ1
B かたくり粉	小さじ 1/3
B 水	小さじ2
植物油	小さじ 1/2
ゆずの皮	少々

〈作り方〉
1. 大根は皮をむいて面取り（切り口の角を細くむきとる）をし、片面に、厚みの半分まで十文字に切り込みを入れておく。
2. 鍋に1を入れてかぶるくらいのだし汁を注ぎ、強火にかける。煮立ったら弱火にし、大根に竹ぐしがすっと通るようになるまで煮る。
3. 小鍋に植物油を入れて熱し、鶏ひき肉を強火で炒める。ひき肉の色が変わってきたらAを加えてまぜ、まぜ合わせたBを回し入れてとろみをつける。
4. 2を器に盛って3をかけ、せん切りにしたゆずの皮をのせる。

副菜

1品で野菜が80g以上とれる副菜

青梗菜(チンゲンサイ)のクリーム煮

エネルギー **130** kcal
コレステロール **77** mg
食物繊維 **1.5** g
塩分 **1.3** g

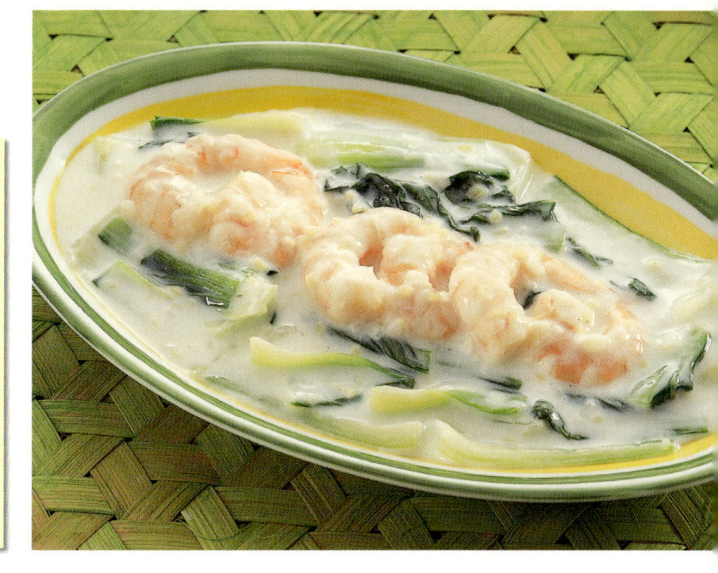

材料(1人分)
- 青梗菜 …… 1株
- 芝えび(むき身) …… 40g
- 長ねぎ …… 10g
- しょうが …… 5g
- A ┌ 水 …… 1/4カップ
    ├ 鶏がらスープの素 …… 小さじ1/2
    └ 日本酒 …… 小さじ1
- 牛乳 …… 1/2カップ
- 塩、こしょう …… 各少々
- B ┌ かたくり粉 …… 小さじ1/2
    └ 水 …… 小さじ2

〈作り方〉
1. 青梗菜は茎と葉に切り分け、茎は四つ〜六つ割りに、葉は3cm長さに切る。
2. 長ねぎとしょうがはみじん切りにする。
3. 芝えびは背わたをとり、背から半分に切る。
4. 鍋にAを入れて煮立て、[1]〜[3]を入れて青梗菜がしんなりするまで中火で煮る。牛乳を加えて強火で一煮し、塩とこしょうで味をととのえる。最後に、よくまぜ合わせたBを回し入れてとろみをつけ、火を止める。

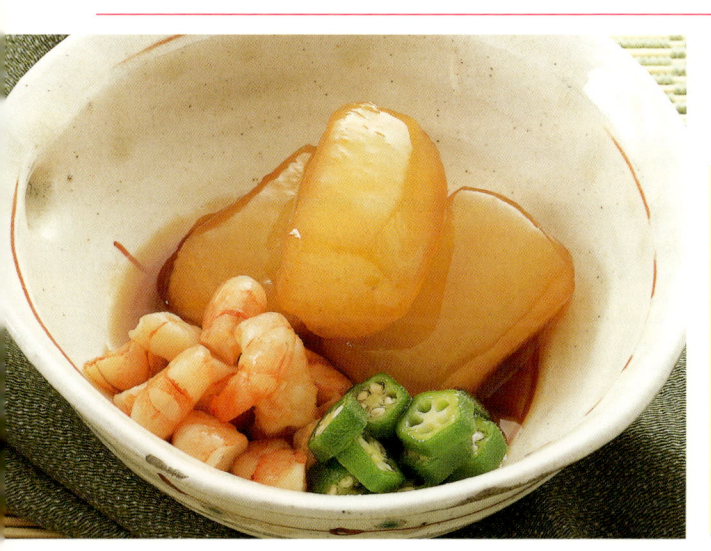

とうがんとえびのくず煮

エネルギー **70** kcal
コレステロール **51** mg
食物繊維 **1.6** g
塩分 **1.2** g

材料(1人分)
- 芝えび(むき身) …… 30g
- とうがん …… 80g
- オクラ …… 1本
- A ┌ だし汁 …… 3/4カップ
    ├ しょうゆ、日本酒、砂糖 …… 各小さじ1
    └ 塩 …… 少々
- B ┌ かたくり粉 …… 小さじ2/3
    └ 水 …… 大さじ1

〈作り方〉
1. とうがんは一口大に切り、皮をむいて面取り(煮くずれしないように切り口の角を薄くむきとること)する。
2. 芝えびは背わたをとり除き、二つ〜三つに切る。
3. 鍋にAと[1]を入れて強火にかけ、煮立ったらごく弱火にし、やわらかくなるまでゆっくりと煮る。
4. [3]に[2]を加えて中火で一煮し、まぜ合わせたBを回し入れてとろみをつける。
5. オクラはしんなりするまでゆで、小口切りにする。
6. [4]を器に盛り、[5]を添える。

にんじんサラダ

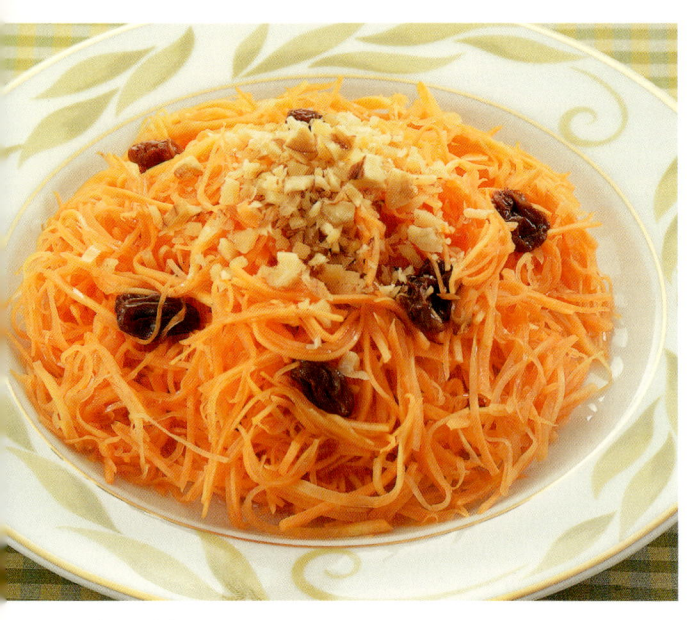

エネルギー **110** kcal
コレステロール **0** mg　食物繊維 **3.1** g　塩分 **0.3** g

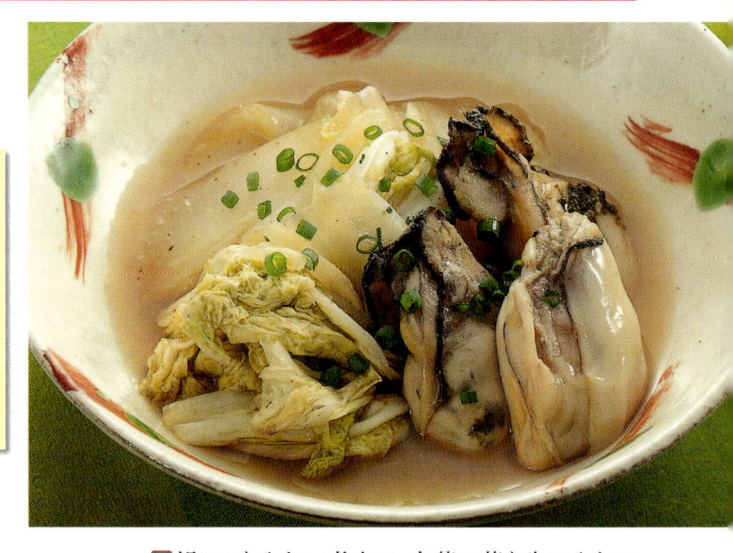

材料（1人分）

にんじん	100g
レーズン	小さじ1
くるみ	$\frac{1}{2}$個
A ┌ 酢	大さじ1
├ 塩	少々
├ マーマレード（低糖タイプ）	小さじ1
└ オリーブ油	小さじ$\frac{2}{3}$

〈作り方〉
1. にんじんはせん切りにする。
2. レーズンはぬるま湯につけてやわらかくもどす。
3. くるみは包丁でこまかく刻む。
4. Aをボウルに合わせてまぜ、1と2を入れてあえる。
5. 4を器に盛り、上に3を散らす。

白菜とカキの煮物

エネルギー **70** kcal
コレステロール **31** mg　食物繊維 **1.3** g　塩分 **1.8** g

材料（1人分）

白菜	1枚（100g）
カキ（むき身）	小3個（60g）
A ┌ だし汁	$\frac{1}{4}$カップ
├ しょうゆ、日本酒、みりん	各小さじ1
└ 塩	少々
万能ねぎ（小口切り）	小さじ1

〈作り方〉
1. 白菜は茎と葉に切り分け、茎は一口大のそぎ切りにし、葉はざく切りにする。
2. カキはざるに入れ、塩水（水2$\frac{1}{2}$カップに塩大さじ1を加えたもの）の中で軽く振り洗いして汚れを落とす。水けをきり、さらに水でさっと洗う。
3. 鍋にAを入れて煮立て、白菜の茎を先に入れて強火で一煮し、次に葉を加えて弱火で4〜5分煮る。
4. 3に2のカキを加えて強火にし、カキの色が変わったらすぐ火を止める。
5. 4を器に盛り、万能ねぎを散らす。

副菜

1品で野菜が80g以上とれる副菜

白菜とベーコンのスープ煮

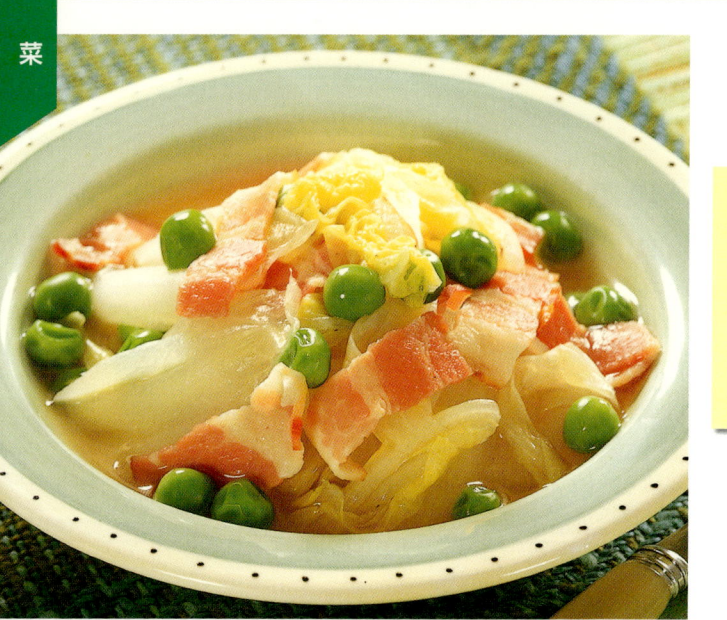

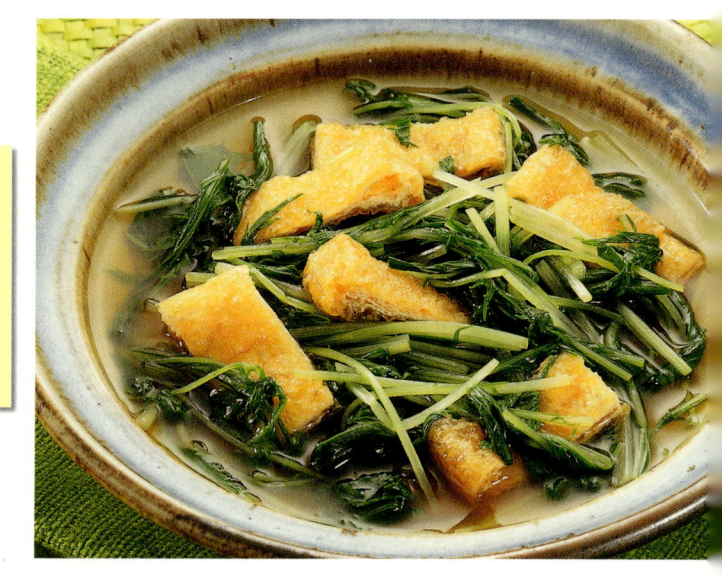

エネルギー **60** kcal
コレステロール **3** mg　食物繊維 **2.7** g　塩分 **1.3** g

材料(1人分)
- 白菜‥‥‥‥‥‥‥‥‥‥ 2枚
- ベーコン‥‥‥‥‥‥‥‥ 1/2枚
- グリンピース‥‥‥‥‥ 大さじ2
- A [水‥‥‥‥‥‥‥‥‥ 1/2カップ
       コンソメスープの素(固形)‥ 1/2個
- こしょう‥‥‥‥‥‥‥‥ 少々

〈作り方〉
1. 白菜は茎と葉に切り分け、茎は一口大のそぎ切りにし、葉はざく切りにする。
2. ベーコンは1.5cm幅に切る。
3. 鍋にAを入れて煮立て、①の茎を先に入れて強火で一煮し、次に葉と②を加えて中火で煮る。
4. 白菜がしんなりしたらグリンピースを加えて一煮し、こしょうで味をととのえて火を止める。

水菜と油揚げの煮びたし

エネルギー **60** kcal
コレステロール **微量**　食物繊維 **2.2** g　塩分 **1.1** g

材料(1人分)
- 水菜‥‥‥‥‥‥‥‥‥‥ 70g
- 油揚げ‥‥‥‥‥‥‥‥‥ 1/3枚
- A [だし汁‥‥‥‥‥‥‥‥ 1/3カップ
       しょうゆ、みりん‥‥ 各小さじ1
       日本酒‥‥‥‥‥‥‥ 小さじ1/2
       塩‥‥‥‥‥‥‥‥‥‥ 少々

〈作り方〉
1. 水菜は鍋に沸かした熱湯で強火でさっとゆで、水にとって冷ます。水けをしぼって、4cm長さに切る。
2. 油揚げはざるにのせ、熱湯を回しかけて油抜きし、1cm幅に切る。
3. 鍋にAを入れて強火にかけて一煮立ちしたら①と②を入れてさっと煮、再び煮立ったら火を止め、そのまま10分ほどおいて味を含める。

三色ナムル

エネルギー **70** kcal
コレステロール **0** mg　食物繊維 **2** g　塩分 **1.2** g

材料（1人分）

にら、もやし	各40g
にんじん	10g
A ┌ しょうゆ、ごま油	各小さじ1
│ 酢、砂糖	各小さじ½
│ 塩	少々
└ 長ねぎ（みじん切り）	1cm分

〈作り方〉

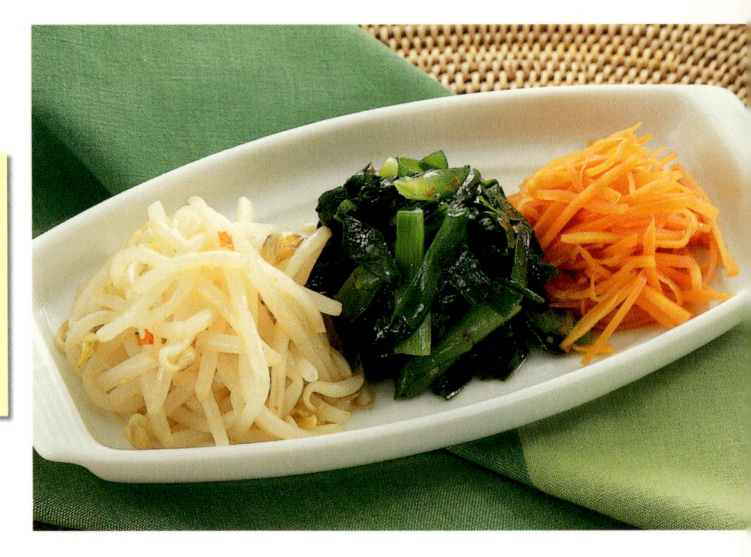

① にらは鍋に沸かした熱湯でしんなりするまで強火でゆで、水にとって冷まし、水けをしぼって3cm長さに切る。

② もやしはひげ根をつみとり、熱湯でさっと強火でゆでてざるに上げ、冷ます。

③ にんじんは細切りにして、熱湯でしんなりするまで強火でゆで、ざるに上げて冷ます。

④ ボウルにAを合わせてまぜ、たれを作る。

⑤ ④を3等分にし、①〜③をそれぞれあえて器に盛り合わせる。

せん切り野菜のサラダ

エネルギー **130** kcal
コレステロール **0** mg　食物繊維 **2** g　塩分 **1.1** g

材料（1人分）

じゃがいも	30g
キャベツ	½枚（25g）
紫キャベツ	20g
セロリ	15g
青じそ	2枚
A ┌ 酢、しょうゆ	各小さじ1
│ 砂糖	小さじ½
│ 塩	少々
│ すり白ごま	小さじ1
└ 植物油	小さじ2

〈作り方〉

① 野菜はすべて細いせん切りにし、水につけてシャキッとさせ、ざるに上げてよく水けをきっておく。

② 小さなボウルにAを合わせてよくまぜ、ドレッシングを作る。

③ ①をさっくりと合わせて器に盛り、②を回しかける。

副菜

1品で野菜が80g以上とれる副菜

野菜炒め

エネルギー **70** kcal
コレステロール **6** mg　食物繊維 **2.7** g　塩分 **1.7** g

材料（1人分）

豚ロース薄切り肉	10g
青梗菜（チンゲンサイ）	70g
ゆでたけのこ	20g
にんじん	15g
干ししいたけ	1個
A　オイスターソース	小さじ 1/2
しょうゆ	小さじ 1/3
塩	小さじ 1/5
こしょう	少々
植物油	小さじ 2/3
ごま油	小さじ 1/3

〈作り方〉

1. 干ししいたけはもどし、軸を切り落として四つくらいのそぎ切りにする。
2. 青梗菜は茎と葉に切り分け、茎は四つ～六つ割りに、葉はざく切りにする。
3. ゆでたけのことにんじんは薄切りにする。
4. 小さなボウルにAを合わせ、よくまぜておく。
5. 豚ロース肉は脂身を切りとり、一口大に切る。
6. フライパンに植物油とごま油を入れて熱し、5を強火で炒める。肉の色が変わったら1～3を加えて手早く炒め合わせ、4で味つけする。

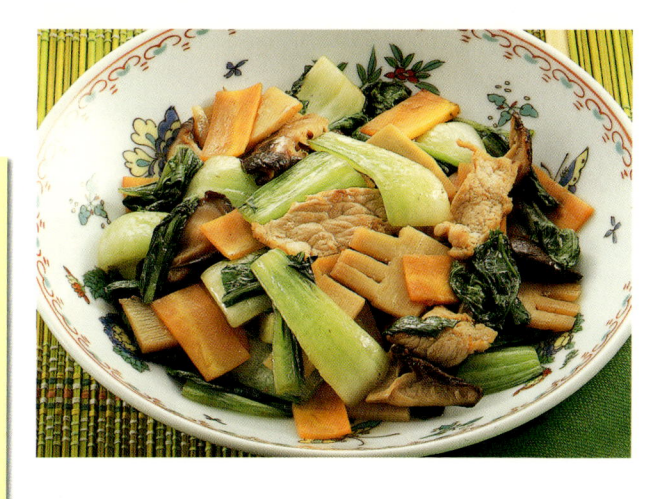

野菜とたらのトマト煮

エネルギー **120** kcal
コレステロール **22** mg　食物繊維 **2.7** g　塩分 **1.6** g

材料（1人分）

生だら（切り身）	30g
キャベツ	1枚（50g）
じゃがいも	50g
トマト（水煮缶詰）	80g
A　水	1/4 カップ
コンソメスープの素（顆粒）	小さじ 1/3
B　トマトケチャップ、砂糖	各小さじ 1
塩	少々
バター	小さじ 1/2
パセリ（みじん切り）	小さじ 1

〈作り方〉

1. キャベツはざく切りにし、じゃがいもは5mm厚さのいちょう切りにする。
2. 生だらは一口大に切り、バターをとかしたフライパンで両面に焼き色をつけておく。
3. 鍋にAを入れて強火で煮立て、1を入れて中火にし、じゃがいもがやわらかくなるまで煮る。
4. 3に中火のままトマトをくずしながら入れ、Bを加える。煮立ったら2を加えて3～4分、弱火で煮込む。
5. 4を器に盛り、パセリのみじん切りを散らす。

植物油をじょうずに使った副菜

オリーブ油やサフラワー油など、LDLコレステロールを減らす植物油を賢く使ったメニュー例です。

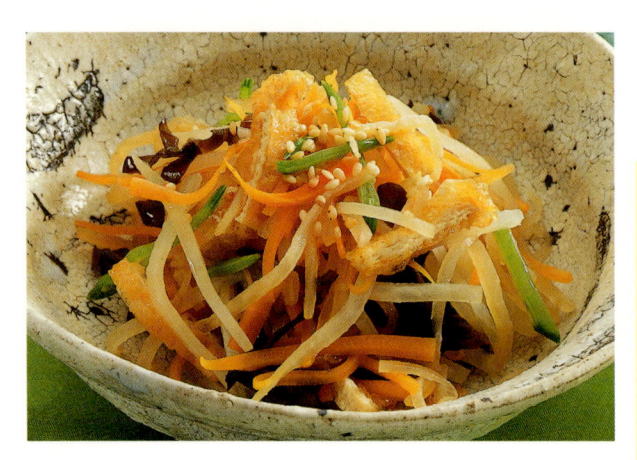

炒めなます

エネルギー **110** kcal
コレステロール **微量**　食物繊維 **4**g　塩分 **1.2**g

材料（1人分）

大根	100g
にんじん	40g
絹さや	3枚
きくらげ（乾燥）	2枚（2g）
油揚げ	1/5枚
A｛ 酢	大さじ1
砂糖、しょうゆ	各小さじ1
塩	少々
サフラワー油	小さじ1/2
いり白ごま	少々

〈作り方〉
1. 大根とにんじん、筋をとった絹さやは、せん切りにする。
2. きくらげはもどしてせん切りにし、油揚げは細切りにする。
3. フライパンにサフラワー油を入れて強火で熱し、大根、にんじん、きくらげ、絹さや、油揚げの順に入れてよく炒め合わせる。
4. 野菜がややしんなりしたら、まぜ合わせたAを加え、弱火で汁けがなくなるまでいりつける。
5. 4を器に盛り、いりごまを振りかける。

うどの和風サラダ

エネルギー **130** kcal
コレステロール **0** mg　食物繊維 **1.2**g　塩分 **0.3**g

材料（1人分）

うど	30g
グレープフルーツ	2房
三つ葉	2本
くるみ	1個
A｛ 酢	小さじ1/2
塩、こしょう、練りわさび	各少々
オリーブ油	小さじ2

〈作り方〉
1. うどは皮を厚めにむき、1cm幅の短冊切りにして水にさらし、水けをきる。
2. グレープフルーツは薄皮をとり、果肉を小さめに切る。
3. 三つ葉は、軸の部分は1cm長さに切り、葉は手でつみとる。
4. くるみは、あらいみじん切りにする。
5. 小さなボウルにAを合わせてよくまぜ、ドレッシングを作る。
6. 1～4をさっくりとまぜ合わせて器に盛り、5を回しかける。

コレステロール・中性脂肪を下げる食事

実践編

小鉢

主菜と副菜だけではもの足りないときは、低エネルギーな小鉢を添えてもいいでしょう。野菜やきのこ、海藻などを使った、食物繊維も補給できる30kcal以下の小さなおかずを紹介します。

- ■材料は、特に指定のないものは原則として、使用量は正味量(野菜ならへたや皮などを除いた、純粋に食べられる量)で表示してあります。
- ■材料は、特に指定のないものは原則として、水洗いをすませ、野菜などは皮をむくなどの下ごしらえしたものを使います。
- ■料理ごとに表示してあるエネルギー量、塩分量などの栄養データはすべて1人分です。エネルギー量は、一の位を四捨五入して10kcal刻みで示してあります。
- ■家族の分もまとめて作る場合は、材料の使用量を人数分だけ掛け算してふやします。

1日にとりたい野菜の総量は350g。
そのうち約$\frac{2}{3}$を淡色野菜からとるのが理想的です。

かぶのレモン漬け

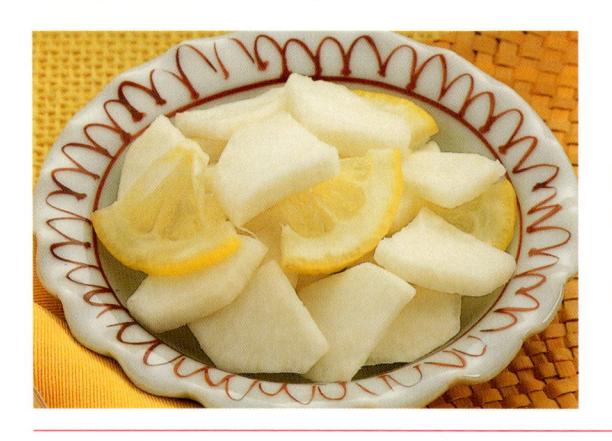

エネルギー **30** kcal
コレステロール **0** mg
食物繊維 **1.3** g
塩分 **0.1** g

■材料（1人分）
かぶ60g　レモン（輪切り）1枚　塩少々　砂糖小さじ$\frac{2}{3}$

〈作り方〉
1. かぶは4～5mm厚さのいちょう切りにする。
2. 1をボウルに入れて塩をまぶし、しばらくおく。水分が出てきたら、水けを軽くしぼる。
3. 2に砂糖を加えてまぶし、4等分に切ったレモンも加えて、そのまま30分ほどおいて味をなじませる。

キャベツときゅうりのあっさりあえ

エネルギー **20** kcal
コレステロール **0** mg
食物繊維 **1.2** g
塩分 **0.7** g

■材料（1人分）
キャベツ1枚（50g）　きゅうり20g　青じそ$\frac{1}{2}$枚
塩少々　しょうゆ小さじ$\frac{1}{2}$

〈作り方〉
1. キャベツは太めのせん切りにする。
2. きゅうりは斜め薄切りにしたあと、せん切りにする。
3. ボウルに1と2を入れて塩をまぶしておく。
4. 青じそをせん切りにする。
5. 3の水けをしぼり、4をまぜる。
6. 5をしょうゆであえて器に盛る。

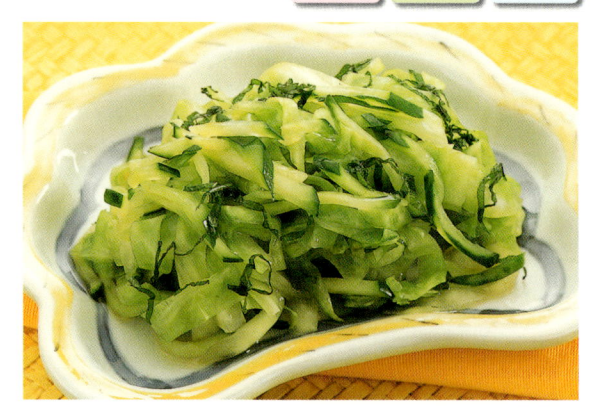

きゅうりとくらげの酢の物

エネルギー **30** kcal
コレステロール **3** mg
食物繊維 **0.4** g
塩分 **0.9** g

■材料（1人分）
きゅうり$\frac{1}{2}$本　塩くらげ10g　A[しょうゆ、酢、砂糖各小さじ1　赤とうがらし（小口切り）少々]

〈作り方〉
1. 塩くらげは塩を洗い落とし、水に1晩つけて塩抜きしながらもどす。ざるに入れて熱湯にさっと通し、くるっと縮んだら水にとって冷まし、水けをきって、食べやすい長さに切る。
2. きゅうりは斜め薄切りにしたあと、せん切りにする。
3. ボウルにAを合わせてまぜ、1と2を入れて30分ほどおき味をなじませる。

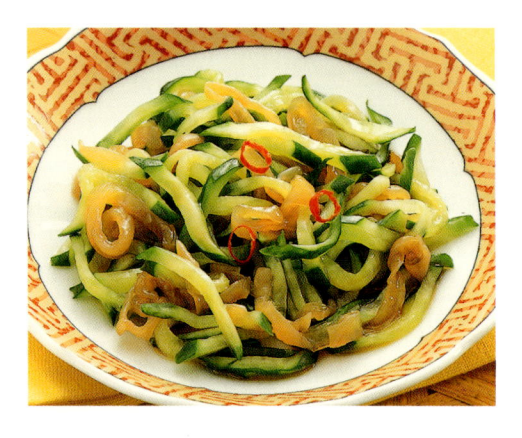

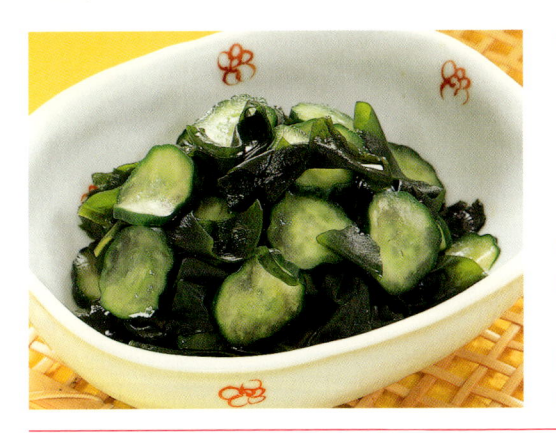

淡色野菜を使った小鉢

きゅうりとわかめの酢の物

エネルギー **20** kcal　コレステロール **0** mg　食物繊維 **1.2** g　塩分 **1.2** g

■材料（1人分）
きゅうり$\frac{1}{2}$本　わかめ（もどしたもの）25g　塩少々
A［だし汁、しょうゆ各小さじ1　酢小さじ2　砂糖小さじ$\frac{1}{2}$］

〈作り方〉
1 きゅうりは薄い輪切りにする。
2 1をボウルに入れて塩を全体にからめ、しんなりしたら水けを軽くしぼる。
3 わかめはざく切りにする。
4 ボウルにAを合わせてよくまぜ、2と3を入れてあえる。

セロリの酢じょうゆ漬け

エネルギー **10** kcal　コレステロール **0** mg　食物繊維 **0.9** g　塩分 **0.8** g

■材料（1人分）
セロリ60g　塩少々　A［しょうゆ、酢各小さじ$\frac{1}{2}$］

〈作り方〉
1 セロリは筋をとって、3cm幅の斜め切りにする。
2 1をボウルに入れ、塩を振ってまぶす。しばらくおき、ややしんなりしたら軽く水けをしぼる。
3 別のボウルにAを合わせ、2を入れて味がしみるまで30分以上つけ込む。

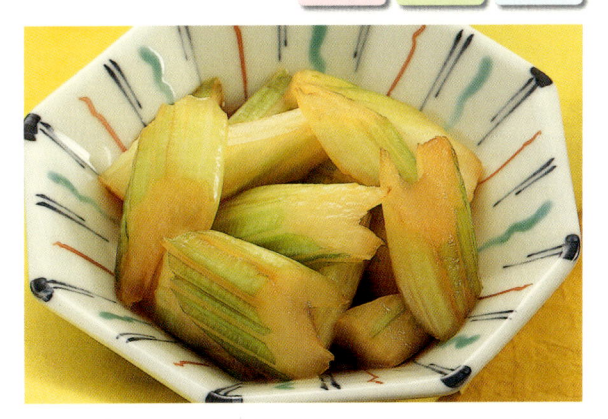

大根とにんじんのなます

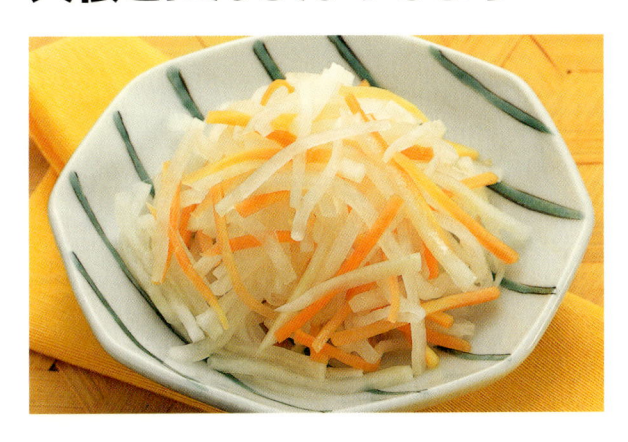

エネルギー **20** kcal　コレステロール **0** mg　食物繊維 **1** g　塩分 **1** g

■材料（1人分）
大根60g　にんじん10g　塩小さじ$\frac{1}{5}$　A［酢小さじ1　砂糖小さじ$\frac{1}{3}$］

〈作り方〉
1 大根とにんじんはせん切りにしてボウルに入れ、塩を振って全体にまぶし、10分ほどおく。
2 別のボウルにAを合わせ、これに水けをしぼった1を入れてあえる。20～30分おいて味をなじませる。

なすとみょうがのあえ物

エネルギー 20 kcal　コレステロール 2mg　食物繊維 1.3g　塩分 0.5g

■材料(1人分)
なす50g　みょうが1/2個　塩少々　しょうゆ小さじ1/4　削りがつお少々

〈作り方〉
1. なすは皮つきのまま縦半分に切ったものを斜め薄切りにし、水にさらしてアクを抜く。
2. 1の水けをふいてボウルに入れ、塩を振ってまぶしておく。
3. みょうがはせん切りにする。
4. 2を手でもんで水けをしぼり、3と合わせてしょうゆであえる。
5. 4を器に盛り、削りがつおをのせる。

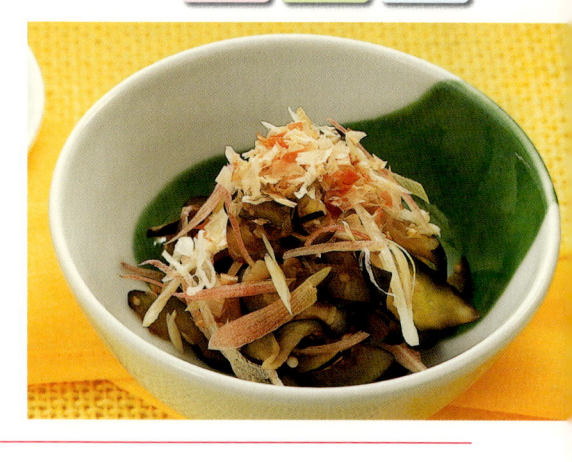

ねぎのスープ煮

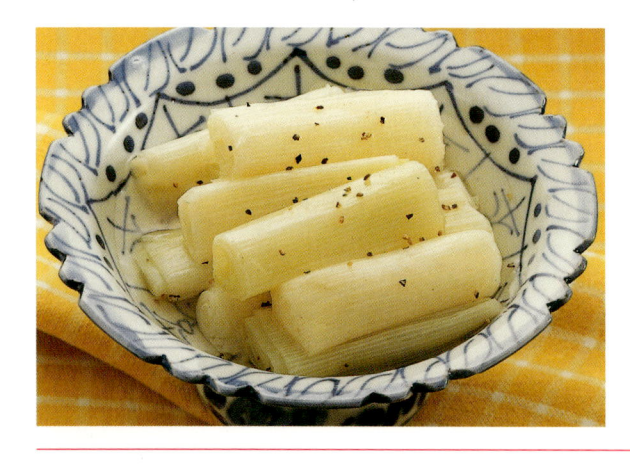

エネルギー 30 kcal　コレステロール 2mg　食物繊維 2.2g　塩分 0.8g

■材料(1人分)
長ねぎ1本　コンソメスープの素(固形)1/4個　塩、あらびき黒こしょう各少々

〈作り方〉
1. 長ねぎは3〜4cm長さに切りそろえる。
2. 鍋に1を入れ、かぶるくらいの水を注いで強火にかける。煮立ったら火を弱め、コンソメスープの素を加えてねぎがしんなりするまで煮て、塩とあらびき黒こしょうで味をととのえる。

白菜の即席漬け

エネルギー 10 kcal　コレステロール 0mg　食物繊維 0.8g　塩分 0.4g

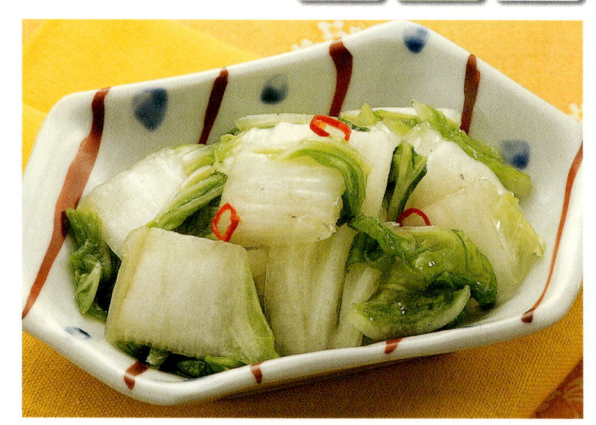

■材料(1人分)
白菜60g　赤とうがらし(小口切り)少々　塩少々

〈作り方〉
1. 白菜は2cm幅のざく切りにする。
2. ポリ袋に1と赤とうがらしを入れ、塩も加えてポリ袋ごと軽くもんだあと、口をしばって重しをし、白菜がしんなりするまでおく。
3. 2の水けをしぼって器に盛る。

淡色野菜を使った小鉢

ピリ辛ホットレタス

エネルギー **10** kcal　コレステロール **0** mg　食物繊維 **0.3** g　塩分 **0.3** g

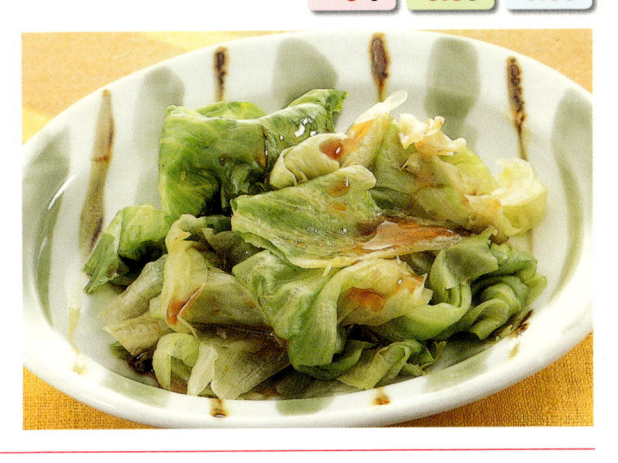

■材料（1人分）
レタス3枚　しょうゆ小さじ$\frac{1}{2}$　ラー油小さじ$\frac{1}{3}$

〈作り方〉
1. レタスは食べやすい大きさにちぎり、鍋に沸かした熱湯にくぐらす程度に強火でさっとゆで、ざるに上げて手早く水けをきる。
2. ①が熱いうちに器に盛り、しょうゆとラー油をかける。

参考メモ
ラー油の使用量は好みでかげんします。

ふきの青煮

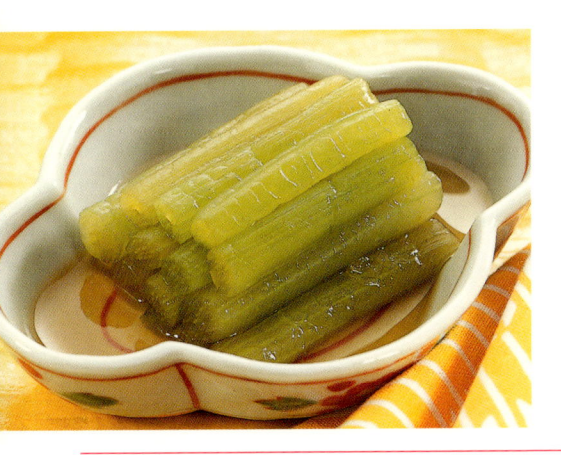

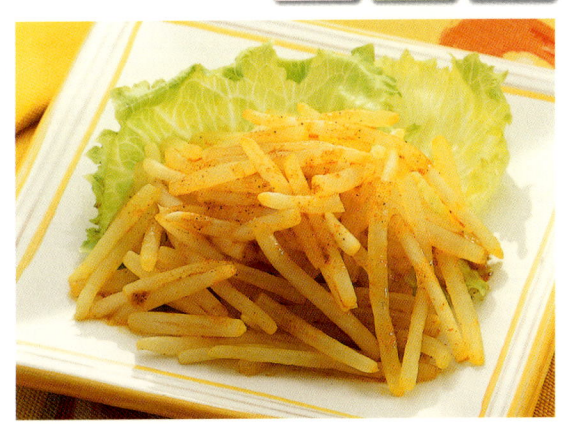

エネルギー **10** kcal　コレステロール **0** mg　食物繊維 **0.7** g　塩分 **1** g

■材料（1人分）
ふき50g　A[だし汁$\frac{1}{4}$カップ　薄口しょうゆ小さじ$\frac{1}{2}$　塩少々]

〈作り方〉
1. ふきはまな板にのせ、塩少々（分量外）を振って数回転がしてから、鍋に沸かしたたっぷりの熱湯で強火でゆでる。しんなりと曲がるようになったらすぐ冷水にとり、皮と筋をむいて3～4cm長さに切る。
2. 鍋にAを入れて煮立て、①を入れて1～2分中火で煮る。すぐ鍋底を水につけて冷まし、バットに煮汁ごと移してラップをかけ、最低1時間ほどおいて味をじゅうぶんに含ませる。

もやしのカレーマリネ

エネルギー **20** kcal　コレステロール **0** mg　食物繊維 **1** g　塩分 **1** g

■材料（1人分）
もやし60g　A[カレー粉小さじ$\frac{1}{3}$　酢小さじ1　砂糖小さじ$\frac{1}{2}$　塩、こしょう各少々]

〈作り方〉
1. もやしはひげ根をつみとって鍋に沸かしたたっぷりの熱湯に入れ、強火でかためにゆでてざるに上げ、水けをきる。
2. ボウルにAを合わせてよくまぜ、①を入れてあえる。そのまま20分ほどおいて味をなじませる。
3. あれば皿にレタスをちぎってのせ、②を盛りつける。

1日にとりたい野菜の総量350gのうち、約1/3は緑黄色野菜からとるようにしましょう。

小松菜と黄菊のおひたし

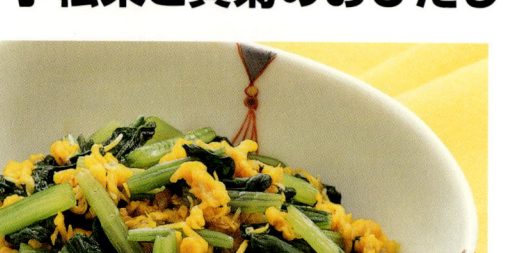

エネルギー **20** kcal　コレステロール **0** mg　食物繊維 **1.6** g　塩分 **0.7** g

■材料（1人分）
小松菜50g　黄菊20g　しょうゆ小さじ1

〈作り方〉
1. 小松菜は鍋に沸かした熱湯でしんなりするまで強火でゆで、水にとって冷まし、水けをしぼって3㎝長さに切る。
2. 鍋に沸かした熱湯に酢少々（分量外）を加え、ここに黄菊のむしった花弁を入れて、花弁が透き通るまで10〜20秒ほど強火でゆでる。水にとって冷まし、水けをしぼる。
3. ボウルに1と2を入れ、しょうゆを加えてよくまぜ合わせ、器に盛る。

春菊とねぎのサラダ

エネルギー **20** kcal　コレステロール **0** mg　食物繊維 **1.6** g　塩分 **1.8** g

■材料（1人分）
春菊40g　長ねぎ15g　A［しょうゆ小さじ2　酢小さじ1　だし汁大さじ1　おろしにんにく、しょうが汁各少々］

〈作り方〉
1. 春菊は葉の部分をつみ、氷水につけてシャキッとさせる。
2. 長ねぎは白い部分のみをせん切りにし、水にさらしてシャキッとさせる。
3. 小さなボウルにAを合わせてよくまぜ、ノンオイルドレッシングを作る。
4. よく水けをきった1と2をさっくり合わせて器に盛り、3を回しかける。

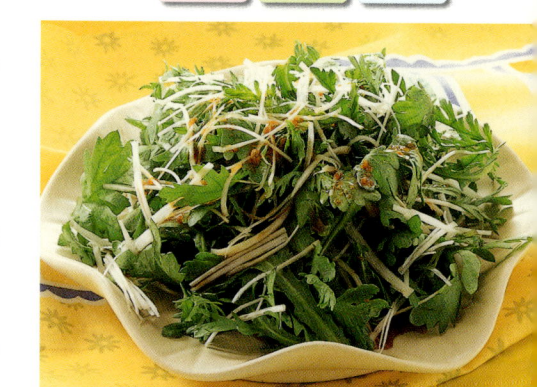

タアサイのごままぶし

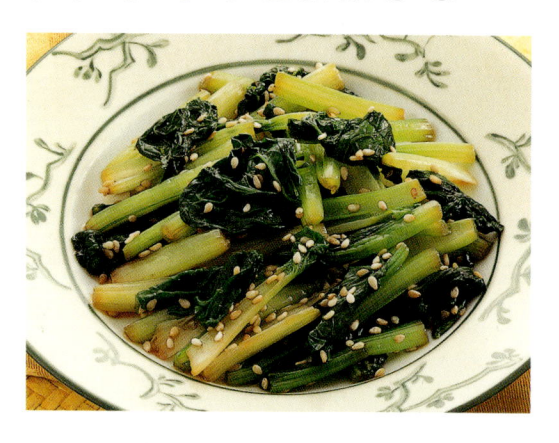

エネルギー **20** kcal　コレステロール **0** mg　食物繊維 **1.2** g　塩分 **0.3** g

■材料（1人分）
タアサイ60g　しょうゆ小さじ1/2　ごま油少々　いり白ごま少々

〈作り方〉
1. タアサイは根元を切り落とし、鍋に沸かしたたっぷりの熱湯に茎のほうから入れ、ややしんなりしたら葉も沈めて2分ほど強火でゆでる。水にとって冷まし、水けをしぼって3〜4㎝長さに切る。
2. ボウルにしょうゆとごま油を合わせてまぜ、1をあえる。
3. 2を器に盛り、いりごまを散らす。

緑黄色野菜を使った小鉢

トマトのアンチョビサラダ

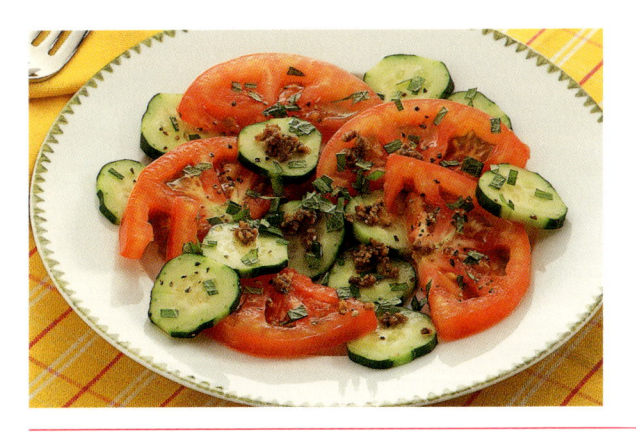

エネルギー **20** kcal ／ コレステロール **0** mg ／ 食物繊維 **0.9** g ／ 塩分 **1** g

■材料（1人分）
トマト60g　アンチョビ（缶詰）1枚　きゅうり20g　青じそ$\frac{1}{2}$枚　塩、こしょう各少々

〈作り方〉
1. トマトは5mm厚さの薄切りにする。きゅうりは皮を縦に縞目にむいて、2〜3mm厚さの輪切りにする。
2. アンチョビと青じそはみじん切りにする。
3. ボウルに①と②を入れ、塩とこしょうを振って全体をあえる。

にらの香味あえ

エネルギー **20** kcal ／ コレステロール **0** mg ／ 食物繊維 **1.5** g ／ 塩分 **0.9** g

■材料（1人分）
にら$\frac{1}{2}$束　A［長ねぎ（みじん切り）大さじ1　しょうが（みじん切り）小さじ$\frac{1}{2}$　にんにく（みじん切り）小さじ$\frac{1}{3}$］　しょうゆ小さじ1

〈作り方〉
1. にらは鍋に沸かした熱湯でしんなりするまで強火でゆで、水にとって冷まし、水けをしぼって2〜3cm長さに切る。
2. ボウルにAとしょうゆを合わせてよくまぜ、①を入れてあえる。

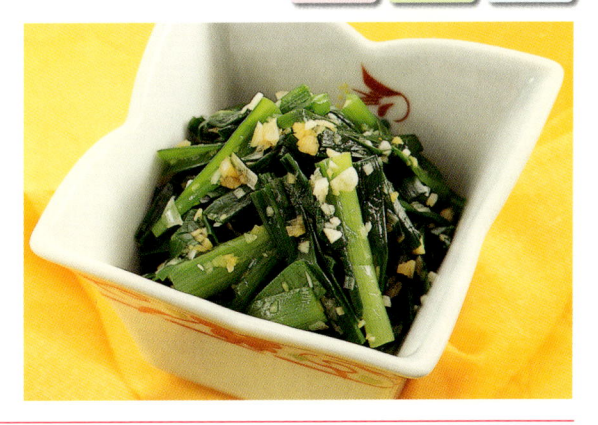

モロヘイヤとオクラのおひたし

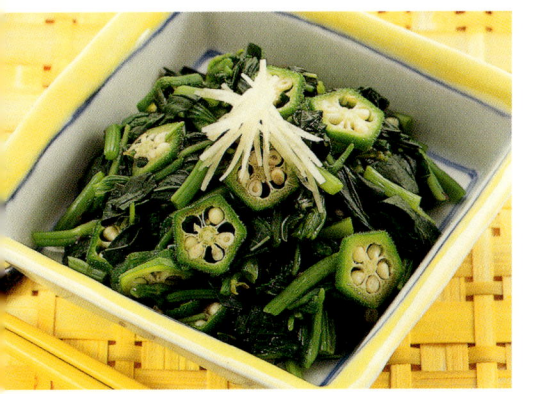

エネルギー **30** kcal ／ コレステロール **微量** ／ 食物繊維 **4.1** g ／ 塩分 **0.9** g

■材料（1人分）
モロヘイヤ50g　オクラ1本　A［だし汁小さじ1　しょうゆ小さじ$\frac{1}{2}$］　しょうが少々

〈作り方〉
1. モロヘイヤは鍋に沸かした熱湯に入れて強火でゆで、茎がしんなりしたら水にとって冷ます。水けをしぼり、1cm幅くらいに刻む。
2. オクラも同様に熱湯でゆで、ややしんなりしたら水にとって冷まし、へたを切り落として、厚さ2mmくらいの小口切りにする。
3. Aをボウルに合わせてまぜ、①と②を入れてあえる。
4. ③を器に盛り、上に細くせん切りにしたしょうがをのせる。

きのこは低エネルギーで食物繊維が豊富、さらに抗酸化成分も含む心強い食材です。

えのきだけのホイル焼き

エネルギー **20** kcal　コレステロール **微量**　食物繊維 **2.1**g　塩分 **0.9**g

■材料(1人分)
えのきだけ1/2袋(50g)　にんにく(薄切り)2枚　日本酒小さじ2　しょうゆ小さじ1

〈作り方〉
1. えのきだけは根元を切り落とし、あらくほぐしておく。
2. 少し大きめに切ったアルミ箔に1とにんにくをのせ、日本酒としょうゆを振りかけてきっちりと包み込む。
3. 2を温めておいたオーブントースターで、えのきだけがしんなりするまで5〜6分焼く。

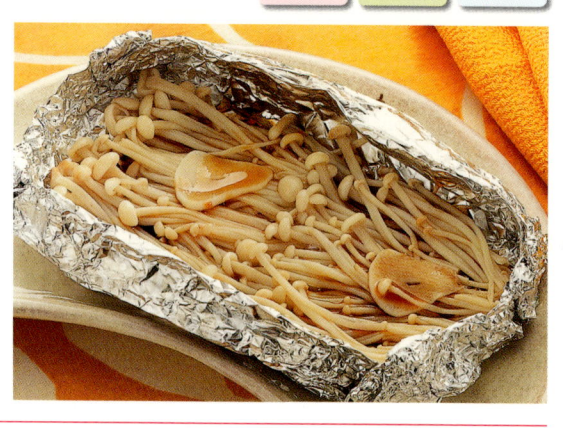

きのこのワイン蒸し

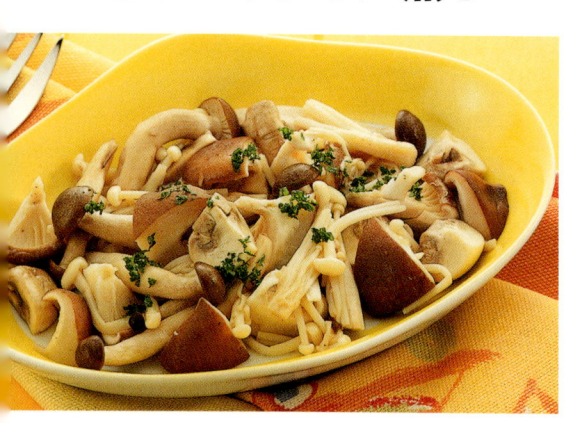

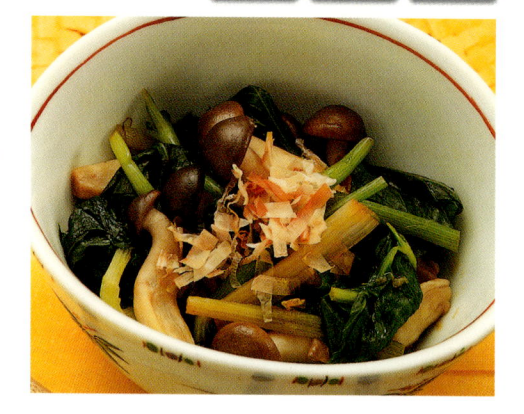

エネルギー **30** kcal　コレステロール **0**mg　食物繊維 **3**g　塩分 **1**g

■材料(1人分)
生しいたけ1個　えのきだけ1/4袋(25g)　しめじ25g　生マッシュルーム20g　白ワイン大さじ2　塩、こしょう各少々　パセリ(みじん切り)少々

〈作り方〉
1. きのこはそれぞれ石づきや根元を切り落とし、食べやすい大きさに切ったり小分けにする。
2. 鍋に1と白ワインを入れて弱火にかけ、ふたをして蒸し煮にする。きのこがしんなりしたら、塩とこしょうで味つけする。
3. 2を器に盛り、パセリを散らす。

しめじと根三つ葉のおひたし

エネルギー **20** kcal　コレステロール **2**mg　食物繊維 **1.5**g　塩分 **0.9**g

■材料(1人分)
根三つ葉20g　しめじ25g　しょうゆ小さじ1　削りがつお少々

〈作り方〉
1. 根三つ葉は根元を輪ゴムで束ね、鍋に沸かした熱湯で10〜15秒ほど強火でゆで、緑色がさえたら水につけて冷まし、水けをしぼって3〜4cm長さに切る。
2. しめじは根元を切り落として小分けにし、鍋に沸かした熱湯でしんなりするまで強火でゆで、ざるに上げて水けをきる。
3. ボウルに1と2、しょうゆを入れてまぜ、器に盛って削りがつおをのせる。

きのこを使った小鉢

なめこおろし

エネルギー **10** kcal　コレステロール **0** mg　食物繊維 **1.1** g　塩分 **0.4** g

■材料（1人分）
なめこ15g　大根50g　しょうゆ小さじ$\frac{1}{2}$

〈作り方〉
1. なめこはざるに入れて熱湯を回しかけたあと、流水に当てながら軽くぬめりをとる。
2. 大根はすりおろし、目のこまかいざるに入れて自然に水けをきる。
3. ②を器に盛って①をのせ、しょうゆをかける。

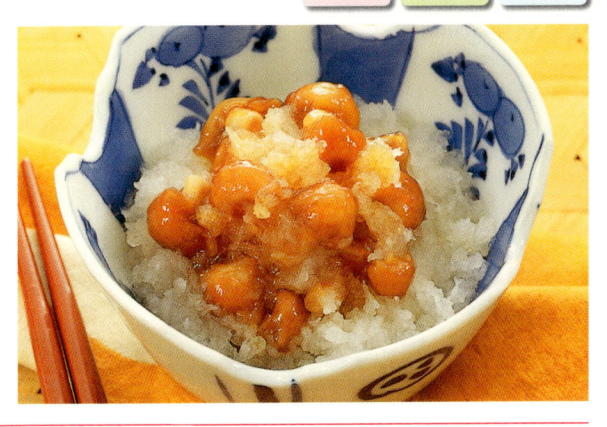

まいたけとほうれんそうのおひたし

エネルギー **20** kcal　コレステロール **0** mg　食物繊維 **2.5** g　塩分 **0.9** g

■材料（1人分）
ほうれんそう60g　まいたけ30g　しょうゆ小さじ1

〈作り方〉
1. ほうれんそうは鍋に沸かした熱湯でしんなりするまで強火でゆで、水にとって冷まし、水けをしぼって3～4cm長さに切る。
2. まいたけは小分けにし、鍋に沸かした熱湯でしんなりするまで強火でゆでてざるに上げ、冷ましておく。
3. ボウルに①と②を入れ、しょうゆも加えてよくまぜ、器に盛る。

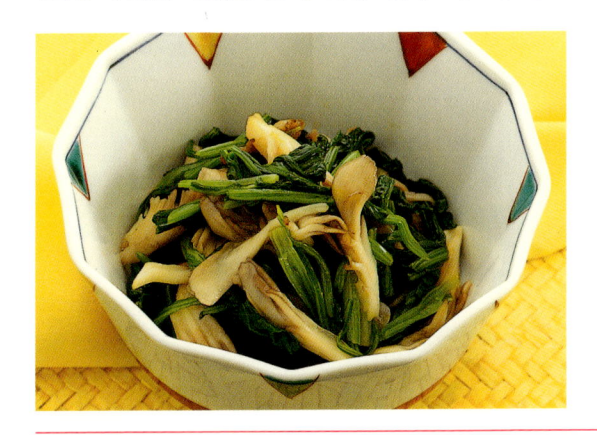

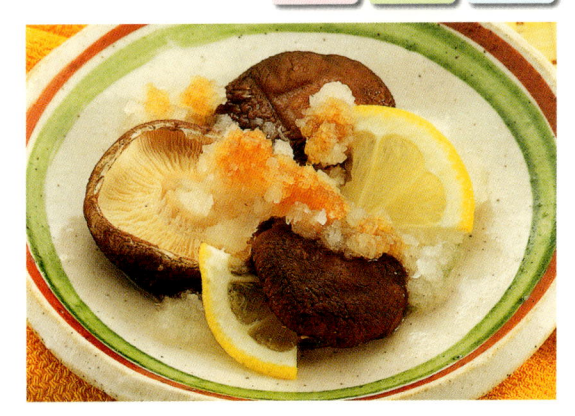

焼きしいたけ

エネルギー **20** kcal　コレステロール **0** mg　食物繊維 **2.9** g　塩分 **0.7** g

■材料（1人分）
生しいたけ3個　大根おろし大さじ2　塩少々　しょうゆ小さじ$\frac{1}{2}$　レモン（薄切り）$\frac{1}{2}$枚

〈作り方〉
1. 生しいたけは軸を切り落とし、よく熱した焼き網にひだのある白いほうを下にしてのせ、その上から塩を振って中火で焼く。うっすらと焼き色がついたら裏返し、同様に塩を振ってこんがりとするまで焼く。
2. ①を器に盛り、軽く水けをきった大根おろしをのせ、しょうゆをかける。レモンは半分に切って添える。

海藻を使った小鉢

海藻にはコレステロールを減らす水溶性（水にとけやすい）の食物繊維が豊富に含まれます。

切り昆布の煮物

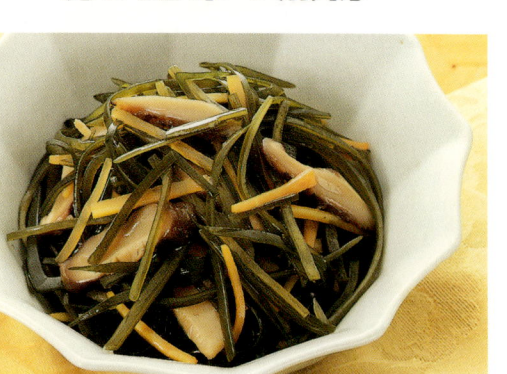

エネルギー **20** kcal　コレステロール **0** mg　食物繊維 **2.1** g　塩分 **1.2** g

■材料（1人分）
切り昆布（乾燥）4g　にんじん10g　干ししいたけ1個　しょうが少々　A［だし汁1/2カップ　しょうゆ小さじ1　みりん小さじ1/2］

〈作り方〉
1. 切り昆布はもどし、水けをきって食べやすい長さに切る。
2. 干ししいたけももどし、薄切りにする。にんじんはせん切りにする。
3. しょうがもせん切りにする。
4. 鍋にAと3を入れて強火で煮立て、1と2を加えて汁けがなくなるまで弱火で煮る。

生わかめのスープ煮

エネルギー **10** kcal　コレステロール **0** mg　食物繊維 **1.4** g　塩分 **1.4** g

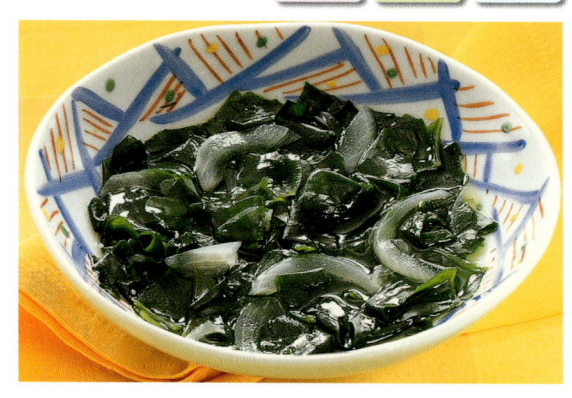

■材料（1人分）
わかめ（もどしたもの）40g　玉ねぎ15g　A［水1カップ　コンソメスープの素（固形）1/4個　おろしにんにく少々］　塩、こしょう各少々

〈作り方〉
1. わかめは食べやすい長さに切る。
2. 玉ねぎは薄切りにする。
3. 鍋にAを入れて強火で煮立て、2を加えて中火で煮る。玉ねぎがしんなりしたら1を加えて強火にして一煮し、塩とこしょうで調味して火を止める。

もずくの二杯酢

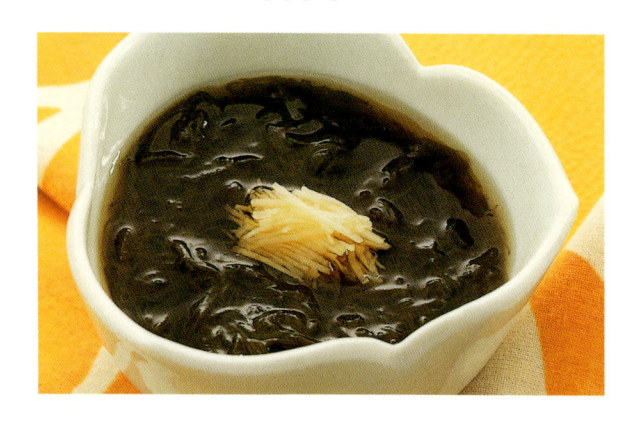

エネルギー **10** kcal　コレステロール **微量**　食物繊維 **1.2** g　塩分 **0.8** g

■材料（1人分）
もずく（塩抜きしたもの）60g　しょうが少々
A［しょうゆ小さじ1/2　酢小さじ2］

〈作り方〉
1. もずくは目のこまかいざるに入れ、流水の下でよく洗い、水けをきって食べやすい長さに切る。
2. しょうがはせん切りにする。
3. ボウルにAを合わせてまぜ、二杯酢を作る。
4. 3に1を入れてあえ、器に盛って2をのせる。

小鉢

こんにゃくを使った小鉢

低エネルギーで食物繊維やミネラルを含むこんにゃくは、もう一品ほしいときのおすすめ食材です。

糸こんにゃくのピリ辛煮

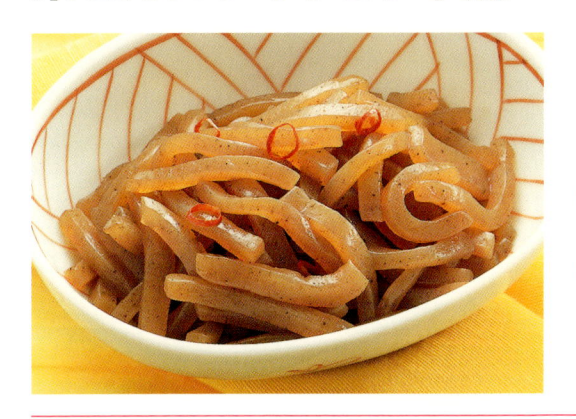

エネルギー **20** kcal ／ コレステロール **0** mg ／ 食物繊維 **1.5** g ／ 塩分 **1.3** g

■材料（1人分）
糸こんにゃく70g　赤とうがらし（小口切り）少々　A［だし汁½カップ　しょうゆ小さじ1½　砂糖小さじ1］

〈作り方〉
1. 糸こんにゃくは鍋に沸かした熱湯で強火で1〜2分ゆで、ざるに上げて水をきり、食べやすい長さに切る。
2. 鍋にAを入れて強火で煮立て、1と赤とうがらしを入れる。再び煮立ったら弱火にし、箸でまぜながら汁けがなくなるまで煮る。

こんにゃくのおかか煮

エネルギー **30** kcal ／ コレステロール **4** mg ／ 食物繊維 **1.5** g ／ 塩分 **1.8** g

■材料（1人分）
板こんにゃく½枚　A［水¼カップ　砂糖小さじ1　しょうゆ小さじ2　削りがつお3g］

〈作り方〉
1. 板こんにゃくは一口大に切り、鍋に沸かした熱湯で1〜2分強火でゆで、ざるに上げる。
2. 鍋にAを入れて強火で煮立て、1を入れる。再び煮立ったら弱めの中火にし、煮汁がなくなるまでコトコト煮る。

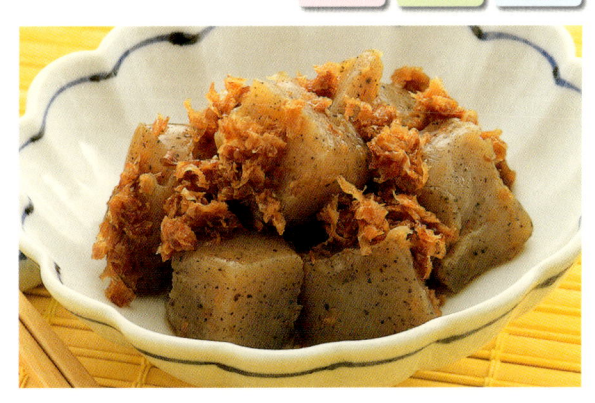

こんにゃくの刺し身

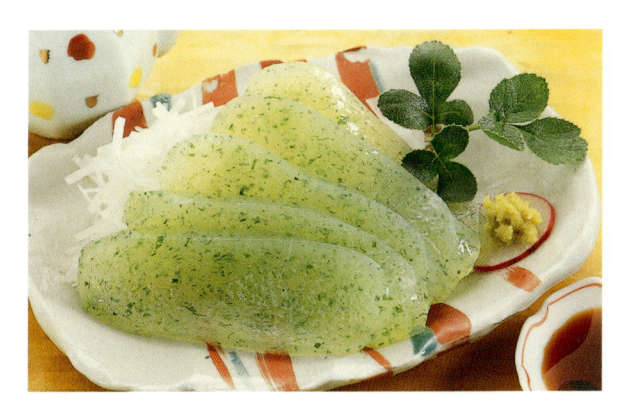

エネルギー **10** kcal ／ コレステロール **0** mg ／ 食物繊維 **2** g ／ 塩分 **0.9** g

■材料（1人分）
刺し身用こんにゃく80g　大根20g　練りわさび少々　しょうゆ小さじ1

〈作り方〉
1. 刺し身用こんにゃくは5mm厚さくらいに切り、食べる直前まで冷蔵庫で冷やしておく。
2. 大根はせん切りにし、水にさらしてシャキッとさせ、ざるに上げて水けをよくきる。
3. 器に2をのせて1を盛りつけ、練りわさびと小皿に入れたしょうゆを添える。

■ 監修者紹介

石川俊次（いしかわ としつぐ）
内科医師。医学博士。1969年、慶應義塾大学医学部卒業後、同大学医学部助手、のち東京慈恵会医科大学附属青戸病院内科講師、1988年助教授。その後、1991年防衛医科大学校第1内科講師、1997年同大学助教授を経て、1999年より現職。専門は脂質代謝、動脈硬化。慶應義塾大学医学部内科客員准教授、女子栄養大学大学院客員教授も兼任。

忍田聡子（おしだ さとこ）
管理栄養士。糖尿病療養指導士。日本女子大学家政学部食物学科卒業後、東京都済生会中央病院に勤務。その後も治療食のメニュー提案や情報提供、多数の医療施設で栄養指導に携わるなど多方面で活躍中。

料理／赤堀永子　田川朝恵　増井洋子　三浦孝子
栄養計算／忍田聡子
撮影／赤坂光雄　山田洋二（主婦の友社写真室）
スタイリスト／塩畑美由喜　吉澤輝枝
表紙デザイン／大藪胤美（フレーズ）
本文デザイン／HBスタジオ
イラスト／荒井孝昌
編集／金野しづえ
編集デスク／南條耕介（主婦の友社）

主婦の友新実用BOOKS

最新版　よくわかる
コレステロール・中性脂肪を下げる
基本の食事

2009年2月20日　第1刷発行
2011年4月10日　第6刷発行
編　者　主婦の友社
発行者　荻野善之
発行所　株式会社主婦の友社
　　　　郵便番号101-8911　東京都千代田区神田駿河台2-9
　　　　電話（編集）03-5280-7537
　　　　　　（販売）03-5280-7551
印刷所　大日本印刷株式会社

●乱丁本、落丁本はおとりかえします。お買い求めの書店か、主婦の友社資材刊行課（☎03-5280-7590）にご連絡ください。
●記事内容に関するお問い合わせは、出版部（☎03-5280-7537）まで。
●主婦の友社発行の書籍・ムックのご注文、雑誌の定期購読のお申し込みは、お近くの書店か主婦の友社コールセンター（☎049-259-1236）まで。
＊お問い合わせ受付時間　土・日・祝日を除く　月～金　9:30～17:30
●主婦の友社ホームページ
　http://www.shufunotomo.co.jp/

©SHUFUNOTOMO CO.,LTD. 2009 Printed in Japan
ISBN978-4-07-264615-1

Ⓡ本書を無断で複写複製（コピー）することは、著作権法上の例外を除き、禁じられています。本書をコピーされる場合は、事前に日本複写権センター（JRRC）の許諾を受けてください。
JRRC〈http://www.jrrc.or.jp　eメール:info@jrrc.or.jp　電話:03-3401-2382〉